Christina Baumann & Roswitha Stark

# Homöopathische Symbolapotheke für Kinder

**Hinweis für die Leser:**

Die Autorinnen haben bei der Erstellung dieses Buches Informationen und Ratschläge mit Sorgfalt recherchiert und geprüft, dennoch erfolgen alle Angaben ohne Gewähr. Verlag und Autorinnen können keinerlei Haftung für etwaige Schäden oder Nachteile übernehmen, die sich aus der praktischen Umsetzung der in diesem Buch vorgestellten Anwendungen ergeben. Bitte respektieren Sie die Grenzen der Selbstbehandlung, und suchen Sie bei Erkrankungen einen erfahrenen Arzt oder Heilpraktiker auf. Die vorgestellten Therapievorschläge sollen den Besuch beim entsprechenden Facharzt nicht ersetzen, sondern ergänzen.

Christina Baumann & Roswitha Stark

# Homöopathische Symbol Apotheke für Kinder

Haben Sie Fragen an die Autorinnen?
Anregungen zum Buch?
Erfahrungen, die Sie mit anderen teilen möchten?

Nutzen Sie unser Internetforum:
www.mankau-verlag.de

mankau

# Inhalt

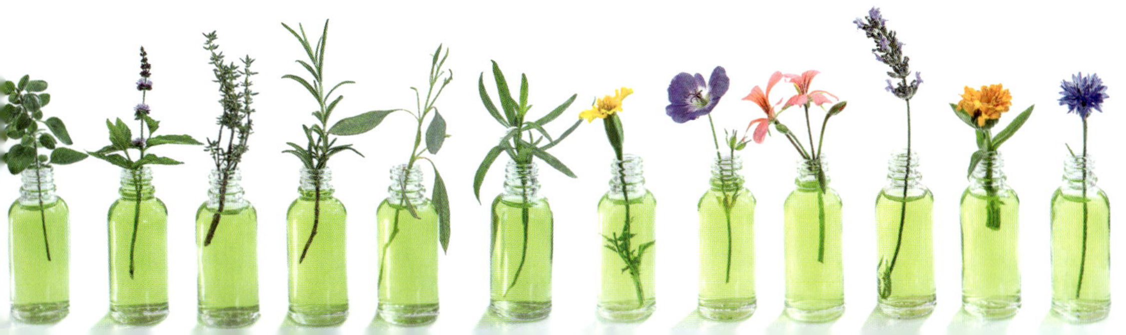

# Vorwort

Liebe Leserin, lieber Leser, liebe Mütter und Väter, liebe Kinder!

Wir freuen uns sehr, dass wir mit den Büchern und Kartensets »Homöopathische Symbolapotheke« einen Bestseller im Bereich der Alternativheilkunde auf den Markt bringen konnten, den viele Nutzer mit Begeisterung und viel Engagement in die Praxis umgesetzt haben. Aus dem regen Austausch in verschiedenen Gruppen wurde schnell deutlich, wie häufig diese sanfte, aber wirkungsvolle Medizin für Kinder angewandt und wie gern sie von den Eltern ausprobiert wird. Vielen Dank an dieser Stelle an jeden Einzelnen von euch, dass ihr uns teilhaben lasst an euren Erfahrungen! Das Thema Energiemedizin und Heilen mit Symbolen geht weit über den Einsatz für körperliche Symptome und Anliegen hinaus. Die Kombination des über zweihundert Jahre alten Erfahrungsschatzes der klassischen Homöopathie Samuel Hahnemanns mit den Bedürfnissen der neuen Zeit und ganz neuen Anliegen wie Störfrequenzen, Hyperaktivität oder überbordender Leistungsdruck in der schulischen Welt hat uns gezeigt, wie notwendig ein neues Herangehen an die Homöopathie gerade für Kinder und Jugendliche ist. Dass die Methode funktioniert und gute Ergebnisse bringt, wissen wir. Und wir freuen uns sehr auf weitere Erfahrungsberichte vonseiten der Eltern und allen, die mit Kindern zu tun haben.

In diesem dritten Band der homöopathischen Symbolapotheke haben wir noch einmal etliche gängige und bekannte homöopathische Mittel aufgegriffen, die für Kinder besonders wichtig sind, wie zum Beispiel Belladonna, Calcium carbonicum oder Pulsatilla. Das Seelenwesen ist jedoch speziell auf die Kinderseelen zugeschnitten, es ist »ihre« Botschaft. Im Kontakt mit dem Wesen der Kinder haben wir von der geistigen Welt erfahren, welche Aspekte hier besonders wichtig sind und was kommuniziert werden möchte. Weil jedoch Kinder und Eltern in Wirklichkeit nicht voneinander getrennt sind, sondern eher eine energetische Gemeinschaft bilden, können wir davon ausgehen, dass der Erwachsene, der etwas für »sein« Kind tun möchte, ebenso von der Botschaft profitieren wird. Dazu gibt es viele neue interessante Mittel wie Chocolate, Vanilla, Milchmittel wie Lac delphinum oder Musca, die Stubenfliege (mit ihrer Hyperaktivität). Wir haben diese Symbolmittel für die heutige Zeit als sehr wertvoll erfahren.

In diesem Band möchten wir nun aber noch mehr Möglichkeiten anbieten, mit Homöopathiesymbolen in Zusammenhang mit Kinderthemen dieser Zeit zu arbeiten. So haben wir auch hier wie in den ersten beiden Bänden spezielle Mittel zusammengestellt, die sicherlich überraschende Ergebnisse und Einblicke gewähren werden. Die Zusammenstellung und Beschreibung der zehn Elemente-Mittel bieten uns die Energie von kosmischen Informationen einerseits und die Erdverbindung über die Ebene der Mineralien und Metalle andererseits an. Es sind starke Kräfte, die hier wirksam werden können. Wie kein anderer im Bereich der Homöopathie hat Jan Scholten diese Elemente-Mittel beschrieben und charakterisiert.

Wir wissen, dass Kinder es nicht gerade leicht haben in dieser Zeit zunehmender Kontrolle und vermehrten Leistungsdrucks, dazu einer Zeit der Vereinzelung, des überhandnehmenden Medienkonsums und zunehmenden Verlusts von Freundschaften und natürlicher Geborgenheit. Unsere 5 »Durchgreifer«-Potenzakkorde sollen einen intensiven Impuls geben, die folgenden Themen zu heilen: alles, was mit Überaktivität und Hyperaktivität, Folgen von Impfungen, Entfremdung von sich selbst und anderen, Umgang mit Gefühlen, Sehnsucht und Verlust von Geborgenheit und Mutterthemen zu tun hat. Hier benötigt es schnelle und durchgreifende Hilfe, damit die Kinder auch in dieser schnelllebigen Zeit mit sich selbst und mit anderen Menschen Frieden finden können.

Auch die 16 neuen Kombimittel sind dazu gemacht, um einerseits uralte archaische Themen wie Ängste zu entkoppeln, damit die Kinder nicht immer wieder darunter leiden müssen. Andererseits greifen auch sie grundlegende Themen auf wie »Wachstum«, »Abwehrkräfte stärken«, »Fähigkeit zu Geborgenheit erleben können« und »Glücklichsein«.

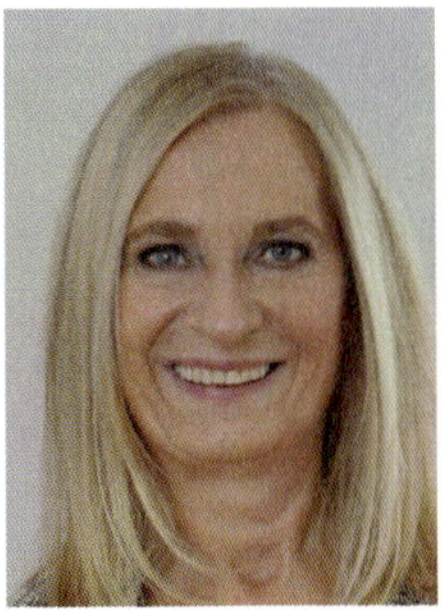

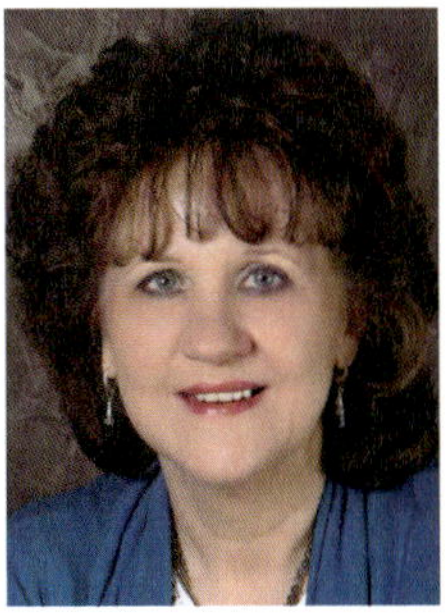

Wir wünschen allen Anwendern und natürlich allen Kindern ganz viel Freude und guten Erfolg mit diesem Buch!

Christina Baumann und
Roswitha Stark
im Juni 2021

# Einleitung

Das Thema »Kinder« und »richtiger Umgang mit Kindern« ist in den westlichen Industrienationen ein brisantes und viel diskutiertes. Während in der sogenannten Dritten Welt die Geburtenrate so hoch ist, dass die Erde die Menschen kaum mehr ernähren kann, steckt Deutschland trotz Elterngeld, Krippenausbau und Väterzeit nach wie vor im Geburtentief. Die Bundesrepublik erreichte mit der niedrigsten Geburtenzahl seit dem Zweiten Weltkrieg einen Negativrekord. 2009 kamen laut Statistischem Bundesamt rund 651.000 Jungen und Mädchen lebend zur Welt, das ist rund die Hälfte weniger als im Jahr 1964. Die Geburtenstatistik zeigt für Deutschland eine durchschnittliche Geburtenziffer von 1,38 Kindern je Frau. Immer weniger Frauen scheinen Lust auf ein geschweige denn mehrere Kinder zu haben. Und je höher das Bildungsniveau, desto tiefer sinkt scheinbar die Lust auf das Elterndasein.

Und wenn die Kinder dann da sind? Dann denkt die Gesellschaft im besten Fall zu wenig an deren Bedürfnisse. Die Zahl der registrierten Kindesmisshandlungen hat sich in den vergangenen zehn Jahren fast verdoppelt, Dunkelziffer nicht mit eingerechnet. Viele Kinder haben keine ganze Familie mehr, Mütter oder Väter sind nicht als Ansprechpartner vorhanden. Jede fünfte Mutter muss als Alleinerziehende ihr Kind durchbringen. Alleinerziehende sind nicht nur in der alltäglichen Erziehung der Kinder auf sich gestellt, auch ihre wirtschaftliche Situation ist meist schlechter als bei Familien mit beiden Elternteilen. Sie sind bei der Finanzierung der Familie häufiger auf staatliche Leistungen angewiesen und haben noch weniger Zeit für ihre Kinder als »ganze« Familien.

Wegen fehlender Plätze für Kinder, fehlender Zeit, fehlender Aufmerksamkeit, fehlender Wertschätzung, fehlenden Verständnisses und letztendlich fehlender Liebe dämmern viele Kinder dieser »Wohlstandsgesellschaft« dahin. Wenn Kinder lautstark herumtoben, wird das oft nur als eines gesehen: als Lärmbelästigung, gegen die man heutzutage sogar klagen kann. Was für eine traurige Entwicklung! Und das Schlimmste dabei: Wir Erwachsenen gehen selbst daran zugrunde – denn wir alle sind Kinder gewesen, und das kleine Kind, das wir einmal waren, lebt noch immer in uns!

Sieht man sich die Krankheitsentwicklung bei Kindern an, fällt eines auf: Die Beschwerden werden denen der Erwachsenen immer ähnlicher. Kinder haben oft schon den gleichen Stress wie die Erwachsenen, sind mit Tenniskurs

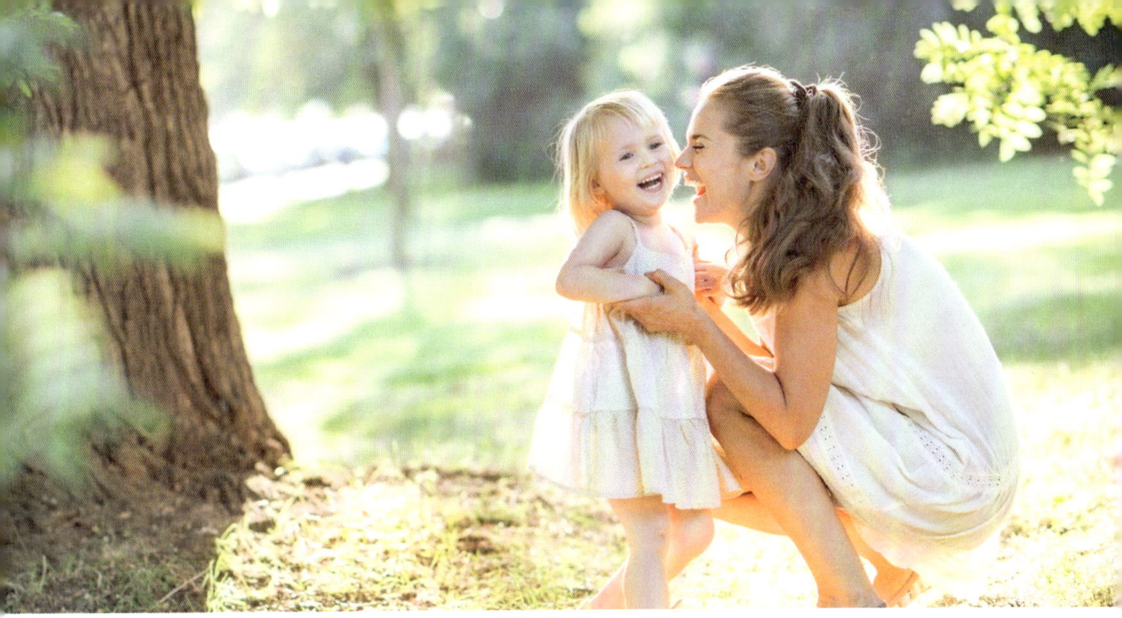

Glückliche Beziehungen – unser aller Wunsch

und Klavierstunden perfekt durchorganisiert und verbringen den Rest der Zeit vor dem Fernseher, Smartphone oder bei Computerspielen – und sie entwickeln auch die gleichen Krankheiten! Es gibt Rheuma bei Kindern ebenso wie Krebserkrankungen, Autoimmunkrankheiten und Depressionen. Selbst der Altersdiabetes trifft jetzt schon die Jüngsten. Immer mehr Kinder kommen bereits mit Neurodermitis und anderen allergischen Erkrankungen auf die Welt. Die typischen Kinderkrankheiten wie Windpocken oder Masern dagegen sind »dank« Impfungen und häufigem Antibiotikaeinsatz fast »ausgerottet«. Nach Einschätzung von Homöopathen waren es genau diese Kinderkrankheiten, die den Kindern einst entscheidende Entwicklungsschritte ermöglicht haben.

Viele Eltern haben sich über die Nebenwirkungen von Impfungen informiert und wollen nicht gleich bei jeder Ohrenentzündung zur chemischen Keule in Form von Antibiotika greifen. Sie wünschen sich sanfte Behandlungsmethoden für die Beschwerden ihrer Kinder, die die Krankheiten nicht unterdrücken, sondern dem Kind helfen, die Krankheit aus eigener Kraft zu überwinden. Häufig werden sie in Naturheilkunde und Homöopathie fündig.

Die Mittel der homöopathischen Symbolapotheke können die körpereigene Abwehr und die Selbstheilungskräfte des kindlichen Organismus gut und nebenwirkungsfrei anregen, ähnlich wie auch die Klassische Homöopathie es vermag. Gerade bei Kindern zeigt es sich an vielen erfolgreichen Beispielen, dass sie auf die Schwingungen der Zeichen besonders stark und nach kurzer Zeit reagieren. Auch bei tieferen seelischen Erkrankungen, Ängsten, Verhaltensstörungen und bei schulischen Problemen bietet die »Homöopathieapotheke« erstaunliche Ergebnisse und belegt, wie sanft und nebenwirkungsfrei diese Art der Schwingungstherapie sein kann.

In diesem Buch möchten wir Ihnen diese Art der Informationsmedizin speziell für Kinder näherbringen. In den ersten beiden Bänden unserer Symbolapotheke haben wir sehr viele bekannte und unbekanntere Mittel und etliche Spezialsymbole wie Störfrequenzen ausführlich beschrieben. Im vorliegenden Buch möchten wir Ihnen zeigen, wie diese Heilweise speziell für Kinder, Säuglinge oder auch Jugendliche anwendbar ist. Nicht selten möchten uns die Kinder auf unerlöste Themen der Eltern aufmerksam machen – denn auch daran können sie erkranken. Alles ist mit allem verbunden. Die Praxis zeigt: Oft muss deshalb sowohl das Kind als auch parallel dazu Mutter oder Vater behandelt werden.

Die Symbolhomöopathie beruht in Abgrenzung zur klassischen Homöopathie (die natürlich gut ergänzend eingesetzt werden kann) auf einer energetischen Zustandstestung des Schwingungsfeldes des Kindes. Jedes Symptom, jede Beschwerde kann als Blockade, als »Widerstand« im Energiefeld interpretiert werden. Entsprechend muss der Heilimpuls darauf hinwirken, diese Blockade zu harmonisieren, damit das Symptom letztendlich nicht mehr benötigt wird. Dieser Heilimpuls wird in Form von Zeichen bzw. Symbolen gegeben, die vielfältig angewandt werden können, zum Beispiel, indem sie auf die schmerzende Stelle gemalt werden, oder indem das Thema auf einen Zettel geschrieben, mit dem gewählten Symbol übermalt und dann auf ein Getränk gespeichert wird, damit das Kind die Information aufnehmen kann.

Mit dieser Methode können Sie sogar dafür sorgen, dass sich Läuse in den Haaren Ihres Kindes nicht mehr wohlfühlen, weil sie die Schwingungsfrequenz nicht mehr mögen. Es ist ebenso möglich, Tierhaarallergien zu beseitigen, ohne das geliebte Haustier hergeben zu müssen, oder die inzwischen vielfältigen Verhaltensauffälligkeiten zu harmonisieren. Die homöopathische Symbolapotheke birgt unendlich viele Möglichkeiten, den Umgang mit Kindern zu erleichtern, die Beziehungen zwischen Erwachsenem und Kind oder auch zwischen den Kindern zu verbessern und natürlich allgemein zur Heilung von Kindern, Säuglingen und Jugendlichen.

Wir hoffen, dass Sie zahlreiche wertvolle Anregungen und Hilfen finden, um kleinere oder größere Probleme aufzulösen oder um Krankheiten bei Ihren Kindern auf einen sanften Heilungsweg zu bringen.

# EURE KINDER

»Eure Kinder sind nicht eure Kinder.
Sie sind die Söhne und die Töchter der Sehnsucht
des Lebens nach sich selber.
Sie kommen durch euch, aber nicht von euch,
Und obwohl sie mit euch sind, gehören sie euch doch nicht.

Ihr dürft ihnen eure Liebe geben,
aber nicht eure Gedanken,
Denn sie haben ihre eigenen Gedanken.
Ihr dürft ihren Körpern ein Haus geben,
aber nicht ihren Seelen,
Denn ihre Seelen wohnen im Haus von morgen,
das ihr nicht besuchen könnt,
nicht einmal in euren Träumen.

Ihr dürft euch bemühen, wie sie zu sein,
aber versucht nicht, sie euch ähnlich zu machen.
Denn das Leben läuft nicht rückwärts
noch verweilt es im Gestern.

Ihr seid die Bogen, von denen eure Kinder
als lebende Pfeile ausgeschickt werden.
Der Schütze sieht das Ziel auf dem Pfad der Unendlichkeit,
und er spannt euch mit seiner Macht,
damit seine Pfeile schnell und weit fliegen.
Laßt eure Bogen von der Hand des Schützen auf Freude gerichtet sein;
Denn so wie er den Pfeil liebt, der fliegt, so liebt er auch den Bogen, der fest ist.«

**Khalil Gibran (1883–1931),
libanesisch-US-amerikanischer Dichter und Maler**

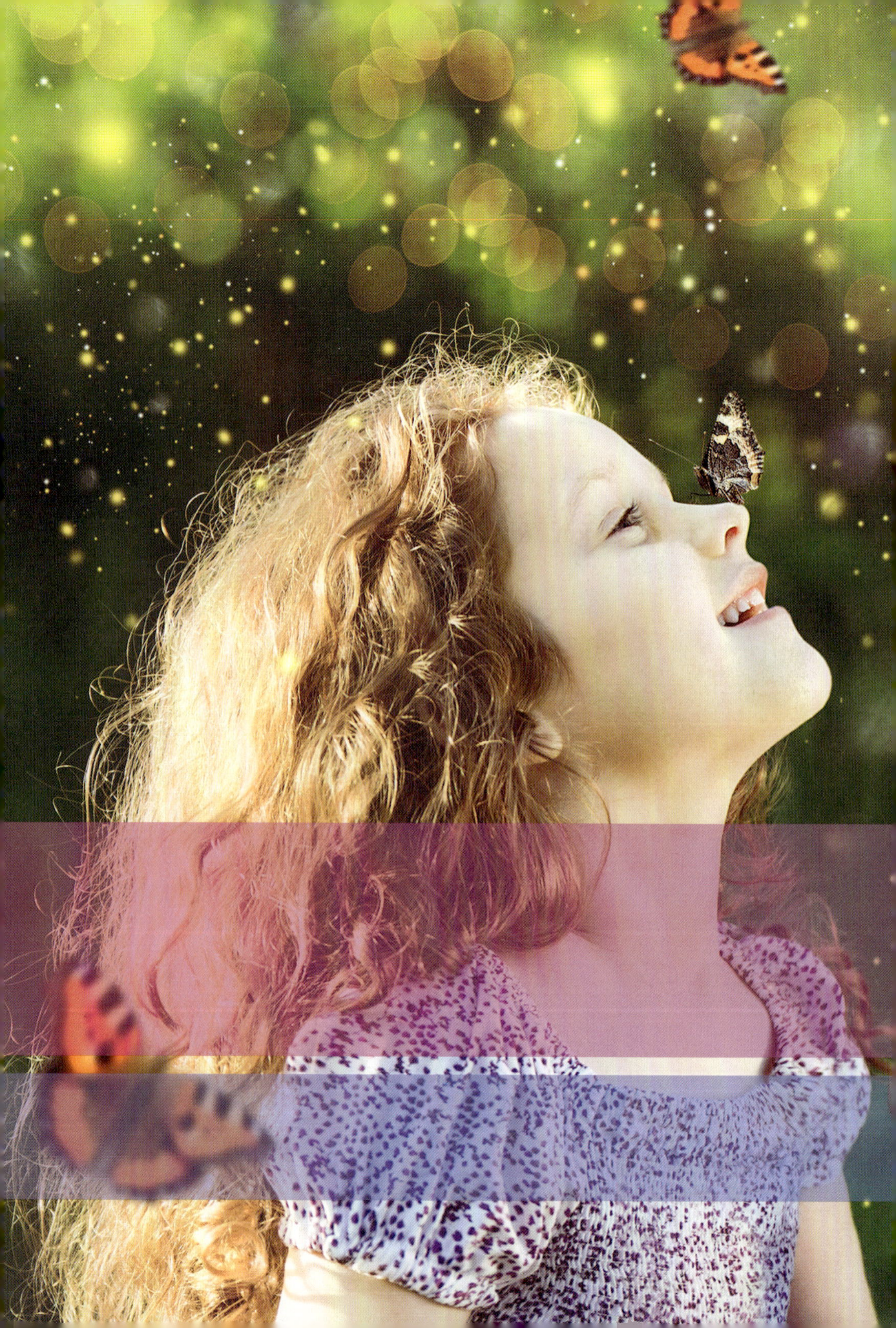

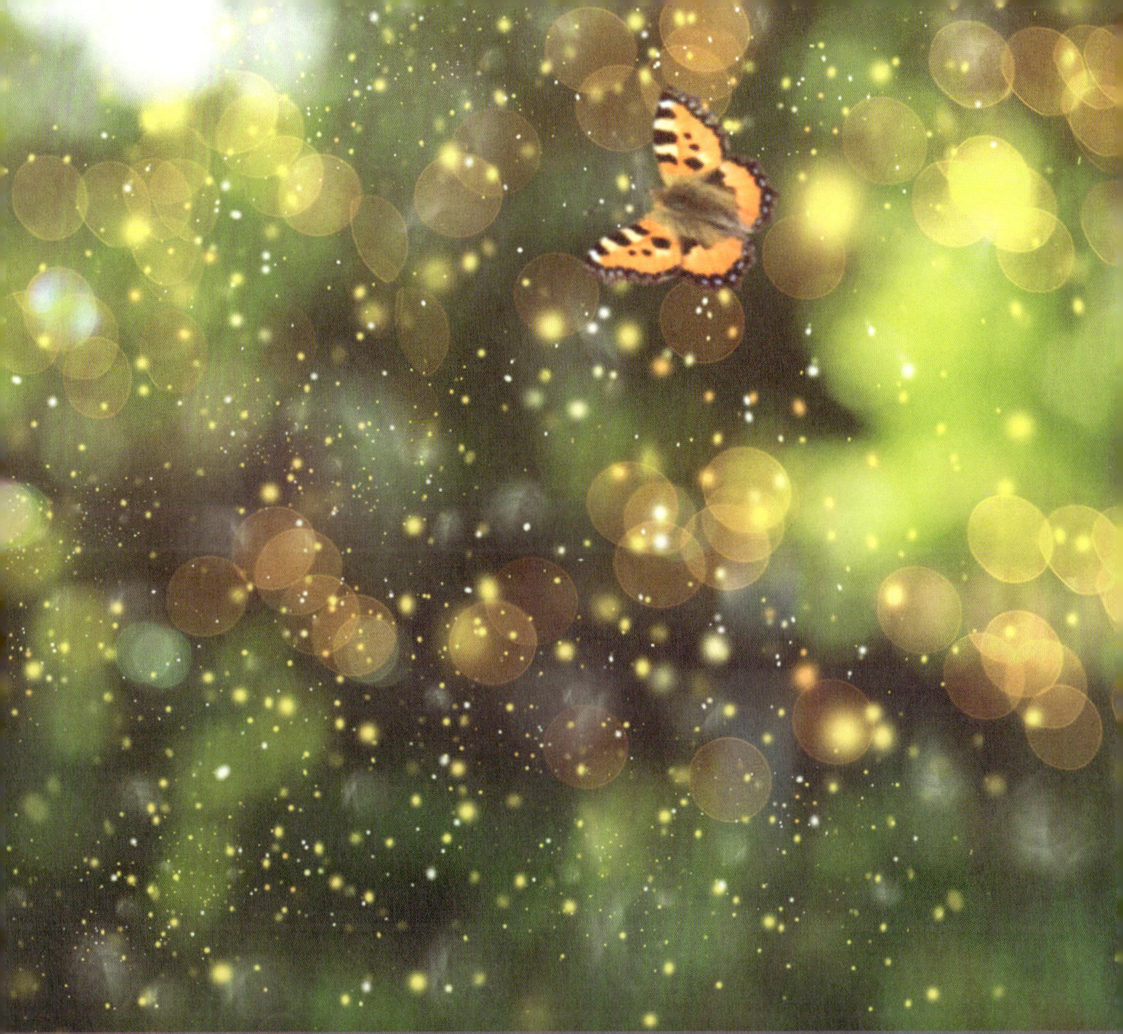

# Teil I:

# Die Symbolapotheke – kraftvolle Heilimpulse für Ihre Kinder

**Das Prinzip »Ähnliches mit Ähnlichem heilen« funktioniert nicht nur mit den bekannten Globuli, sondern besonders auch mit diesen Symbolen. Sie sind auf die Bedürfnisse von Kindern, Säuglingen und Jugendlichen zugeschnitten, die diese Art von Heilimpulsen gut aufnehmen.**

# Symbole und ihre Heilkraft

Da wir Autorinnen uns seit vielen Jahren auf die Heilkraft von Symbolen spezialisiert haben, aber auch vieles andere an Angeboten im Bereich der Schwingungsmedizin ausprobiert und erforscht haben, wissen wir, dass im Prinzip alles im geistigen Feld schon vorhanden ist und dass eine Form als Frequenz in eine andere Form übersetzt werden kann. Eine Farbe kann die gleiche Frequenz haben wie der entsprechende Ton, eine Pflanze die gleiche Schwingung wie der konzentrierte Gedanke eines Geistheilers, ein homöopathisches Mittel die gleiche Frequenz wie ein passendes Symbol. Genauso etwas haben wir mit diesem Buch für Sie als Therapeut oder ganz einfach als interessierter Laie realisiert – homöopathische Mittel in Symbolform übersetzt und dazu auch noch Symbole erstellt, die brisanten Themen der Zeit heilende Impulse geben können.

## Das Wirkprinzip der Homöopathie

Die Mittel entsprechen dem homöopathischen Prinzip »Ähnliches mit Ähnlichem heilen«, das heißt also: Ein Symptom im weiteren Sinne strahlt eine bestimmte Frequenz aus, und das passende Heilmittel (in diesem Fall ein Zeichen) hat eine ähnliche Frequenz, um damit einen Heilimpuls zu geben. So, wie es Hahnemann mit seiner klassischen Homöopathie auch verstanden hatte.

Klassische Homöopathen wissen, dass es einen Wirkunterschied beim Einsatz der Globuli gibt, je nachdem wie hoch die Potenz ist, die gewählt wird. Während die D-Potenzen noch im grobstofflichen Bereich sind und eher die körperliche Ebene unterstützen, dafür aber meist öfter eingenommen werden sollen, wirken die höheren C-Potenzen und die Q- bzw. LM-Potenzen oft stärker über den seelisch-geistigen Bereich, auf dessen Veränderung dann auch die körperliche Ebene reagiert. Noch kann jenseits der Potenz von D23 mit den heutigen Möglichkeiten keine chemische Substanz mehr festgestellt werden, weshalb man auch in der Hochpotenzhomöopathie weiß, dass hier nur noch reine Schwingungsenergie heilt, das allerdings oft sehr durchgreifend und aus der Erfahrung heraus nachweisbar. Auch alle klassischen Homöopathen sind von uns eingeladen, zum Beispiel auch zusätzlich zu den klassischen Globuli – oder vorher oder nachher – die entsprechenden Symbolmittel auszuprobieren. Experimentieren und beobach-

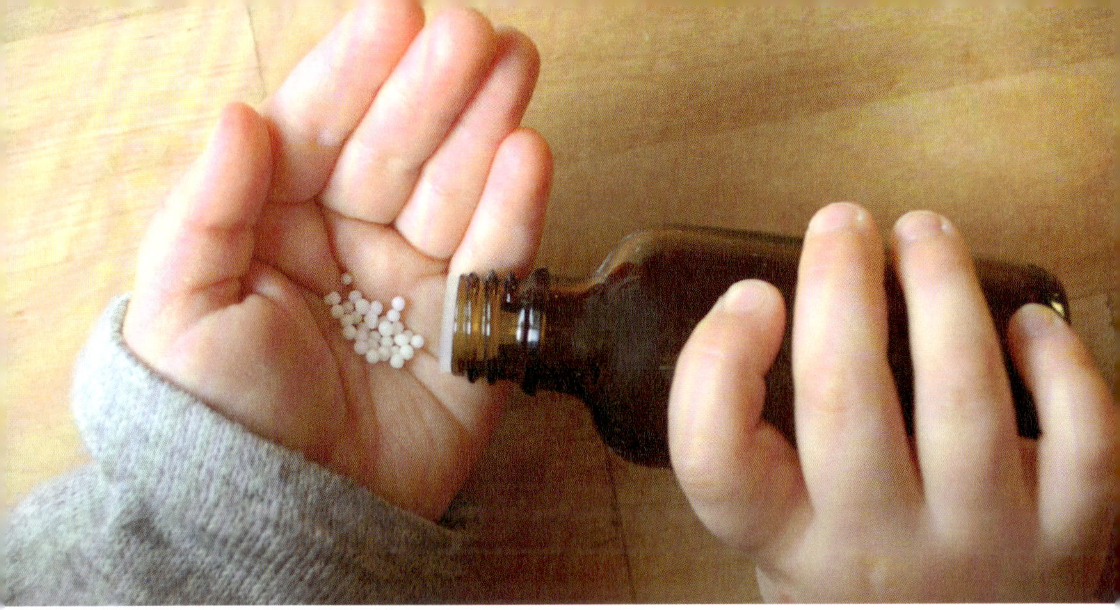

Kleine Kügelchen mit großer Wirkung bei Kindern

ten Sie einfach, was passiert. Hahnemann machte seine Erfahrungen auch mit vielfältigen Experimenten an sich selbst. Homöopathie oder Arbeit mit anderen Schwingungsfrequenzen wie Farbe oder Symbol, es ist eine Erfahrungsheilkunde – mit sehr vielversprechenden Ergebnissen!

## Alles ist Energie und Schwingung – auch unsere Kinder

Die neuere Physik zeigt uns, dass alles vermeintlich Feste in Wirklichkeit Bewegung ist, die eine spezifische Frequenz erzeugt, zum Beispiel ein Tisch, ein Computer, unsere Nahrung, unsere Gedanken, unsere Organe, Giftstoffe, der Mensch insgesamt, homöopathische Mittel oder Symbole. Unsere körperlichen Sinne sind derart begrenzt, dass wir nur ein sehr begrenztes Spektrum davon wahrnehmen können. Das, was wir nicht sehen, hören, riechen oder schmecken können, gibt es nicht, behaupten immer noch erstaunlich viele Menschen. Alles, was sich bewegt, erzeugt eine Energie, die nach außen abstrahlt. In Zeiten der Quantenphysik wissen wir, dass selbst reine und nicht an materielle Substanz gebundene Information Medizin sein kann. Zum Beispiel elektrische Ströme, Magnetismus, Akupunktur, Licht und Farben, Klänge, Aura- und Chakrabehandlungen oder informiertes Wasser. Auch Gedanken gehören natürlich dazu, was die lange Tradition der geistigen Heilung zeigt. Wir leben in und mit Magnetfeldern. Wie wichtig das Erdmagnetfeld für den Menschen ist, zeigen die Erfahrungen der Weltraumforschung. Notfallmedizinische Maßnahmen können Leben retten, doch viele Menschen erhalten keine schlüssigen Diagnosen mehr und gelten als »austherapiert« oder werden in die Ecke der psychisch Kranken geschoben, nachdem man diagnostisch-schulmedizinisch nichts findet. Vor allem im Bereich der chronischen Erkrankungen oder Verhaltensauffälligkeiten wird immer mehr Bedarf sein für auf Energie- und Informationsmedizin basierte Methoden, die oft langfristig bessere Ergebnisse erbringen.

Viele Menschen erkennen für sich selbst, dass die Einheit von Geist, Körper, Seele und die Spiritualität zum Leben dazugehören, wenn nicht das Leben schlechthin ausmachen. Sie wählen konsequenterweise Therapieformen, die mit sanften, nicht invasiven Verfahren möglichst nebenwirkungsfrei die körperliche oder emotionale Harmonie wiederherstellen können. Kinder sind im Übrigen sehr empfänglich für sanfte Schwingungsmedizin, weil ihr Verstand anders als bei vielen Erwachsenen der Aufnahme von Heilimpulsen nicht im Wege steht.

Da auch unsere industriell produzierte Nahrung immer weniger Vitalstoffe enthält und dadurch nicht mehr viel Energie zur Verfügung stellt, müssen wir uns überlegen, wie wir unser Energielevel überhaupt wieder erhöhen können. Über 90 Prozent der Deutschen haben keine ausreichende Vitalstoffversorgung mehr. Es fehlt an Vitaminen und Spurenelementen, weil Obst und Gemüse den Bedarf an vitaler Kraft auch nicht mehr decken können. Da die Eltern keine Zeit mehr haben, fällt auch das liebevoll bereitete Pausenbrot oft weg und wird durch den schnellen Snack ersetzt.

Nicht nur durch geeignete Nahrungsergänzungsmittel können wir »Treibstoff« zuführen, sondern vor allem auch durch die Angebote der Energie- und Schwingungsmedizin. Homöopathische Mittel, Licht, Farben, Klänge und Symbole gehören dazu.

Mittlerweile lässt sich in der Aurafotografie beobachten, wie sich das Farbfeld der Aura unter dem Einfluss verschiedener alternativer Heilmittel verändert. Die Energiemedizin konnte nachweisen, dass der Mensch krank wird, wenn sich das unsichtbare Energiefeld seines Körpers nachteilig verändert bzw. »verdichtet«, also seine Schwingungsfrequenz niedrig wird. Energie muss aber stets fließen, sonst führen die Blockaden zu Schmerz, Stoffwechselstörungen und irgendwann auch zu organischen Erkrankungen.

Krankheitsprozesse werden gestoppt, wenn man die Störungen des Energieflusses behebt, mit welcher Art von Schwingungsmitteln auch immer. Wer kinesiologische Testungen beherrscht oder mit Rute und Pendel umgehen kann, tut sich bei der Auswahl leicht, aber auch der Intuition kann man bei der Auswahl des passenden Mittels vertrauen lernen. Das Plakat und die Testlisten dienen genau diesem Zweck, die Auswahl und Handhabung möglichst einfach zu machen.

Bei sachkundiger Anwendung lassen sich mit der homöopathischen Symbolapotheke erstaunliche Erfolge selbst bei ansonsten schwer zu beeinflussenden Erkrankungen erzielen, zum Beispiel bei allergischen Zuständen, Asthma, Nahrungsmittelunverträglichkeiten, Stress oder Verhaltensauffälligkeiten. Eine energetische Behandlung mittels Symbolen und auch (nicht weniger wichtig!) mithilfe der Seelenbotschaften bewirkt immer einen Ausgleich von Dysbalancen im Energiezustand des gesamten Organismus, des feinstofflichen und grobstofflichen Körpers des betroffenen Kindes.

Neuere Forschungen aus der Neurologie bestätigen, dass Symbole die Sprachgrundlage unseres Gehirns sind. Neurologen vergleichen das Gehirn mit seinen über 100 Milliarden Nervenzellen und über 100 Millionen Synapsen mit einem Computer: Das Gehirn ist der Computer – die Hardware – unser Geist eine Art Programm, sozusagen die Software. Und die Sprache des Geistes sind innere Bilder in Form von Symbolen, sie sind die Basis unserer Denkfähigkeit, unserer inneren Kommunikation. Doch eine Dimension unterscheidet das menschliche Gehirn sehr wohl noch vom Computer: Die Symbole (Informationen) sind immer gekoppelt an Emotionen. Die »Physical-Symbol-Hypothesis« der Computerwissenschaftler Alan Newell und Herbert Simon besagt, dass das menschliche Gehirn angefüllt ist mit elementaren Symbolen, die durch Nervenzellen identifiziert werden.

Wir benutzen Symbole seit vielen Jahren als wertvolle Hilfsmittel zur Aktivierung von energetischen Ressourcen in allen möglichen Lebensbereichen. Genauso wie jedes Wort oder jeder Klang, so hat auch jedes Symbol eine ganz bestimmte Frequenz und einen bestimmten geistigen Inhalt gespeichert, der zur Wirkung gebracht wird, sobald man das Symbol aktiviert. Die Symbolenergien sind energetische Harmonisierungsmöglichkeiten von Dissonanzen im feinstofflichen Feld lebender Organismen. Sie können wie andere Frequenzen jederzeit und vor allem nahezu kostenlos angezapft werden. Symbole können auf die unterschiedlichen Ebenen Körper/stoffliche Welt, Seele/Gefühle und Geist/Denken spürbar ausgleichend einwirken. Die Wirkung kann als ein »In-Bewegung-Bringen« des zu statisch gewordenen Organismus spürbar sein, was mit der Erstreaktion nach der Einnahme eines homöopathischen Mittels vergleichbar ist. Verborgene Gefühlskonflikte oder Traumata können ans Licht kommen oder die Selbstheilungskräfte durch körperliche Reaktionen aktiviert werden. So ist jede Reaktion genau richtig. Auch eine »Überdosierung« ist eigentlich nicht möglich, der Körper oder das Emotionalfeld des Kindes nimmt nur die Dosis an, die es braucht und auch bewältigen kann. Trotzdem setzt die praktische Arbeit mit den Symbolen einen respektvollen Umgang mit diesen Energien in Eigenverantwortung voraus.

Die Behandlungsmöglichkeiten mit den hier vorgestellten Symbolen können Sie mit jeder Art von Energiemedizin kombinieren, wenn Sie das möchten. Interessant ist natürlich ein Einsatz allein, denn so spüren Sie, welche Methode im Augenblick weiterhilft.

## Homöopathie als hochschwingende Medizin

Danke, Samuel Hahnemann! Die homöopathische Therapie wurde von dem 1755 in Meißen geborenen Arzt entwickelt. Er leitete die Bezeichnung Homöopathie aus dem Griechischen ab: von »homoios« für »ähnlich« und »pathos« für »Leiden«. Seine Grundregel lautete: Similia similibus currentur – Ähnliches mit Ähnlichem heilen. Die Homöopathie gehört zu den Reiztherapien mit verdünnten und verschüttelten Stoffen, von Hahnemann »dynamisiert« genannt, die erst auf diese Weise die homöopathische Heilwirkung entfalten. Das wichtigste Prinzip ist die Ähnlichkeitsregel, d. h., eine homöopathische Arznei wird die Krankheitssymptome beseitigen, die der Ausgangsstoff in nicht homöopathisch verarbeiteter Form verursachen kann. Die passende Schwingung bzw. Frequenz erhält das gefundene Mittel aber erst dann, wenn die passende »Potenz« dazukommt, die die Dynamisierung ausmacht. Es ist ein großer Unterschied, ob eine eher körperlich orientierte D-Potenz verordnet wird oder eine sehr hohe Potenz wie die LM-Potenz. So kann das Mittel bestmöglich herausgesucht worden sein, ist aber nur halb wirksam, weil die Potenz nicht stimmt. Hahnemanns klassische Homöopathie ist weltweit verbreitet und eine sanfte und gleichzeitig tief greifende Heilmethode.

Heutzutage versucht die Wissenschaft der Biophysik, die Wirkungsmechanismen von homöopathischen Mitteln zu erklären, indem sie die von den

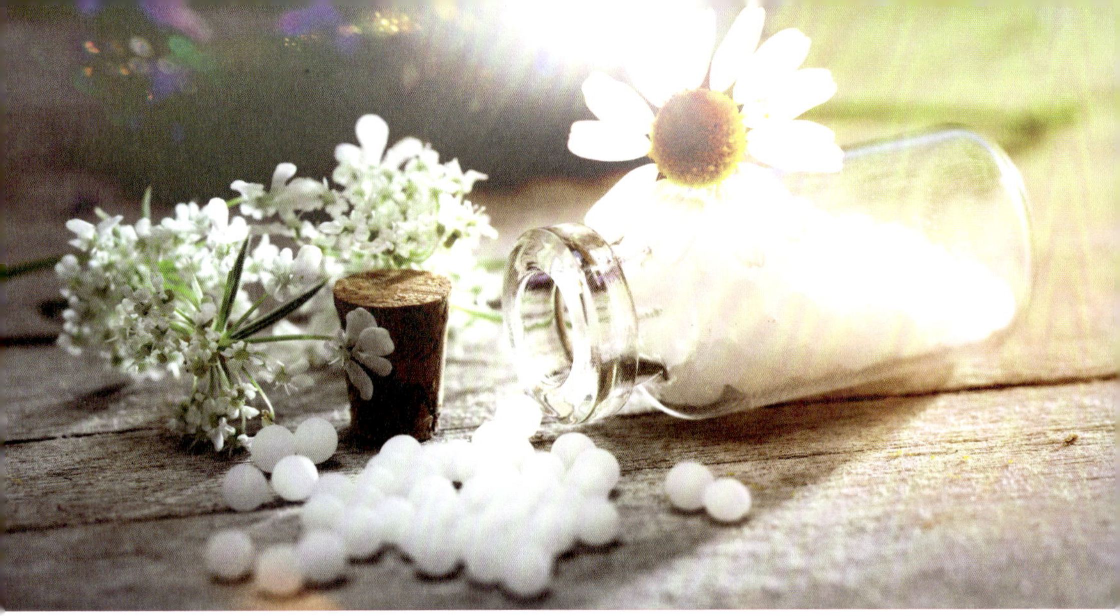

Homöopathie ist Schwingungsmedizin.

Mitteln ausgehenden elektromagnetischen Wellen erfasst und beobachtet, wie diese mit biologischen Systemen interagieren. Die Forschungen in diesem Gebiet dauern aber noch an und gestalten sich zum Teil recht schleppend, vermutlich auch deswegen, weil es nicht im Sinne der Pharmabranche ist, den wissenschaftlichen Nachweis über die Wirksamkeit der Homöopathie zu erbringen, sonst würden diese Forschungen mit wesentlich mehr finanziellen Mitteln unterstützt werden. Vor einigen Jahren wurde eine Studie zur Homöopathie durchgeführt und im Lancet-Magazin (Lancet 2005; 366 [9487]: 726–733) veröffentlicht. Hierbei zeigte sich, dass die Wirkungsmechanismen von Homöopathika andere sein müssen, als mit einer bislang üblichen Doppelblindstudie im Rahmen klassischer Pharmaziestudien nachgewiesen werden kann. So ist offensichtlich das Prinzip von Dosis und Wirkung auf die Homöopathie nicht anwendbar. Man hatte beobachtet, dass die Wirkungen, die in der Homöopathie »Prüfsymptome« genannt werden, sehr deutlich bei hohen Potenzen, d. h. bei gleichzeitig extrem hoher Verdünnung, auftreten, obwohl in der homöopathischen Zubereitung höher als D23 kein Wirkstoffmolekül mehr vorhanden sein dürfte. Bei Potenzen, die höher als D23 sind oder bei C-Potenzen bleibt die Wirkung oft über einen längeren Zeitraum bestehen, auch wenn keine Aufnahme des Mittels mehr erfolgt. Für uns ein eindeutiger Hinweis, dass hier Schwingungsfrequenzen am Wirken sind, die nur jenseits von Chemismus und Materie zu erklären sind, ähnlich wie bei anderen Verfahren der Resonanztherapien.

# Die homöopathische Symbolapotheke bei Kindern

Wie schon in Band 1 und Band 2 sind die homöopathischen Symbole in diesem Buch auf intuitivem Wege und in respektvollem Kontakt mit dem »Wesen« Kind entstanden. Letztendlich sind es immer geführte Eingebungen aus dem Bereich des umfassenden morphogenetischen Informationsfeldes, die uns diese Formen als Ausdrucksweise für die klassischen homöopathischen Mittel intuitiv geliefert haben. In tiefer Verbindung, Achtsamkeit, Wertschätzung für die zugrunde liegenden Substanzen bzw. Themen sowie die Energien der Kinderwelten wurden uns die entsprechenden Symbole geschenkt, damit wir sie Ihnen für die praktische Nutzung zur Verfügung stellen können, anstelle der klassischen Globuli oder auch zum alleinigen Einsatz als Schwingungsmedizin. Wie das »echte« homöopathische Mittel tritt das »Symbolmittel« in Resonanz zum körperlichen, emotionalen oder geistigen Anliegen des Kindes und wird die dem Organismus innewohnende Lebenskraft anregen, die Selbstheilungskräfte zu stärken und zu aktivieren.

Statt sich die Globuli kaufen zu müssen, können Sie diese Symbole nun zur Informationsübertragung benutzen oder sich einfach unarzneiliche (»leere«) Globuli anschaffen, auf die Sie mit Gedankenkraft die entsprechenden Symbole aufspeichern können. Machen Sie ruhig auch Experimente damit, wie die Symbole allein wirken oder die »echten« Globuli plus Symbol. Wie Hahnemann auch sind wir hier auf die Erfahrungen der Anwender angewiesen, da das Heilen mit Symbolen zwar einerseits schon eine jahrtausendealte Heilmethode zu sein scheint, andererseits aber erst in den letzten 20 Jahren als Möglichkeit der Resonanztherapie wieder neu aufgetaucht ist. Das allerdings mit zahlreichen vielversprechenden Ergebnissen, wie uns viele Therapeuten reflektiert haben. Wir bewegen uns hier im Bereich der sogenannten »Grenzwissenschaften«, und Sie wissen ja bestimmt, dass diese nicht »wissenschaftlich« anerkannt sind. Dafür sind Sie aber vor Nebenwirkungen sicher, nicht aber vor Wirkungen! Wirkung bedeutet, dass sich etwas verändert, also in Bewegung setzt, und Heilung geschieht nur dort, wo Veränderung stattfindet. Mit den Symbolmitteln geschieht Veränderung auf sanfte und dennoch nachhaltige Art und Weise.

## Kinder sind keine kleinen Erwachsenen

Aus der Erfahrung heraus funktioniert diese Art von Schwingungsmedizin bei Kindern noch besser als bei Erwachsenen. Der Grund dafür ist, dass bei Kindern nicht ihr wachsamer kritischer Verstand die volle Aufnahme des Heilimpulses blockiert. Bei Tieren ist das nicht anders, auch hier konnten wir rasche Wirksamkeiten beobachten. Kinder sind keine kleinen Erwachsenen, sie sind Menschen mit einer eigenen Wahrnehmungs-, Sinnes- und Gefühlswelt. Und auch ihre »Vernunft« kann nicht mit der eines Erwachsenen verglichen werden. Was aus dem Blickwinkel der Kinder eine vernünftige Handlung scheint – zum Beispiel einen Regenwurm vor dem Vertrocknen zu retten oder mit einer Pflanze zu sprechen –, kann nicht mit den Kriterien als Erwachsener verstanden werden. Dies gilt natürlich in höherem Maße für kleine Kinder unter sechs Jahren, also in der Vorschulzeit. Je jünger das Kind ist, desto stärker ist es verhaftet in seiner eigenen, eher »magischen« Welt der märchenhaften Bilder und Gefühle. Träume, Fiebervisionen, Fernsehsendungen und Videobilder werden von Kindern dieser Altersstufe als fast genauso real eingeschätzt wie die Eindrücke des Tagesbewusstseins. Umso schlimmer oder unbegreiflicher ist es oft für ein Kind, wenn wir Erwachsene versuchen, sie mit einem »Sei doch vernünftig!« oder »Das ist doch alles bloß Einbildung!« ihrer für sie sehr realen Welten zu berauben. Die Kinder fühlen sich dann eher verunsichert, als wenn wir auf ihre Ängste vor den nächtlichen Gespenstern mit einem »Wie sieht dieser Geist denn aus?« einfühlsam und ernst nehmend reagieren.Kleine Kinder können uns auch nicht wie Erwachsene schildern, wo genau es wehtut oder wie sich dieser oder jener Schmerz anfühlt (stechend, brennend, drückend). Oft ist alles »Bauchweh«, auch wenn das Kind meint »mir ist schlecht, wenn ich an den Kindergarten denke«. Selbst ältere Kinder kann der Therapeut nicht so ohne Weiteres einfach interviewen, auch hier gilt es mehr zwischen den Zeilen zu lesen, was wirklich los ist. Oder haben Sie schon mal einen Zehnjährigen offen über sein Problem mit dem Bettnässen reden hören? Oder einen 15-jährigen Jugendlichen über seine Unsicherheiten mit Mädchen? Meistens ist der Behandler auf die Schilderungen der Eltern angewiesen – und die wissen beileibe nicht alles über ihr Kind – und auf die genaue Beobachtung des Verhaltens des Kindes oder des Jugendlichen. Spielen Sie lieber eine Weile mit dem Kind und gewinnen Sie sein Vertrauen. Nehmen Sie es ernst! Oder führen Sie ein Interview mit der Mutter oder dem Vater, möglichst ohne dass das Kind dabei ist – erinnern Sie sich noch, wie unangenehm es war, wenn Papa oder Mama in Ihrem Beisein über Sie sprachen? So können Sie mehr über das Thema des Kindes erfahren. Während Sie das passende Symbol auswählen, kann aber die Mutter einen Säugling auf dem Schoß behalten, während Sie Ihre intuitive Auswahl oder Ihre Testungen machen. Je nach Alter sprechen Sie mit einer altersgemäßen Wortwahl mit dem Kind, seien Sie achtsam und aufmerksam und nicht allzu »erwachsen«. Bei einer Informationsübertragung eines Symbols zum Beispiel auf einen Stein sagen Sie besser nicht: »Übertrage jetzt die Schwingungsfrequenz auf diesen Stein«, sondern etwa: »Stell dir vor, wie jetzt deine Zauberfee auf diesen wunderschönen Stein hinüberfliegt; da bleibt sie sitzen und hilft dir immer, wenn du sie brauchst, okay?« Das funktioniert bei Kindern wunderbar, und Sie erhalten auch noch leuchtende Augen als Geschenk dazu! Holen Sie das Kind in seiner Vorstellungswelt ab, dann sind auch die Heilungsimpulse Erfolg versprechender, weil wir in einer Haltung des Respekts vor dieser wunderbaren Seele sind. Wenn Sie das Kind zum Beispiel mit einem Symbol bemalen wollen, holen Sie auf jeden Fall seine Erlaubnis ein; gehen Sie nicht über seine Willensäußerungen hinweg. Wir wenden keinerlei Zwang an, auch wenn wir meinen, für das Kind sei das Zeichen gut! »Darf ich dir dieses Zeichen auf deine verstopfte Nase oder auf dein Aua malen?«

Ein Kind muss bei einer energetischen Beratung oder Behandlung nicht dauernd »Gewehr bei Fuß« stehen, es kann einfach weiterspielen oder schlafen, während Sie Ihre Mittelauswahl treffen. Sie wissen sowieso: Es geht um das Thema dieses Kindes – und die Energie folgt Ihrer Aufmerksamkeit. Wenn Sie Ihr Kind *meinen*, dann werden Sie auch Ihr Kind *testen*, selbst wenn es sich in einem anderen Raum befindet.

## Behandlungsdauer

In der klassischen Homöopathie gibt es keine Standardvorschriften, wie lange eine Behandlung zu dauern hat. Das richtet sich ganz nach dem Beschwerdebild. Ebenso ist es bei der Arbeit mit den Homöopathiesymbolen in diesem Buch. Wenn Ihr Kind noch Beschwerden hat, versuchen Sie ein anderes Mittel, das Sie intuitiv auswählen. Wiederholen Sie ein Mittel nicht so schnell, sondern lassen Sie dem Organismus genügend Zeit, darauf zu reagieren. In der Regel brauchen Sie ein Mittel nur so lange, bis es Ihrem Kind deutlich besser geht. Der Gedanke der Vorbeugung wiederspricht diesem Prinzip. Die Einnahmehäufigkeit kann

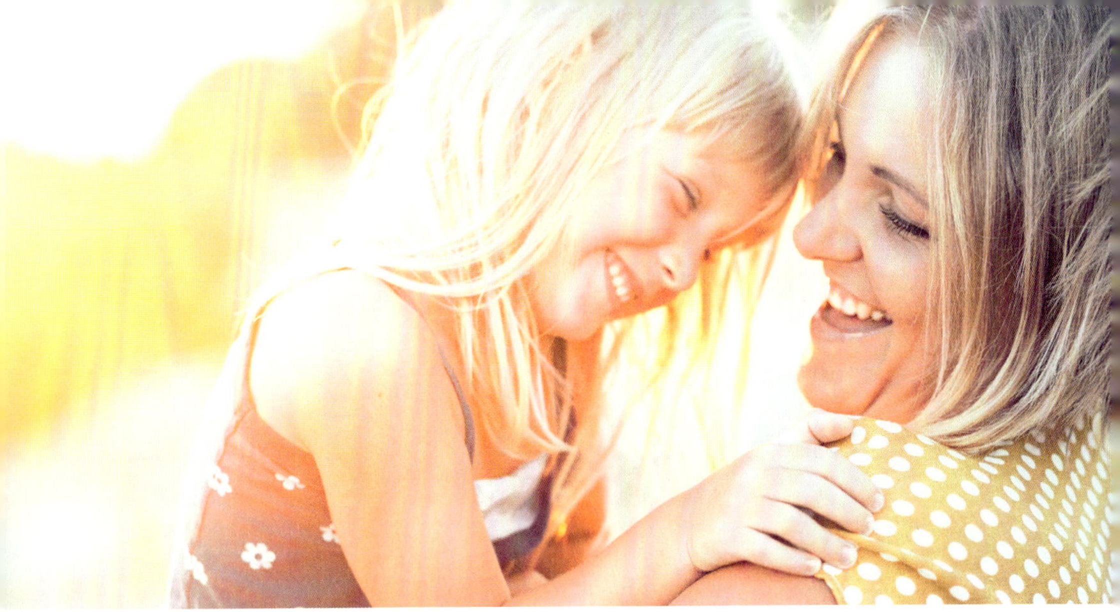

Kinder reagieren meist sehr schnell auf Homöopathie.

auch je nach Potenz variieren. Bei akuten Beschwerden können Sie das Mittel auch häufiger einschwingen, die Abstände aber mit Besserung der Beschwerden verlängern. Die Kosmische Potenz schwingt man in der Regel nur einmal ein.

## Wirkungsweise und Nebenwirkungen

Die Mittel der Symbolapotheke sind energetische Medizin. Sie können auch begleitend zur Schulmedizin gute Dienste leisten. Schon aus rechtlichen Gründen müssen wir aber darauf hinweisen, dass Sie die Grenzen der Selbstmedikation beachten sollten und bei lebensbedrohlichen Zuständen natürlich den Arzt rufen müssen. Es darf niemals ein schulmedizinisches Medikament eigenmächtig abgesetzt und durch ein Homöopathikum oder ein Symbol ersetzt werden. Die Symbolmittel dieses Buches sind mächtige Mittel, die aber nicht anstatt einer notwendigen Behandlung, sondern begleitend, davor oder danach gut eingesetzt werden können. Die Behandlung von Schwangeren und Kindern geschieht in völliger Eigenverantwortung. Wir arbeiten hier zwar »nur« mit Symbolen, aber wir wissen, dass es Wirkungen gibt, und wir sprechen absichtlich nicht von Nebenwirkungen, sondern von Wirkungen im Sinne von Reaktionen bzw. Anregung der inneren Lebenskraft. Die homöopathische Symbolapotheke soll helfen, die Beschwerden zu harmonisieren und innere und äußere Einflüsse verträglicher zu machen. Der Organismus des Kindes soll in die Lage versetzt werden, sich selbst heilen zu können. Insofern gibt es keine »negativen« Auswirkungen, wohl aber solche, die für den Betroffenen nicht immer angenehm sein mögen. Die sogenannte Erstverschlimmerung ist somit kein Zeichen eines mangelnden Erfolges, sondern vielmehr ein Zeichen, dass ein erstarrter Organismus wieder auf einen Reiz reagieren kann. Das ist zum Beispiel besonders bei chronischen Erkrankungen wichtig. Die Behandlung sollte aber abgebrochen werden, wenn eine Verschlechterung der Symptome über mehrere Tage anhält.

## Die 68 »klassischen« Mittel für Kinder

Die Fachleute in der Homöopathie unterscheiden sogenannte große Mittel von den kleinen homöopathischen Mitteln. Unter einem großen Mittel versteht man ganz einfach ein Mittel, das an verschiedenen Testpersonen ausgiebig geprüft wurde und deshalb von seinen Symptomen her gut beschrieben ist. Große Mittel wie Arnika, Aconit oder Belladonna werden von der Bevölkerung häufig angewendet, weil sie bekannt sind. Es liegt hierfür in den Büchern ein ausführliches Arzneimittelbild vor; man kann die Einsatzgebiete nachlesen.

In diesem Band für Kinder haben wir neben wichtigen bekannten Mitteln auch viele »kleine«, bedeutet unbekanntere Mittel mit aufgenommen. So wichtige Kategorien wie Milchmittel, die immer etwas mit »Genährt sein«, »Mütterlichkeit«, »Ankommen« oder »Kontaktfähigkeit« zu tun haben, sehr unbekannte, aber wichtige Mittel gerade für den Bereich psychische Störungen wie das Nervositätsmittel Musca, die Stubenfliege, oder Chocolate, das Schleckermäulermittel.

Weil kein ausführliches Arzneimittelbild existiert, werden unbekanntere Mittel eher selten eingesetzt; zu Unrecht, wie wir meinen. Wenn man sich energetisch-geistig mit dem Wesen der Ursubstanz verbindet, kann man die Informationen über das Mittel auch außerhalb des klassischen Arzneimittelbildes erfahren und gut als Schwingungsmedizin nutzen.

## Die 10 Elemente-Mittel

Die Elemente haben eine gewisse »kosmische« Energie. Sie gehören zum Weltall ebenso wie als Bestandteile der Erde zu unseren wichtigen mineralischen und nicht nichtmineralischen Schätzen. Sie sind Bestandteile unseres Periodensystems. Wie kein anderer Homöopath hat sich Jan Scholten mit dem Einsatz der Elemente in der Homöopathie beschäftigt (siehe Literaturhinweis, Seite 235). Mit der Welt des Periodensystems hat sich dadurch in der Homöopathie noch mal eine ganz neue Welt jenseits von Hahnemann eröffnet. Jedes Element gehört für Scholten zu einer Serie (z.B. Goldserie) und bildet innerhalb des Elements verschiedene Entwicklungsstadien ab. Auch wenn wir nicht so tief in die Elemente eingestiegen sind, so sind sie für uns doch außerordentlich wichtig und sehr kraftvoll. Wir verstehen sie wie kosmische universelle Ratgeber, von denen Kinder und Erwachsene sehr profitieren können. Sie eröffnen uns einen höheren Blick auf das Ganze und können unsere Kinder, deren letzte Inkarnation ja noch nicht so lange her ist, ähnlich wie Engel, Meister oder andere »höhere« Wesen mit ihrer außerordentlichen Kraft unterstützen.

Diese zehn Elemente haben wir für Sie ausgewählt: Calcium, Gold, Kohlenstoff, Kupfer, Phosphor, Promethium, Sauerstoff, Titan, Wismut, Yttrium.

## Die 23 Sondermittel für Kinder in Symbolform

Wie schon in Band 1 und Band 2 haben wir uns auch für dieses Buch einen besonderen Clou ausgedacht. Wir haben nicht nur analog der »klassischen« Homöopathie bestimmte Substanzen in Symbolform dargestellt, die man anschließend geistig potenzieren und verabreichen kann, sondern auch »Themen« bzw. Anliegen vieler Kinder in der heutigen Zeit. Entstanden sind Symbolmittel für Verhaltensstörungen, Ängste, Leistungsdruck, Mangel an Geborgenheit, Entfremdung von sich selbst und anderen und etliche andere höchst interessante Symbole. Wenn man »Problemthemen« in Symbolform darstellt und diese dann potenziert, dann wirkt das potenzierte Thema genauso als Heilmittel, als hätte man eine pflanzliche oder tierische Ausgangssubstanz potenziert. Auch dies entspricht genau dem homöopathischen Prinzip, »Ähnliches mit Ähnlichem heilen«. Die 23 Sondermittel sind komplexere Kombinationen, weswegen wir hier anders als bei den anderen Symbolen eine Zweifarbigkeit realisiert haben.

### Die 5 Potenzakkorde

Die sind unsere »Durchgreifer«. Potenzakkord bedeutet, dass eine Grundsubstanz, in diesem Fall aber ein Thema in verschiedenen Potenzen zusammengemischt und aktiviert wurde. Potenzakkorde wollen helfen, endlich den Durchbruch zu schaffen. Hier wird also nicht mehr lange gefackelt. Welche Themen sich für Potenzakkorde zur Verfügung stellen, haben wir in »Absprache« mit dem Wesen des jeweiligen Themas entschieden.

Es sind dies folgende fünf Themen: Entfremdung, Gefühle, Hyperaktivität, Impfausleitung, »Mutter und Geborgenheit«.

## Die 16 Kombimittel

Kombimittel in der Hömoopathie bestehen aus verschiedenen Substanzen und unterschiedlichen Potenzierungen und werden dann gemischt. Auch diese Symbole bilden wichtige Kinderthemen dieser Zeit ab, für die dringend auch energetische Hilfen benötigt werden: Abwehrkräfte, archaische Ängste, kollektive Ängste, Familie und Freunde, Glück, Kreativität, Lebenswille, Leistungsdruck, Lernen, Mobbing, Mut, Natürliches, Selbstreinigung, Verbindungen, Verhalten, Wachstum.

Das Homöopathiesymbol wirkt nicht einseitig »gegen« die Symptome oder Anliegen, zum Beispiel bei Leistungsdruck, sondern es fördert auch die Balancierung, zum Beispiel beim Thema »Verhalten«, oder es unterstützt das Potenzial, wie zum Beispiel beim Thema Kreativität. Überhaupt sollten wir die Mittel nicht als »Wegmacher« verstehen (das wäre allopathisch gedacht), sondern als Balancierungs- und Ausgleichshilfen. In die Waage bzw. immer wieder in die Mitte kommen, ob gesundheitlich, psychisch oder situativ, ist im Leben von Groß und Klein die essenzielle Fähigkeit überhaupt.

## Das Engelmittel

Jedes Kind kennt Engel. Sie sind von Anfang an da, als Schutzengel sowieso und als Erfüller der Wünsche und Sehnsüchte auch. Sie sind mächtig, aber zart und sanft. Kleine Kinder haben noch die selbstverständliche Anbindung und auch Visionen dieser Wesen, bei den älteren verliert es sich leider oft, so lange, bis sie sich vielleicht in der Nacht oder über Träume wieder in Erinnerung bringen. Engel möchten immer sagen »Ich bin doch für dich da«. Das Symbol kann die Schleier zu diesen Welten wieder öffnen und das Gefühl für deren wunderbare Begleitung und unsere allgemeine Sicherheit verstärken. Es hat viel mit Geborgenheit und Vertrauen zu tun. Natürlich können Sie jederzeit das Engelsymbol zusätzlich zu einem »normalen« Homöopathiesymbol nutzen, zum Beispiel ins Kinderzimmer legen, während Ihr Kind für einige Tage ein auf leere Globuli gespeichertes Mittel gegen seine körperlichen Beschwerden einnimmt.

### Das Feenmittel

Juhu ... was für ein Mittel! Die magische Welt der Feen steht für unsere Kinder bereit. Und nicht nur für die Kinder! Gern möchten sie den Kontakt mit uns Menschen wieder aufnehmen, denn sie verbinden uns mit der Natur und mit der Naturmagie, und sie helfen uns, unsere eigene Magie wieder zu finden und in unser Leben einbinden zu können. Sie sind äußerst kraftvoll und lassen nichts durchgehen, was »wider die Natur« ist. Mit diesem Symbol können wir sie rufen, für uns oder unsere Kinder und um Unterstützung und Stützung bitten, wenn wir unter unserer Alltagslast stöhnen. Sie richten uns auf, verlangen aber Respekt, Achtung und Gegenwart. Sie wollen durchaus »ernst« genommen werden. Wenn das Symbol im Kinderzimmer liegt, stehen sie schützend neben Ihrem Kind und ihr Kraftfeld füllt den Raum.

## Die Seelenwesen – Botschaften aus einer höheren Ebene

Neben dem Herstellen und der Gabe des persönlichen Symbol-Schwingungsmittels haben die Seelenwesen eine mindestens gleich große Bedeutung für Ihr Kind. Die Seelenwesen-Texte binden Ihr Kind einerseits an höhere Informationsebenen an, zu denen es eigentlich von Geburt an eine innige Verbindung hatte. Nur verliert sich diese »Ganzheit« leider im Laufe der Zeit, und je mehr das Kind in kulturelle, moralische oder elterliche Vorstellungswelten eingebunden wird und engen Denksystemen wie denen der Schule unterliegt desto mehr nimmt diese neue Prägung das Kind in Beschlag, und die universelle Anbindung, natürliche Entwicklung und die ureigene Kreativität verlieren sich. Aber Gott sei Dank nicht ganz! Immer ist auch eine zumindest diffuse Erinnerung an die universellen Welten und das eigene Seelenwesen vorhanden. Es zeigt sich jedoch oft nicht mehr ursprünglich natürlich wie im spielerischen Umgang des Kindes mit Wurzeln, Bäumen, Erde, Wasser oder unsichtbaren Wesen wie Elfen, Feen oder Engeln. Manchmal sind die Wahrnehmungen verzerrt, weil sie im Widerspruch scheinen mit den Wahrnehmungen von Vater, Mutter, Lehrern oder anderen wichtigen Begleitpersonen des Kindes. Dann äußert sich das zum Beispiel in angstbesetzten Reaktionen, wenn nachts Schatten oder Geister auftauchen, denn das Kind ist in keiner Weise mehr mit deren Natürlichkeit aufgewachsen und insofern nicht vorbereitet, was es dann eben erschreckt. Wenn wir dem Kind diese Geister nicht als »Unfug« ausreden, tun wir ihm einen großen Gefallen. Im besten Sinne nehmen wir seine Wahrnehmungen ernst, ohne ihm Angst zu machen.

Die Seelenbotschaften sind liebevolle Versuche, Ihr Kind aus der Angst und negativen Prägung zu nehmen und spüren zu lassen, dass es eingebunden ist in umfassendere Welten, als es Mama und Papa allein je sein könnten. Es sind keine Texte, die unbedingt in »kindlicher« Sprache daherkommen. Dennoch sollen sie die Seelenebene des Kindes ansprechen, die Auflösung von hinderlichen Blockaden unterstützen und Trost und Geborgenheit vermitteln. Wenn im Text ein »Wir« vorkommt, sprechen hier höhere Wesen zum Kind, etwa Engel, aufgestiegene Meister oder auch liebevolle verstorbene Verwandte des Kindes. Wir Erwachsene müssen nicht wissen, wer genau das ist. Die Seele des Kindes weiß es. Ältere Kinder können die Texte getrost selbst lesen, jüngeren Kindern oder Babys können Sie die Texte in leisen Tönen liebevoll vorlesen.

Haben Sie keine Bedenken, dass das Kind etwas nicht »verstehen« könnte. Das, was zwischen den Zeilen verankert ist, kommt auf jeden Fall an wie ein heilsamer Balsam für die Seele. Sie können den Text bzw. die Botschaft auch nur in Gedanken zum Kind hinüberschicken. Auch das kommt an. Und Sie selbst haben immer auch etwas davon, denn als Mutter, Vater oder enge Bezugsperson ist die Botschaft auch ein Stück weit für Sie selbst.

## Affirmationen – die essenzielle Botschaft

Die Affirmationen am Ende des Seelenwesen-Textes sind weniger eine Zusammenfassung als vielmehr eine Essenz aus den verwendeten Worten und dem, was unsichtbar zwischen den einzelnen Worten steht. Das unsichtbare morphogenetische Feld verbindet das miteinander, was wir Materie oder Schöpfung nennen. Dann wenn wir nach dem Einatmen und nach dem Ausatmen jeweils diese ganz natürliche kleine Pause machen, sind wir automatisch, wenn auch nicht bewusst, mit diesen unsichtbaren Feldern verbunden. Das Atmen spielt beim Umgang mit den Affirmationen eine wesentliche Rolle. Den Satz können Sie dem Kind vorlesen und es gleichzeitig bewusst einatmen lassen. Mit dem Ausatmen stellt sich das Kind vor, dass es jetzt alles, was es nicht mehr braucht, wegfließen lässt. Diesen Vorgang können Sie dreimal wiederholen. Ist das Kind zu klein oder noch ein Baby, machen Sie es einfach selbst, während Ihre Aufmerksamkeit beim Kind ist. Es wird Ihnen selbst auch guttun!

# Die Schwingungspotenzen

Was die Homöopathie so kraftvoll macht, ist nicht die Auswahl der zugrunde liegenden Substanz allein. Mindestens genauso wichtig, wenn nicht entscheidend, ist der Vorgang der »Potenzierung«. Wie der Name schon sagt, so bekommt das hergestellte Medikament dadurch seine eigentliche Kraft. Und so haben wir in diesem Buch das »Mittel« in Form des Symbols zur Verfügung gestellt, und es wird kombiniert und kraftvoller gemacht durch die Potenz, die Sie in diesem Fall auf geistigem Wege dazugeben. Dadurch vervielfältigt sich dann die Wirksamkeit.

Braucht man einen eher sanften, mehr körperorientierten Anstoß der Selbstheilungskraft, wird man eine D-Potenz dazugeben, bei akuten Beschwerden vielleicht eine C-Potenz. Soll es so sein, werden Sie eine Hochpotenz dazugeben oder sogar die von uns neu zur Verfügung gestellte »Kosmische Potenz«, die eine schier unendliche Schwingungserhöhung ermöglicht. Diese ist aber nicht in jedem Fall angesagt, denn es muss der genau passende Heilimpuls für den jeweiligen Fall ausgewählt werden, um den Organismus nicht zu überfordern. Nicht mehr und höher hilft mehr, sondern genau passend!

In der Homöopathie spricht man nicht von verschiedenen Konzentrationen, sondern von Potenzen. Potenzieren heißt quasi »verstärken«, auch wenn es eigentlich noch mehr ist, eher ein Dynamisieren oder die Schwingungsfrequenz

Erst die Potenzierung macht die Substanz zur Homöopathie.

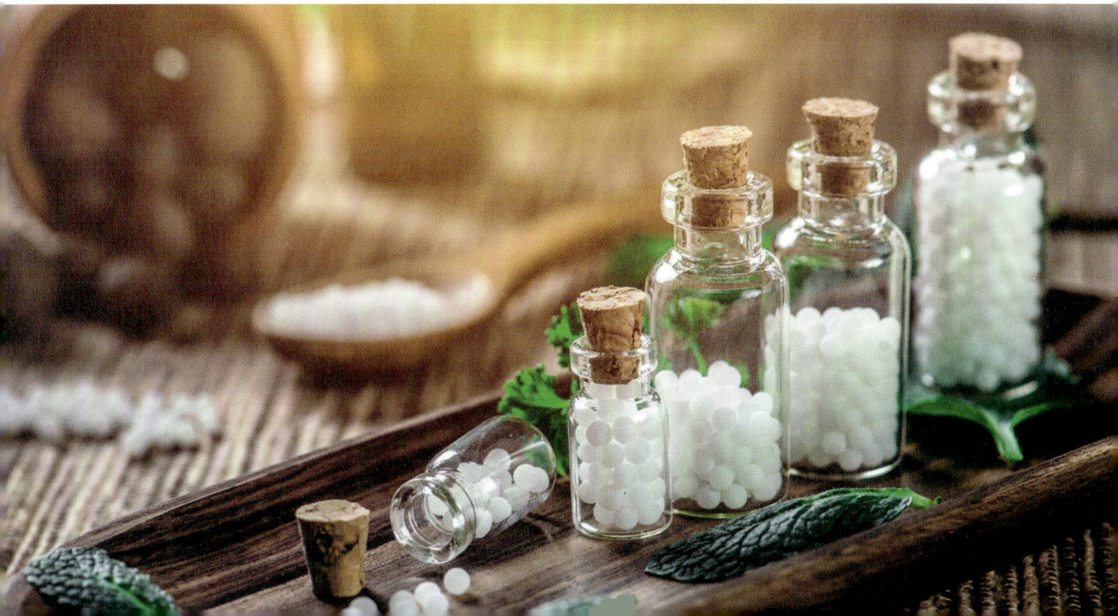

erhöhen. So paradox das für alle materiell-chemisch denkenden Menschen klingen mag, man potenziert, indem man das Arzneimittel weiter verdünnt und verschüttelt bzw. verreibt. Hahnemann sah den Kern des Potenzierens im Prozess des Verschüttelns und nicht im Verdünnen allein. Er führte die Potenzierung um 1798 ein. Diese geschieht entweder mit Milchzucker (Tabletten) oder mit Alkohol-Wasser-Mischungen. Das Potenzieren erfolgt heute in der Regel entweder nach den Vorschriften von Hahnemann oder nach denen des Homöopathischen Arzneibuches (HAB). Die Vorschriften des HAB bilden die gesetzliche Grundlage für die Herstellung homöopathischer Arzneimittel in Deutschland. Dort sind sowohl die Verfahren als auch die zu verwendenden Substanzen beschrieben.

## Verschüttelung (Dilution)

Ausgangsprodukt ist eine Urtinktur (Symbol: Ø), die zunächst im Verhältnis 1:10, das sind 1 Teil Urtinktur und 10 Teile Lösungsmittel (D-Potenzen), 1:100, das sind 1 Teil Urtinktur und 100 Teile Lösungsmittel (C-Potenzen) oder 1:50.000, das sind 1 Teil Urtinktur und 50.000 Teile Lösungsmittel (LM- oder Q-Potenzen) verdünnt und anschließend mit einer festgelegten Zahl von Schlägen geschüttelt wird. Diese Kombination aus Verdünnung und Schütteln wird jeweils pro Potenzierungsschritt durchgeführt.

## Verreibung (Trituration)

Substanzen, die nicht in Alkohol oder destilliertem Wasser aufgelöst werden können (z.B. Mineralien), werden zunächst bis zur dritten oder vierten Potenz verrieben (trituriert). Bei der Verreibung wird die Ausgangssubstanz (Symbol O) je Potenzierungsschritt dreimal mit Milchzucker in einem Mörser verrieben und aufgescharrt. Das Verhältnis zwischen Ausgangssubstanz und Milchzucker entspricht pro Potenzierungsschritt in der Regel 1:100 (C-Potenz). Die Buchstaben C, D und Q bzw. LM stehen für die durchgeführten Verdünnungsschritte.

| Potenzart | Herstellung |
|---|---|
| **D-Potenzen** | Verdünnung 1:10 + 10 Schüttelschläge |
| **C-Potenzen** | Verdünnung 1:100 + 10 Schüttelschläge |
| **Q-/LM-Potenzen** | Verdünnung 1:50.000 + 100 Schüttelschläge |

### D-Potenz – körperliche Ebene

D-Potenzen können bei akuten Beschwerden öfter eingesetzt werden. Sie wirken mehr auf der körperlichen Ebene des akuten Symptoms.

### C-Potenz – Körper- und Geistebene

C30 und C200 sind mittelhohe Potenzen, die nicht mehr jeden Tag gegeben werden sollten. C 1000 und höher sind hohe Potenzen, die nur in einzelnen Gaben und selten verabreicht werden. C-Potenzen greifen bereits tiefer in den seelisch-geistigen Bereich hinein.

### LM-Potenz – die tiefe Seelenebene

LM- oder Q-Potenzen sind sehr hohe Verdünnungsstufen und sollten nur in einzelnen Gaben und sehr selten benutzt werden. Sie sind keine Akutmittel und schwingen die Lebenskraft auf einer tiefen essenziellen Ebene an, damit sich der Organismus selbst heilen kann.

- Niedrige Potenzen sind diejenigen, bei denen aufgrund der noch geringen Zahl an Verdünnungs-Schritten eine messbare Anzahl an Molekülen der Ausgangssubstanz enthalten ist. Bei »pflanzlichen« Homöopathika ist hier also neben der energetischen auch noch eine rein substanzielle Mittelwirkung wie in nicht potenzierten Pflanzenarzneien wirksam.
- Mittelhohe Potenzen wie die Potenzen ab etwa C30 haben den Verdünnungsprozess bereits wesentlich öfter durchlaufen. Ihre »Energie« ist somit schon deutlich gesteigert, wenngleich eventuell rein rechnerisch ab der D24 schon keine Moleküle der Ausgangssubstanz mehr in der Arznei vorliegen.
- Hohe Potenzen haben einen nochmals gesteigerten Energiegehalt. Sie sollten nur noch ausnahmsweise von Laien selbst eingesetzt werden. Hohe Potenzen sind die C200, C1000 und die LM- bzw. Q-Potenzen. Die hohen C-Potenzen haben eine lange Wirkdauer. Sie sollen nicht allzu oft wiederholt werden. LM-Potenzen sind stark und gelten als tief und dennoch sanft wirkende Potenzen.
- Sehr hohe Potenzen sind die C10.000, C50.000 und noch höhere Potenzierungsgrade. Sie werden nur in ganz besonderen Krankheitssituationen und bei besonderer Erfahrung seitens des homöopathischen Arztes zum Einsatz kommen. Ihre Wirkung kann unter Umständen Wochen bis Monate andauern.

Der Umgang mit den potenzierten Arzneien erfordert ein hohes Maß an Verantwortung in Anbetracht der »großen Kraft der kleinen Kügelchen«.

Diese Beschreibungen gelten in besonderem Maße für den Einsatz von »echten« (immerhin frei verkäuflichen) Kügelchen. Im Rahmen der Symbolapotheke müssen Sie keine Angst haben, dass Sie etwas falsch machen könnten. Es sind reine Schwingungsenergien und eher mit dem Gebiet der mentalen »Geistheilung« vergleichbar. Auch wenn Sie hohe Potenzen austesten wie eine C100.000, eine LM- oder die Kosmische Potenz, kann nichts Schlimmes passieren.

## Kosmische Potenz – unendliche Schwingungserhöhung

Das homöopathische Wirkprinzip ist also bestimmt durch die (Grund-)Substanz und den nicht unwesentlichen Faktor der gewählten Potenz. Jenseits der vordefinierten, im Handel erhältlichen Potenzierungen gibt es natürlich theoretisch viele andere mögliche Potenzen, die bisher nur einfach (noch) nicht materiell hergestellt wurden. Letztendlich kann die Potenzierung im Sinne von Schwingungserhöhung ins Unendliche fortgesetzt werden. Diesen Gedanken hatten wir, als wir uns entschieden, eben diese Möglichkeit der Potenzierung bis ins Unendliche als Möglichkeitsprinzip in diesem Buch anzubieten. Das dringt natürlich in Bereiche vor, die wir nur (zumindest im Augenblick) durch geistige Interaktion erreichen können. Durch unseren Geist bzw. unser Wissen um die Möglichkeit einer bis ins Unendliche reichenden stufenlosen Potenzierung bzw. Schwingungserhöhung wird dies Realität und zwar in genau dem Maße, wie es für uns dienlich und angemessen ist. Die Kosmische Potenz entspricht der absoluten Hingabe an das, was sein soll, nach dem Motto »Dein Wille geschehe«. Der Anstoß der inneren Lebenskraft läuft sozusagen so lange und so intensiv weiter, wie die Schöpferenergie dies für angemessen und gut hält.

# Auswahl der Homöopathie-Symbole

Es gibt mehrere Möglichkeiten, das passende Symbol für Ihr Anliegen herauszufinden. Wichtig ist, dass Sie wissen, wofür Sie das Symbolmittel brauchen bzw. anwenden möchten, z.B. für ein körperliches oder emotionales Anliegen oder für eine Situation, die Sie beschäftigt.

## Mit dem Plakat

Das dem Buch beiliegende A-2-Plakat können Sie zum Beispiel gut an die Wand hängen und mit Ihrem gewählten Testsystem (siehe Seite 36) das passende Symbol auswählen. Die Potenzen D, C, LM und KP sind auf dem Plakat gleich mit integriert.

## Mit dem Symbolechart

Das Symbolechart auf der hinteren Umschlagklappe des Buches eignet sich besonders gut, wenn Sie das Testchart zum Beispiel auf einem Tisch vor sich auflegen wollen. Sie können es auch kopieren, bei Bedarf laminieren und dann unterwegs mitnehmen.

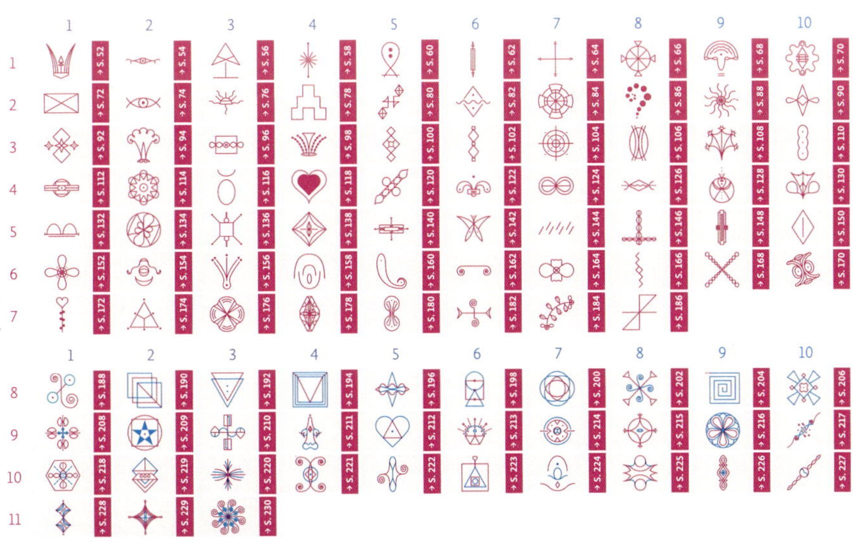

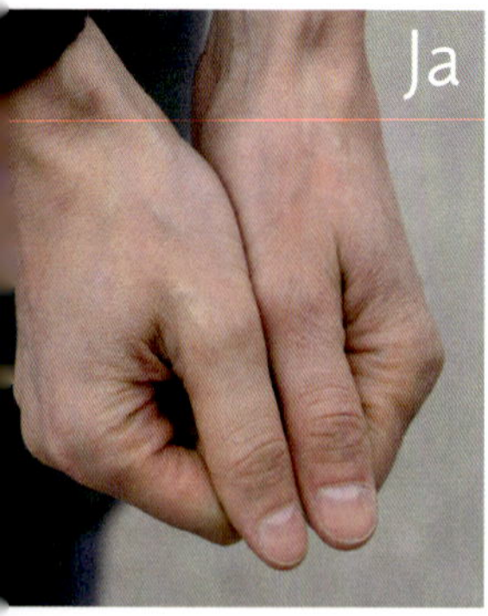


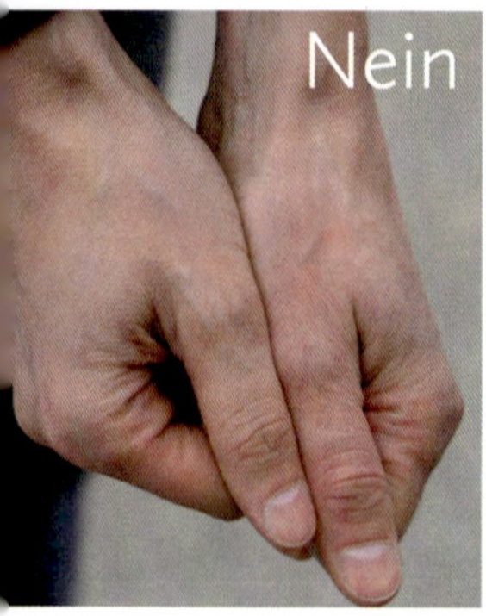


# Testsysteme

Testsysteme wie Muskeltests, Pendel oder Einhandrute sind hier sehr gut geeignet, um das richtige Symbol (oder auch mehrere) aus den Abbildungen herauszufiltern.

## Armlängentest

Wenn Sie noch kein Testsystem gelernt haben, ist die einfachste Möglichkeit, über den Körper JA- oder NEIN-Antworten zu bekommen, der Armlängentest. Stellen Sie sich dazu gerade hin, und strecken Sie beide Arme seitlich aus. Die Daumen zeigen dabei nach oben. Denken Sie dann »JA«, und führen Sie die Daumen vor Ihrem Körper zusammen. Die Daumen sollten jetzt auf gleicher Höhe liegen (wenn nicht, macht Ihnen etwas Stress, und Sie sollten zunächst einmal zur Ruhe kommen, ein Glas Wasser trinken und es dann noch einmal versuchen). Das ist jetzt Ihre »Ja-Aussage« und impliziert die Überzeugung: »Diesen Heilimpuls brauche ich.« Denken Sie anschließend ein »Nein«, und führen Sie Ihre Daumen wieder zusammen; die Daumen sind nun gegeneinander verschoben, das heißt dieser energetische Impuls ist für Sie jetzt ungeeignet.

## Intuitive Auswahl

Wenn Sie kein Testsystem beherrschen, dann gehen Sie am besten rein intuitiv vor, indem Sie Ihre Augen über die Symbole wandern lassen und dasjenige auswählen, wo Sie »hängen« bleiben. Vertrauen Sie Ihrer geistigen Führung, dass dieses Symbol das richtige ist, und testen Sie nicht noch mal nach.

## Seite im Buch aufschlagen

Noch eine Möglichkeit, ohne das Plakat zu benutzen: Sie denken an Ihr Anliegen, Symptom oder die Beschwerde und schlagen »blind« eine Seite des Buches auf. Das Mittel und die Botschaft, die Sie hier lesen, sind Ihre!

## Auswahl über das Stichwortregister

Das Register ab Seite 248 kann Sie auf die Spur führen, welche Mittel geeignet wären. Dies kann hilfreich sein, ist aber mehr verstandesorientiert, und letztendlich bedienen viele Mittel gleiche oder ähnliche Symptome.

# Auswahl, Herstellung und Aktivierung der Potenzen

Nachdem Sie das passende Homöopathie-Symbol ausgewählt haben, ist es – wie in der klassischen Homöopathie auch – wichtig, die richtige Potenz zu bestimmen, um es mit dem Mittel zu koppeln, damit es optimal wirksam sein kann. Die Kosmische Potenz gibt es natürlich nur einmal.

## Mit dem Plakat

Sie sehen auf dem Plakat vier Kreise für die Potenzen: D, C, LM und KP. Bestimmen Sie zunächst (intuitiv oder mit Testsystem), in welchem der vier Kreise sich die passende Potenz befindet. Danach wählen Sie in diesem Kreis eine Potenz aus.

## Mit dem Potenzierungschart

Lassen Sie Ihre Augen am besten intuitiv über die Kästchen gleiten und wählen Sie das Kästchen aus, an dem Sie hängen bleiben – oder nutzen Sie Ihr jeweiliges Testsystem.

## Potenz-Akkorde herstellen

Wenn sich in einem Fläschchen ein einziges Mittel in verschiedenen Potenzen befindet, also zum Beispiel Lac humanum in D4, D6 und D12, dann sprechen wir von Einzelmittel-Potenz-Akkorden. Da in der Homöopathie die Auswahl der Potenz oft eine genauso schwierige Aufgabe ist wie die Entscheidung für das Mittel selbst, sorgt das nicht nur bei Laien immer wieder für Unsicherheiten. Dies versucht man mit Potenzakkorden zu umgehen, was allerdings von klassischen Homöopathen kritisiert wird. Dies liegt wohl daran, dass es sich bei diesen Mischungen von verschiedenen Potenzen des gleichen Mittels um eine neue Zubereitungsform handelt.

Die Testfrage wäre hier: »Macht ein Potenzakkord dieses Mittels Sinn für mein Anliegen?« Wenn ja, müssen Sie herausbekommen, welche Potenzen zum jeweiligen Mittel dazugegeben werden sollen. Wir empfehlen hier, innerhalb der gleichen Potenzreihe zu bleiben, also zum Beispiel drei D-Potenzen, vier C-Potenzen usw. und nicht etwa eine D-Potenz, eine C-Potenz und eine LM-Potenz. Oder einfach testen! Es kann aber durchaus vorkommen, dass die Kosmische Potenz (KP) zum Akkord dazugenommen wird. Die ist ein experimenteller Bereich! Stellen Sie sich der Reihe nach vor, wie die einzelnen Potenzen in das Symbol hineinfließen, und dann übertragen Sie das Symbol auf Wasser, Globuli usw.

## Kombipräparate herstellen

Die klassische Homöopathie nach Hahnemann verordnet eigentlich keine Kombipräparate, weil sie den ganzen Menschen betrachtet und nicht nur körperliche Symptome. Dennoch sind natürlich – schon aus geschäftlichen Gründen bzw. zum Zwecke der beliebten Selbstmedikation – inzwischen viele Mischmittel auf dem Markt, in denen für ein bestimmtes Beschwerdebild mehrere homöopathische Mittel mit ähnlichen Wirkungsbereichen kombiniert sind. Wenn Sie den Wunsch haben oder getestet haben, dass das Sinn ergeben würde, können Sie natürlich auch mehrere Symbole »mischen« bzw. kombinieren. In diesem Fall müssen Sie dann auch für jedes Mittel einzeln die Potenz bestimmen. Da »alle guten Dinge drei sind«, würden wir Ihnen aber empfehlen, nur jeweils drei Mittel zu kombinieren, da sonst die Klarheit im Körper-Seele-Geist-Organismus vielleicht nicht mehr gegeben ist.

## Aktivierung der Homöopathie-Symbole

Nun haben Sie sowohl das Homöopathie-Symbol als auch die Potenz ausgewählt. Jetzt geht es darum, beide zu kombinieren.

### Geistig potenzieren

Betrachten Sie das ausgewählte Symbol und stellen Sie sich vor, wie die Potenz in das Mittel hineinfließt. Die Potenz durchdringt das Mittel bzw. das Symbol für das Mittel. Bleiben Sie für circa eine Minute bei dieser Vorstellung (möglichst ohne sich ablenken zu lassen). Sobald sie eine andere Potenz in das Symbolmittel einspeichern, wird die vorherige Potenz automatisch »überschrieben«.

# Einsatzmöglichkeiten der Symbole

Es gibt viele wunderbare Wege, die Energien von Symbolen in den Körper einzuspeichern. Hier sind einige gute Vorschläge für Sie. Sie werden die Möglichkeit finden, die Ihnen am besten zusagt.

## Wasserübertragung

Mithilfe der Symbole können Sie informiertes Heilwasser selbst herstellen – eine einfache und nahezu kostenfreie Methode, mit deren Hilfe wir unverträgliche Schwingungen in verträgliche verwandeln und unserem Körper diese Information über den Trägerstoff Wasser übermitteln. Die Wasserübertragung basiert auf dem »Links-Rechts-Effekt«: Das Symbol wird vom zu behandelnden Kind in der linken Hand gehalten, ein Glas stilles Wasser in der rechten. Mittels Gedankenkraft übertragen wir nun innerhalb weniger Minuten die Information des Mittels auf das Wasser. Das Kind soll dies langsam und schluckweise trinken. Wenn es noch zu klein ist, übernimmt die Mutter oder der Vater die Informationsübertragung. Die »Wasserübertragung« ist eine wunderbare Möglichkeit, heilende Informationen zu speichern, denn Wasser ist der beste Informationsträger überhaupt.

## Speichern auf unarzneiliche Globuli

Zeigen Sie mit der linken Hand auf das Symbol im Buch oder auf dem Plakat oder schauen Sie es einfach an (Sie wissen ja, dass die Potenz jetzt auch schon drin ist). In der rechten Hand halten Sie ein Röhrchen mit »leeren« unarzneilichen Globuli. Nun stellen Sie sich ca. 1 Minute lang vor, wie das Symbol in das Röhrchen hineinfließt und in allen Globuli ganz aufgenommen bzw. gespeichert wird. So haben Sie Ihr eigenes Heilmittel programmiert. Dann geben Sie dem Kind einige Kügelchen davon. Bei Bedarf können Sie den Vorgang wiederholen bzw. austesten, wie oft und wie lange das Kind die Kügelchen braucht und einnehmen soll. »Leere« Globuli gibt es in der Apotheke oder im Internet zu kaufen.

## Symbol direkt in den Körper fließen lassen

Legen Sie die linke (Energie aufnehmende) Hand auf das Symbol oder zeigen Sie darauf. Die rechte Hand legen Sie auf die Stelle am Körper, die Beschwerden macht (wenn das nicht geht, denken Sie sich dorthin), und stellen Sie sich vor, wie die Energie des Symbols jetzt in diese Stelle des Körpers hineinfließt und sich von dort aus verbreitet, wo immer sie hinfließen möchte.

## Symbol visualisieren

Mithilfe Ihres Vorstellungsvermögens können Sie jedes Symbol in eine kraftvolle Energie verwandeln und einfach überall hinschicken, wo es benötigt wird. Stellen Sie sich zunächst die Körperstelle oder die Beschwerde bildlich vor Ihrem geistigen Auge vor. Dann stellen Sie sich vor, wie das Symbol quasi »in die Beschwerde« hineinfließt und alles umhüllt und durchdringt. Sie können sich auch vorstellen, wie das Symbol vor Ihrem inneren Auge erscheint, immer größer wird und dann Ihren ganzen Körper und die Aura einhüllt. Sie werden spüren, wann dieser Vorgang beendet ist. Dann bedanken Sie sich bei der geistigen Welt, die hierbei geholfen hat.

## In die Aura speichern

Die Praxiserfahrungen zeigen, dass es oft sinnvoll ist, das Symbol/Mittel in die Aura des Kindes, also in einigen Zentimetern Abstand vom Körper, hineinzuspeichern. Das ist das feinstoffliche Feld, in dem die Krankheit zuerst entsteht, bevor sie sich quasi körperlich spürbar manifestiert. In diesem Fall ist es gut zu wissen (austesten oder intuitiv), in welcher Region des Körpers Sie das Symbol einspeichern sollen, zum Beispiel in Höhe des Rückens, Bauchs, Kopfs usw. Halten Sie das Symbolmittel mit der Hand vor den Körper und fühlen Sie, wie es in die Aura hineinfließt. Lassen Sie dem Kind anschließend genügend Zeit zum Nachwirken.

## Mit Sekreten arbeiten

Die Arbeit mit Körperflüssigkeiten und Sekreten beziehungsweise mit Ausscheidungen des Körpers ist eine weitere bewährte Möglichkeit, dissonante Informationen eines erkrankten Organismus »umzuschreiben«. Nehmen Sie

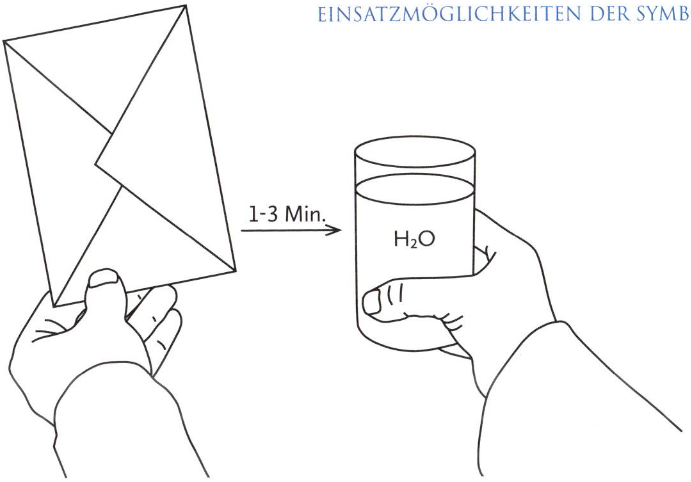


Probe in Briefumschlag geben, getestetes Zeichen daraufmalen und auf Wasser übertragen.

im Erkrankungsfall eine kleine Menge Sekret oder Schleim aus Nase, Mund, Darm usw. Dieses enthält die Information darüber, was »falsch« läuft. Bei einem Schnupfen würden wir etwas Nasensekret entnehmen, bei Durchfall eine Stuhlprobe, bei Zahnfleischentzündung zum Beispiel Speichel. Eine kleine Menge reicht völlig aus. Sie können das Sekret in ein Papiertaschentuch wickeln, in einen Briefumschlag stecken oder in ein Plastiktütchen geben. Darauf malen Sie das Homöopathiesymbol und übertragen das Ganze dann auf Wasser oder leere Globuli.

## »Zauberfee wandert auf Glücksstein«

»Zauberfee wandert auf Glücksstein« ist für Kinder eine glücklichere Formulierung als »Information auf Trägermedium speichern«. Kleine Kinder lieben bunte Steine. Deshalb haben wir in der Praxis immer eine Schublade, in der sich viele verschiedenfarbige Halbedelsteine befinden. Auch diese eignen sich bestens, um Botschaften darauf zu speichern. Ich begebe mich hierbei mit meiner Sprache auf die Ebene des Kindes, schließlich soll eine Behandlung nicht langweilig und unverständlich werden: »Magst du mal mitkommen und dir einen Glücksstein aussuchen? Der gehört dann nur dir allein.« Die Kinder sind dann schon ganz gespannt und suchen sich aus der Schublade mit Hingebung den schönsten aller Steine aus (meistens die teuersten)! »Oh, der ist aber schön, der wollte wirklich zu dir und dein Glücksstein sein.« Und das Kind freut sich und ist ganz stolz. Mit diesem Stein gehen wir wieder zum Behandlungstisch zurück, wo bereits das Symbol mit der zu speichernden Information vorbereitet ist. Wenn das Kind noch nicht lesen kann, macht das nichts. Ich gebe ihm die Abbildung mit Symbol und Seelenbotschaft in die linke Hand und sage: »Das ist deine Zauberfee, die wird jetzt auf den Glücksstein fliegen, und dort wird sie immer bleiben und für dich da sein, immer wenn du sie brauchst. Kannst du dir vorstellen, wie sie jetzt da rüberfliegt?« Und die Kinder stellen sich das bildlich vor – und die Fee fliegt hinüber! Die Information ist auf dem Stein. Dann müssen Sie nur noch fragen, was mit dem Stein geschehen soll: Soll er zum Beispiel an einem guten Platz im Kinderzimmer liegen, in der Hosentasche getragen, unters Kopfkissen oder in einen Wasserkrug, von dem das Kind regelmäßig trinkt, gelegt werden?

## Das Symbol malen

Kinder lieben es meistens zu malen. Nehmen Sie sich Zeit dafür! Das Kind darf entweder das Symbol selbst malen – in schönen bunten Farben – oder die Kopie einfach ausmalen. Das Symbol muss nicht 1:1 genauso aussehen wie im Buch, Hauptsache, die Energie des Kindes fließt mit ein. Schon wenn das Kind mit dem Malen startet, beginnt auch die heilende Wirkung des Symbols mit einzufließen.

## Weitere Ideen

Anbei noch einige Möglichkeiten, wie Sie die Symbole nützen können:

- Sie können Symbole im Kinderzimmer aufhängen, zum Beispiel als Wandbilder oder Fensterbilder, oder Sie hängen sie ans Babybett.
- Die Schwingung eines Symbols kann auf Edelsteine, Stifte oder alle anderen Materialien übertragen werden, die das Kind in Kindergarten oder Schule dabei hat, selbst auf die Kleidung. Testen Sie etwa bei Schul- oder Prüfungsängsten das entsprechende Symbol. Übertragen Sie die Schwingung auf einen Heilstein, und geben Sie dem Kind den Stein in die Schule mit.
- Übertragen Sie ein getestetes Symbol auf Wasser und geben Sie es in ein Sprühgefäß. Benutzen Sie dieses Raumspray zum Beispiel als Einschlafhilfe.
- Legen Sie das potenzierte Symbol in die Wiege oder das Kinderbett unter die Matratze, zum Beispiel auf Höhe der schmerzenden Stelle.

- Lassen Sie Ihr Kind selbst sein Thema malen, zum Beispiel, was es statt des Unangenehmen gern hätte, etwa »viele Freunde«. Darauf malt es das geeignete Symbol, und anschließend können Sie die Gesamtenergie des Bildes auf Wasser oder Globuli speichern oder das Bild einfach für eine Weile ins Zimmer legen.

## Besondere Einsatzmöglichkeiten

Die Spezialmittel für Themen der Zeit wie ADHS, Leistungsdruck oder Impfausleitung können einerseits genauso behandelt und eingesetzt werden wie die 68 klassisch homöopathischen Mittel. Sie können sie also mit der ausgetesteten Potenz laden und anschließend, wie allgemein beschrieben, auf Wasser oder Globuli speichern und dann die Information übertragen. Darüber hinaus empfehlen wir Ihnen auszutesten, ob eine »unsichtbare« Speicherung der Symbolinformation in die Atmosphäre der entsprechenden Situation bzw. des Themas als Gesamtbild nützlich bzw. angesagt ist. Die beste Methode hierfür ist die Visualisierung. Mithilfe Ihrer Vorstellungskraft lassen Sie die Energie des Symbols zum Beispiel in die »Mobbingszene« Ihres Kindes hineinfließen wie in einen Film. Oder Sie stellen sich vor, wie die Impfszene von der Symbolenergie eingehüllt und dadurch unschädlich gemacht wird.

Wenn Sie das Symbol in den Körper des Kindes hineinfließen lassen, können Sie sich vorstellen, wie dadurch ein Energiefeld in der DNA erzeugt wird, das so stark ist, dass es durch umgebende und eindringende schädliche Einflüsse keinen Schaden mehr nimmt. Bleiben Sie mindestens eine halbe Minute bei der Vorstellung, wie die Symbolenergie, wie »Licht« oder »Farbe« an die gewählte Stelle oder in die imaginierte Situation hineinfließt und sich dort ausbreitet und immer dichter wird. Unterstützen Sie die Vorstellung der Informationsspeicherung mit den Worten bzw. Gedanken:

»Hiermit speichere ich diese Information« (mindestens 30 Sekunden vorstellen, wie die Symbolkraft in den »Film« hineinfließt). »Möge sie hier wirksam sein, solange es für alle Beteiligten gut ist. Danke!«

# Parallelbehandlung von Kindern und Erwachsenen

Eines der spannendsten Kapitel in der Heilarbeit mit Kindern ist es zu erkennen, dass Symptome und Beschwerden der Kinder oft ihre Ursache in einer gestörten »Kind-Familie-Beziehung« haben. Spätestens dann, wenn die Eltern »schon alles versucht« haben und die Erkrankung des Kindes nicht wirklich geheilt wurde, sollten Sie sich fragen: »Bei wem liegt eigentlich wirklich die Ursache beziehungsweise das Problem? Beim Kind selbst oder etwa bei einem Elternteil? Oder bei einer anderen Person, deren Thema das Kind zu tragen versucht (Geschwisterkind/anderer Verwandter usw.)?« Selbst verstorbene Personen können in diesem Zusammenhang eine Rolle spielen. Denn keine Kinderseele ist »per Zufall« bei uns – es ist uns vielmehr »zugefallen«, mit diesem Kind zu leben, weil auch wir Erwachsene etwas von ihm lernen können! Über das morphogenetische Feld und unsere Aura sind wir ja energetisch eng miteinander verbunden. Bei allen relativ hartnäckigen Themen liegt der Verdacht sowieso nahe, dass jemand im Umfeld des Kindes ebenfalls dieses Thema trägt!

Kinder tragen unter Umständen die Konflikte der Personen in ihrem Umfeld aus, die diese nicht lösen konnten oder wollten. Unbewusst wollen sie den Betroffenen damit helfen, den Schatten zu erlösen. Deshalb lassen sich Krankheiten von Kindern manchmal nicht nur direkt lösen, sondern auch indirekt durch Behandlung der blockierten Muster von ihnen nahestehenden Personen.

Der erste Schritt zur Heilung des Kindes besteht in diesen Fällen darin, als Elternteil zu akzeptieren und auch gefühlsmäßig anzunehmen, dass die eigentliche Ursache eventuell bei ihm selbst liegt. Dieses hat mit einer Schuldzuweisung nichts zu tun, Schuldgefühle sind im Gegenteil kontraproduktiv und helfen nicht weiter. Denken Sie daran: Dies alles geschieht nahezu vollständig auf der unterbewussten und unbewussten Ebene. Denn meistens war es Mutter oder Vater ja nicht bewusst, dass das Kind sein unerlöstes Thema austrägt – und unsere Kinder wollen uns einfach nur helfen. Leider haben wir es nur verlernt, ihre Sprache beziehungsweise ihre Signale zu verstehen.

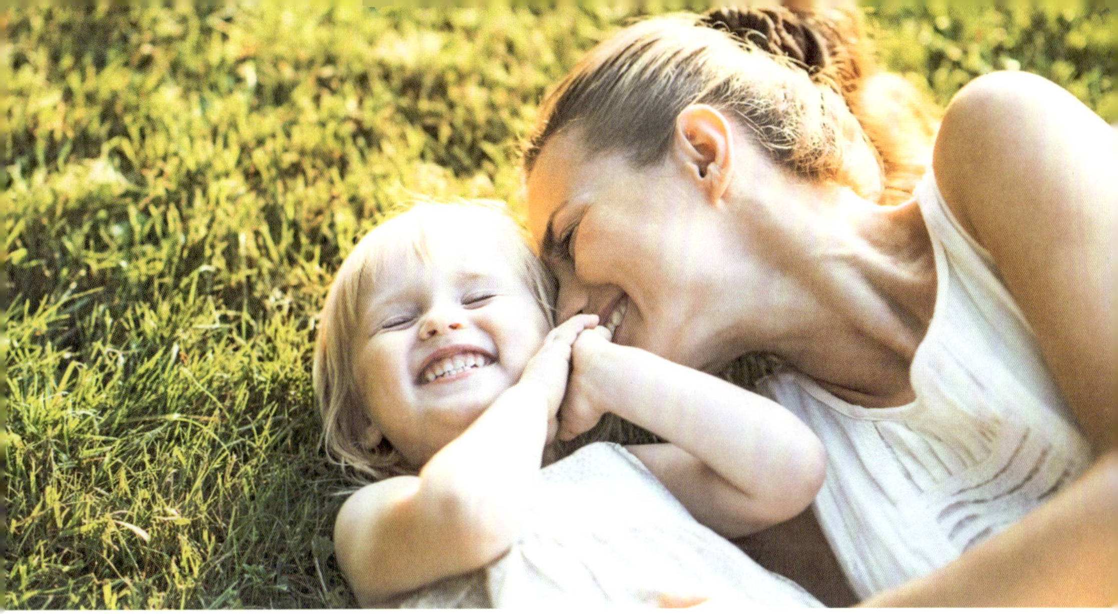

Kinder spiegeln oft die Themen der Eltern.

Aus energetisch-spiritueller Sicht ist es kein Zufall, höchstens ein »ZU-FALL«, dass genau dieses Kind bei diesen Eltern seinen Platz gefunden hat, mehr noch, genau hier an diesem Ort und unter diesen Lebensbedingungen seine Lernerfahrungen als Seelenwesen machen wollte. Aus dieser Sicht ist es nicht so entscheidend, was das Kind an Erbanlagen oder an genetischer Disposition von den Eltern (oder vorangegangenen Generationen) mitgebracht beziehungsweise übernommen hat; der Säugling kann aber auch »in Resonanz« gehen mit den unerledigten Themen der Eltern oder zum Beispiel auch der Großeltern. Das symptomatische Geschehen auf der Körperebene kann dann unter Umständen ausdrücken, dass das Kind ein emotionales Thema seiner Vorfahren zeigen möchte, um die entsprechenden Personen aufzufordern, das Thema zu lösen. Diese »Sprache« des Säuglings zu interpretieren haben wir meist verlernt, aber es ist der Vorteil eines energetischen Testsystems wie Kinesiologie oder Rutentestung, dass wir den wahren Ursachen der Beschwerden und vor allem der Frage »Wer ist verantwortlich?« – nicht schuldig! – auf die Spur kommen.

So kann es sogar manchmal sein, dass es gar keinen Sinn ergibt, den Säugling selbst zu behandeln, sondern dass Mutter oder Vater eine Behandlung benötigen, um ein blockiertes und verdrängtes emotionales Thema zu lösen. Dadurch verändert sich das elektromagnetische Resonanzfeld (Aura) des Behandelten, in dem das Kind sich ja aufhält, und nach dem Motto »Wie du in den Wald hinein rufst, so hallt es zurück« kann das Kind ruhiger und »gesünder« reagieren, wenn der Erwachsene sein Resonanzfeld harmonisch verändert hat.

Die Frage, die deshalb vor einer Behandlung von Kindern für Mutter/Vater interessant ist, lautet: »Trägst du selbst die Ursache für deine Erkrankung?« beziehungsweise: »Ergibt es Sinn, dich zu behandeln? Oder sollte jemand in deinem Umfeld behandelt werden?« Es kann sein (hierzu zum Beispiel austesten: »Wer bekommt die Heilinformation?«), dass ein unerledigtes Thema der Mutter für eine Wasserübertragung formuliert werden muss, aber das Kind oder Kind und Elternteil gleichzeitig das informierte Wasser zu trinken bekommen sollten.

Babys und kleine Kinder sind noch sehr eng mit Seelenwelten verbunden, die mit ihrer kosmischen Herkunft zu tun haben. Je jünger sie sind, desto mehr spürt man, dass sie dem »Göttlichen« oder »Magischen« verhaftet sind. Sie sind einerseits aus der Geborgenheit der mütterlichen Geburtshöhle herausgefallen, andererseits aber auch aus ihrer »kosmischen Geborgenheit«, dem »Mit-allem-EINS-Sein«. Sie sind auf die Erde gekommen und mussten hier sehr schnell das Erlebnis des »Getrennt-Seins« erfahren. Und das macht in erster Linie eines: ANGST.

Die Vernunft reift erst im Laufe der Jahre heran und auch das Gewöhnen an alles, was für uns Erwachsene »normal« ist. Das Baby muss all diese Dinge erst kennenlernen. Geister, Gespenster, Träume und die Bilder der Nacht sind für Säuglinge und kleine Kinder genauso wirklich wie das »reale Leben«. Deshalb müssen wir Eltern so geduldig sein und dem Kind genügend Zeit lassen, dies alles zu lernen und zu bewältigen. Dass es uns einst selbst so erging, hat das Tagesbewusstsein vergessen – auf der Zellebene aber sind diese oft traumatischen Erlebnisse sehr wohl gespeichert und können unter Umständen irgendwann im Leben auch körperliche oder emotionale Beschwerden verursachen. Die Wirkung von Symbolen kann in der JETZT-Zeit gut greifen, aber auch in die Vergangenheit zurückreichen und sogar Energien verändern, die ihren Ursprung noch in vorherigen Inkarnationen des Kindes hatten.

# Die Heilung des Inneren Kindes

Wir Erwachsene sind selbst auch immer Kind. Und dieses kleine Kind, das emotional so oft verletzt wurde und sich häufig ungeliebt gefühlt hat, wohnt noch immer tief in uns selbst – in unserem Bauch und Herzen verborgen sehnt es sich noch immer nach der Liebe und der Aufmerksamkeit, die es einfach nur durch seinen Eintritt auf diese Welt verdient hat. Was dieses eigene Kind nicht bekommen hat, projizieren wir unbewusst auf unsere Kinder. Wir möchten, dass sie es einmal »besser« haben, dass sie das Gymnasium schaffen, das wir nicht geschafft haben, oder das Instrument erlernen, das wir selbst gern gespielt hätten. Aber unsere Kinder müssen ihren eigenen Weg gehen, mit ihren eigenen Potenzialen und Möglichkeiten; sie sind Individuen! Der Satz »Liebevoll überlasse ich meinen Kindern ihre eigenen Lernerfahrungen« zeigt sehr schön, dass wir unsere Kinder begleiten, aber nicht (unbewusst) manipulieren sollten.

Das »Innere Kind« befindet sich in unserem Bauchraum beziehungsweise dem »Bauchhirn« und ist ein symbolischer Ausdruck für den Teil unserer Seele, in dem unsere tiefsten Empfindungen, unsere Intuition und »Bauchgefühle« wohnen. Es lohnt sich, das Innere Kind bewusst wahrzunehmen, ihm einen Namen zu geben und mit ihm regelmäßig zu kommunizieren. Über die Ebene des rationalen Verstandes funktioniert das allerdings kaum. Lassen Sie sich Zeit dabei. Nach und nach werden Sie spüren, wie es Ihrem Inneren Kind geht, was es zu Ihren Themen meint, und seine Ratschläge werden zu einer immer wertvolleren intuitiven Hilfe für Sie.

Wenn Sie Ihrem Kind ein Symbolmittel gegeben haben, tut es sicherlich gut, dieses Mittel parallel auch Ihrem eigenen Inneren Kind zugutekommen zu lassen. Stellen Sie sich intuitiv vor, wie alt sich Ihr Inneres Kind im Augenblick zeigen möchte. Dann füllen Sie es ganz mit der Symbolenergie auf. Dies sieht aus wie Licht, das in den ganzen Körper Ihres jüngeren Ichs hineinfließt und darüber hinaus. Atmen Sie tief ein, die neue Energie ist gespeichert, der Mangel behoben. Das können Sie natürlich auch immer mal wieder unabhängig von der Behandlung Ihres Kindes einfach nur für Ihr Inneres Kind machen.

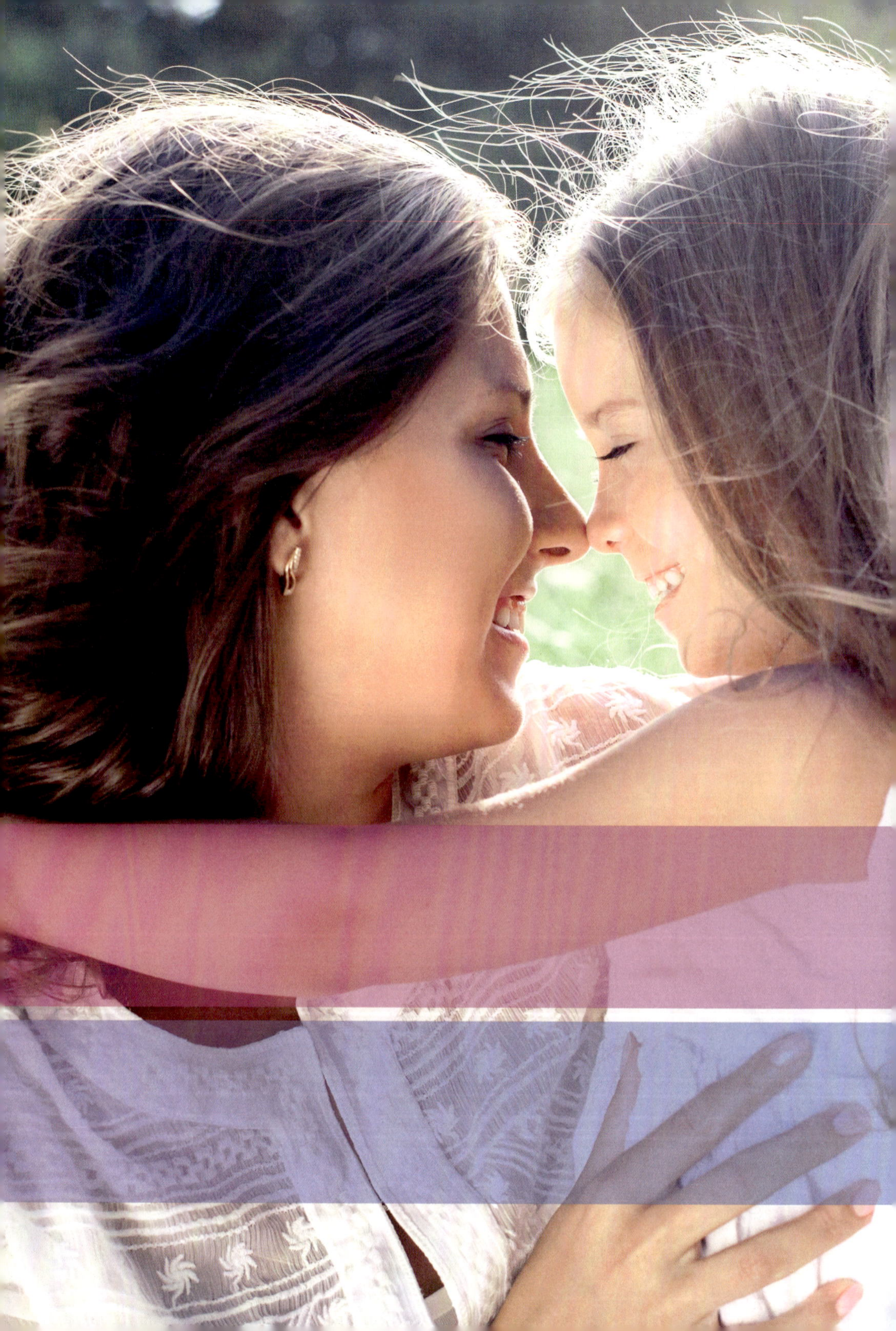

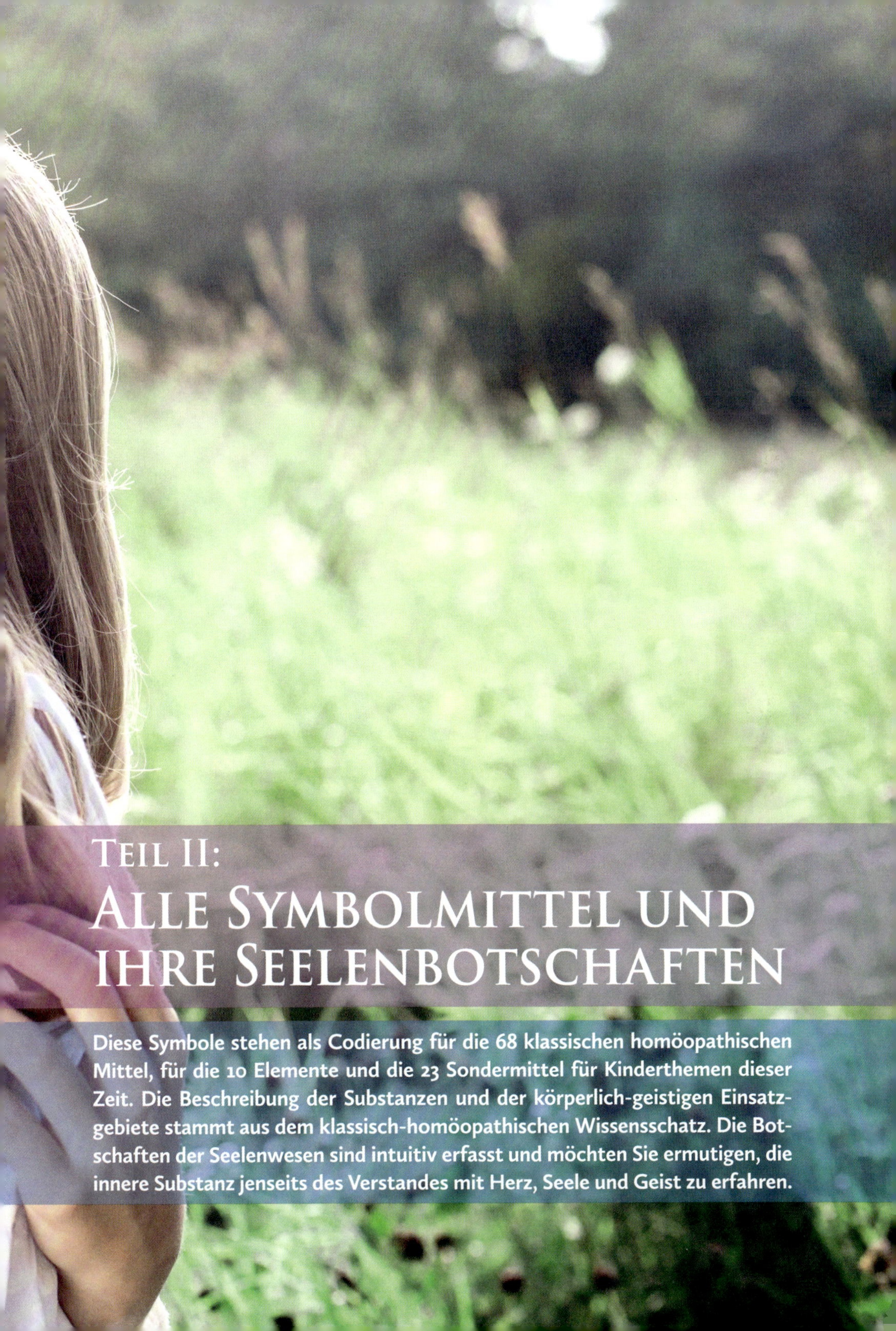

# Teil II: Alle Symbolmittel und ihre Seelenbotschaften

Diese Symbole stehen als Codierung für die 68 klassischen homöopathischen Mittel, für die 10 Elemente und die 23 Sondermittel für Kinderthemen dieser Zeit. Die Beschreibung der Substanzen und der körperlich-geistigen Einsatzgebiete stammt aus dem klassisch-homöopathischen Wissensschatz. Die Botschaften der Seelenwesen sind intuitiv erfasst und möchten Sie ermutigen, die innere Substanz jenseits des Verstandes mit Herz, Seele und Geist zu erfahren.

# Symbolwelten für Kinder

In diesem Teil der Homöopathischen Symbolapotheke für Kinder stellen wir neben den bekannten klassischen Mitteln vier weitere spannende Kategorien vor: 10 Elemente-Mittel, 5 »Durchgreifer«, 16 besondere Kombimittel und zwei Symbole für Engel und Feen. Probieren Sie alles aus zum Wohle Ihrer Kinder. Wir freuen uns auf Ihre Erfahrungen!

## 68 klassische Mittel für Kinder ............... 52–187

Hier finden Sie die besten und bewährten homöopathischen Mittel speziell für die Bedürfnisse von Kindern in Form von Symbolen »aufbereitet«. Es sind zumeist ziemlich bekannte Mittel, die für den Einsatz bei Kindern bewährt sind, aber auch einige ungewöhnliche wichtige Mittel für die heutige Zeit wie Vanilla oder Saccharum, der Zucker.

## Die 10 Elemente-Mittel – Kräfte des Universums ......................... 188–207

Das Wesen der zehn Elemente-Mittel ist eine sehr »kosmische« Energie. Die Elemente verbinden uns mit Himmel und Erde und helfen, die Informationen von Metallen und Mineralstoffen in lebendigen Organismen zu integrieren. Die Elemente sind sehr stark und können Kindern und auch Erwachsenen zu ihrer ursprünglichen Kraft und ihrer eigentlichen Essenz verhelfen. Wir haben hier die zehn effektivsten Elemente zusammengestellt.

## Das Wesen der 5 »Durchgreifer«-Potenzakkorde ........ 208–212

Die Potenzakkorde sind so etwas wie die »Durchgreifer« in der Homöopathie. Es wird nur ein einziges Mittel gewählt, aber mit verschiedenen gezielten Potenzierungen versehen, die den Organismus auf allen wichtigen Ebenen akti-

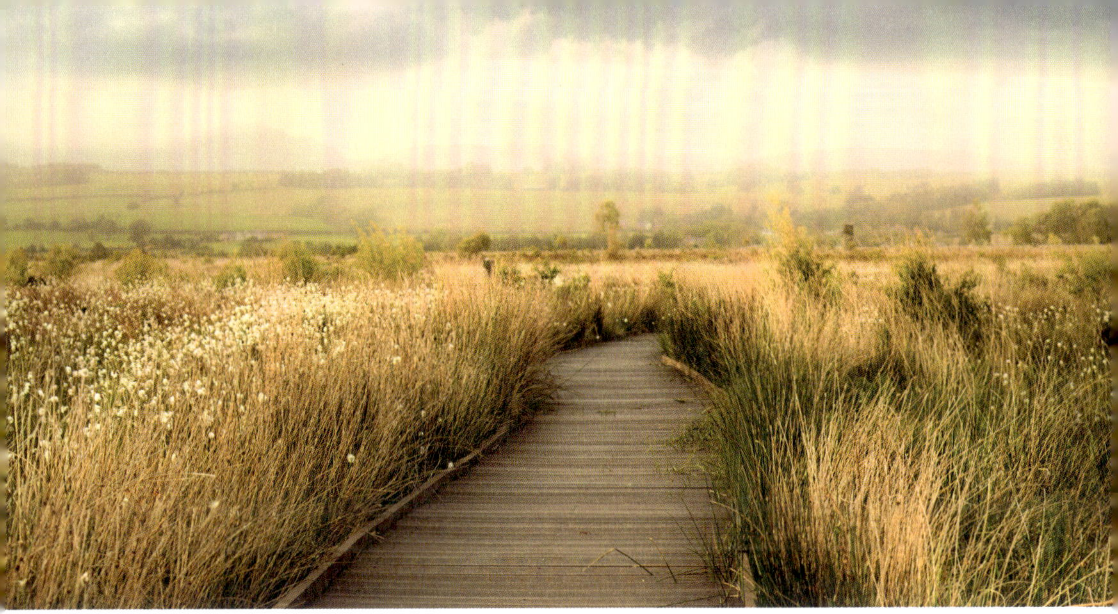

Die Erde beschenkt uns reich mit Pflanzen, Mineralien, Elementen …

vieren. Potenzakkorde können oft zum Durchbruch führen, wenn schon viel versucht wurde, aber nichts wirklich gegriffen hat. Es wird nur ein einziges Mittel gewählt, das aber in verschiedenen Potenzen.

## Das Wesen der 16 Kombimittel für wichtige Kinderthemen .................... 213–228

Die Kinder der heutigen Zeit haben viele Themen und Sorgen, die einen anderen Charakter haben als in früheren Generationen, denen so etwas wie ein Internet noch komplett unbekannt war. Die Kombimittel sind kraftvolle Impulse für die Themen dieser Zeit und für grundlegende Themen, die niemals veralten.

## Magische Welten der Kinder – Engel und Feen als wunderbare Helfer ........... 229–230

Je kleiner die Kinder sind, desto mehr sind sie noch angebunden an »andere« unsichtbare und magische Welten. Später verliert sich das leider oft mehr und mehr. Aus den »anderen« Welten können Kinder jedoch viel Kraft und Mut beziehen. Holen wir die Engel und Elfen wieder in unsere Welt hinein.

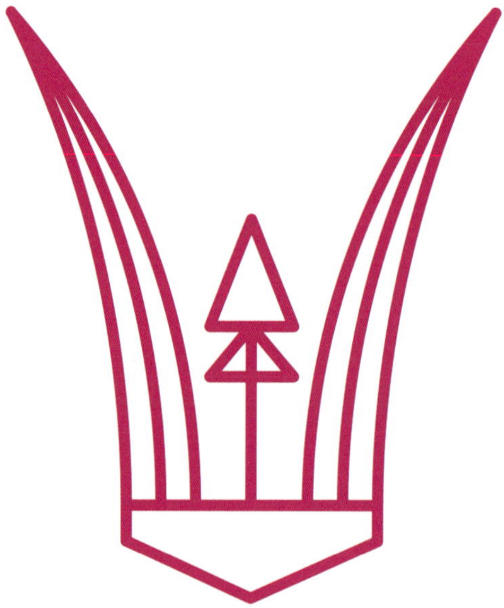

# Acidum phosphoricum

Phosphorsäure

## Das Seelenwesen

Wir richten dich auf, wenn du nicht mehr weiterkannst. In der letzten Zeit war dir alles zu viel, und du hast das Gefühl, gar nichts mehr zu schaffen. Es ist Zeit, dich auszuruhen. Wenn es dir möglich ist, lasse auch in Ruhe- oder Rückzugsphasen Computer und Handy aus, wenigstens für eine kurze Zeit, denn nur ohne diese Einflüsse wirst du dich wieder selbst spüren können oder uns geistige Wesen, die dir helfen möchten, dich wieder aufzurichten und neu auszurichten in deinem Leben. Das Leben ist so schön und so befreiend, aber der Blick auf immer die gleichen Dinge hat dich erschöpft. Bewege deinen Körper sanft und atme in der Natur bewusst durch. So kommst du zu neuer Kraft. Stelle dir ein sanftes, aber starkes Licht vor, das über deinen Solarplexus in dich hinein fließt und dich erfüllt.

*Ich erhole mich durch die Kraft der Natur.*

## Substanz

Acidum phosphoricum ist ein homöopathisches Arzneimittel aus der Phosphorsäure $H_3PO_4$. Die Phosphorsäure ist die wichtigste Sauerstoffsäure des Phosphors. Im menschlichen Stoffwechsel spielt sie eine wesentliche Rolle als Energieträger. Für das homöopathische Mittel entwickelte S. Hahnemann eine eigene Herstellungsmethode aus einem Pfund weiß gebranntem zerstückeltem Knochen, das mit einem Pfund der stärksten Schwefelsäure übergossen wurde. Anschließend wurde das Gemisch mit Branntwein zusammengemischt und verdünnt, in einen Sack aus Leinwand gebunden, mit zwei Brettern beschwert und ausgepresst.

## Charakter

Acidum phosphoricum ist ein wichtiges Kindermittel bei Erschöpfung durch zu viel geistige Anstrengung in Schule und Alltag. Die Kinder leiden sehr vor Prüfungen, sind angespannt, es passt nichts mehr in den Kopf hinein, und sie leiden stark unter Versagensängsten mit körperlichen Symptomen durch zu viel Lernen, wie zum Beispiel Kopfschmerzen bzw. Kopfschmerzen durch geistige Überanstrengung. Das Kind macht hierbei Phasen der Lustlosigkeit und Gleichgültigkeit durch, bis hin zur Apathie. Es sind junge Menschen, die schnell wachsen und geistig wie körperlich überfordert sind. Acidum ist ein passendes Mittel für Schüler, die infolge einer anstrengenden Prüfungsphase in einen extremen Schwächezustand geraten sind.

## Einsatzgebiete

Erschöpfungszustände durch dauerndes Lernen und intensive geistige Arbeit. Das Kind fühlt sich mutlos und resigniert. Die Konzentration fällt sehr schwer. Rasch wachsende Kinder, deren Gemüt und Nervensystem erschöpft sind. Schulkopfschmerzen und Kopfdruck. Wichtiges Kummermittel bei enttäuschter Liebe, Kränkungen, Demütigung, Kummer, Schreck oder Ärger, wenn Schwäche und Lustlosigkeit oder auch starkes Herzklopfen die Folge sind. Erst geistige, dann körperliche Schwäche oder alles zusammen. Vielerlei Prüfungsängste und Schlafstörungen nach Kummer oder Entkräftung. Gute Wirkung auf das Knochensystem, wie z.B. bei Wachstumsschmerzen.

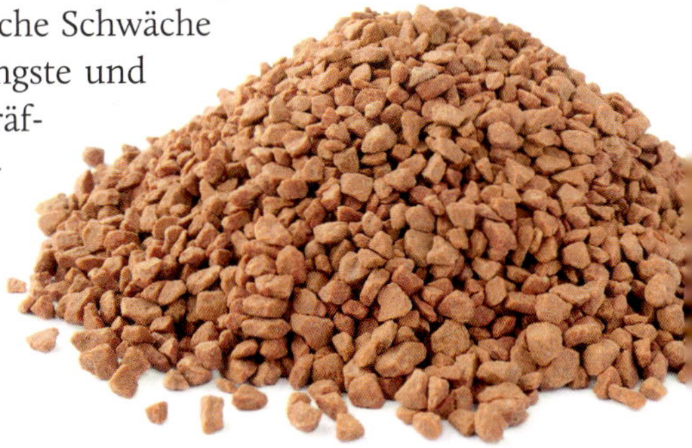

# Aconitum

Eisenhut

## Das Seelenwesen

Willkommen, du liebes Kind, im Schoße deiner Mutter. Fühle dich wohl, denn eigentlich besteht kein Grund zu großer Erschütterung. Du bist geborgen in Gott, im großen Universum und in allem, was ist. Die Welt mag dir groß und schwer erscheinen, doch sie ist es nicht, wenn du dich erinnerst, dass du so viel Liebe und Zartheit mit auf diese Erde gebracht hast. Wenn es schwierig wird, hole dir deine alten Helfer aus den Zwischenwelten. Du weißt, wo du sie findest. Sende einen rosa Lichtstrahl aus, sie werden ihn sehen. Sie begleiten dich – immer! Mutter Erde freut sich, dass du da bist. Du bist unersetzbar, und nur du kannst die verschiedenen Aufgaben erledigen, die in deinem Leben auf dich warten. Wirf alles Schwere ab, und freue dich des Lebens. Du wirst fühlen, wie geborgen du in Wirklichkeit bist.

*Ich bin gewollt und geborgen in Mutter Erde.*

## Substanz

Aconitum, der Eisenhut, ist eine Giftpflanze und gehört zu den Hahnenfußgewächsen. Seinen Namen trägt er wegen der helmartigen Blüte. In der Homöopathie finden alle Teile samt Wurzelknollen Verwendung. Die giftige Pflanze ist Gegenstand zahlreicher Legenden. So soll der Höllenhund Kerberos, nachdem er gezwungen worden war, die Unterwelt zu verlassen, vom Tageslicht derart entsetzt gewesen sein, dass er vor den Höhleneingang auf den Boden spie. Daraus wuchs der Eisenhut.

## Charakter

Typisch für Aconitum ist der heftige und schnelle Verlauf aller Situationen. Alles taucht wie aus dem Nichts »plötzlich« auf. Es sind sehr heftige Zustände, wie zum Beispiel nach einem Schock oder Unfall. Das Kind schreit wie am Spieß und ist durch nichts zu beruhigen, zum Beispiel, wenn es nach einem Albtraum nachts aufwacht. Auch körperliche Symptome tauchen plötzlich und heftig auf, zum Beispiel Ohrenschmerzen nach trockenem und kaltem Wind. Das Kind hat starke Schmerzen, große Ruhelosigkeit oder Angst. Nach einer Aconitum-Gabe ist das Kind oft genauso rasch wieder gesund, wie es erkrankt war. Das Mittel ist wichtig nach einem Geburtsschock, auch noch lange nach der Geburt, wenn das Trauma öfter wieder hochkommt und sich zum Beispiel durch diffuse Angstsymptome zeigt.

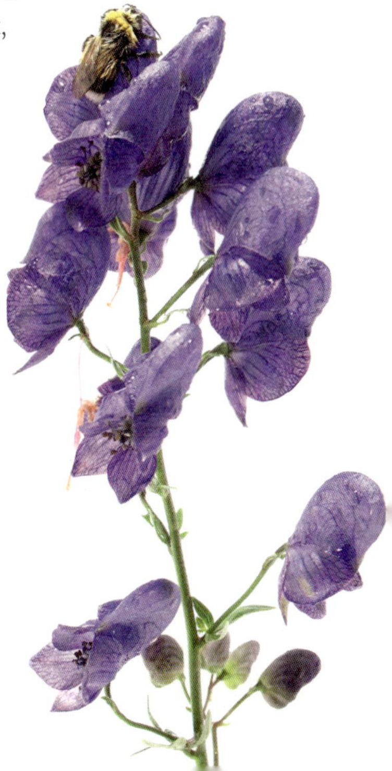

## Einsatzgebiete

Angst, Heftigkeit, Schreck, Panik, plötzliche fieberhafte Erkältungen, Krupp-Husten, Schock durch Unfall. Heftige Schmerzen durch kalten, trockenen Wind. Erkältung, Grippe, fieberhafter Infekt, starke plötzliche Ohrenschmerzen und Mittelohrentzündung oder Zahnungsschmerzen. Plötzlich beginnender nächtlicher Husten, trocken und pfeifend, auch hilfreich bei Pseudokrupp. Bei Kummer durch plötzliche, unerwartete Ereignisse oder Schreck, Geburtstraumata und psychische Folgen daraus.

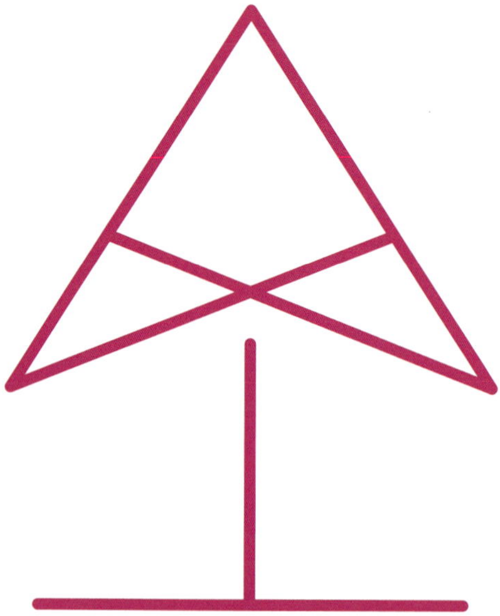

# Alumina

Tonerde

## Das Seelenwesen

Hallo, du liebes Menschenkind. Wir möchten dich heute ermutigen, das auszusprechen, was dich schon so lange drückt. Es erfordert ein bisschen Mut, aber glaube mir, es ist gar nicht so schlimm. Deine Schutzengel stehen rechts und links von dir, nimm sie mit, und sie werden dir jemanden zeigen, der es richtig gut mit dir meint. Stupse diesen Menschen an und glaube mir, er wird froh sein, deine Sorgen zu hören, und dann wird er dir helfen. Du musst nicht alles allein machen. Für dich gibt es immer eine gute Hilfe. Nur den ersten Schritt musst du selbst machen, der nächste ist schon viel leichter. Also denke daran: Wenn du dich wieder einmal allein fühlst oder dir das Herz schwer ist, dann rufe deine Engel und geistigen Helfer an. Sie hüllen dich in Kraft und Mut ein und schützen dich.

*Ich bin mutig und zeige mich so,
wie ich bin.*

## Substanz

Das homöopathische Mittel Alumina wird aus Aluminiumoxid hergestellt. Man bezeichnet es auch als gebrannte Tonerde. Etwa 7 Prozent der Erdkruste bestehen aus Aluminium, das besonders in Gesteinen wie Bauxit zu finden ist. Reichliche Aluminiumvorkommen sind auch in Ton- und Lehmböden zu finden. Die größten Bauxitvorkommen findet man derzeit in den Vereinigten Staaten, Südfrankreich, Ungarn, Bosnien, Herzegowina, Russland, Guinea, Australien und Jamaika.

## Charakter

Das Alumina-Kind bewegt sich eher unbeholfen in einer Gemeinschaft. Es fühlt sich oft nicht angenommen oder von einer oder mehreren dominanten Personen unter Druck gesetzt. Es ist schwer in der Lage eine eigene Position einzufordern. Das Kind passt sich trotzig an, sein wahres Gesicht zeigt es nicht gern. Es kann missmutig und unfreundlich wirken und zeigt einen abweisenden Gesichtsausdruck. So wie Emotionales unterdrückt wird, hält es auch Körperliches zurück, was sich im Symptom der Trockenheit, zum Beispiel von Schleimhäuten zeigt. Verstopfung bei Kindern von Geburt an ist ein typisches Symptom.

## Einsatzgebiete

Verstopfung und Trockenheit sind Leitsymptome, Trockenheit von Haut und Schleimhäuten. Untätigkeit des Darmes, selbst weicher Stuhl erfordert große Anstrengung, Verstopfung von Geburt an, oft bei Flaschenkindern mit trockener Haut und heißen Händen und Füßen. Häufig absonderlicher Appetit; das Kind isst Kreide, Lappen, Kohle, Papier und andere seltsame Dinge. Verträgt keine Kohlenhydrate und Kartoffeln. Erwartungsängste vor Prüfungen und neuen Situationen oder Versagensängste, die mit Schwindel, neuromuskulären Symptomen oder Beteiligung des Nervensystems einhergehen können.

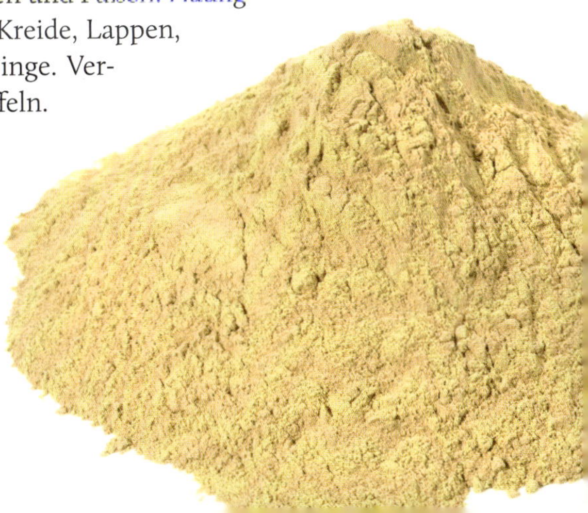

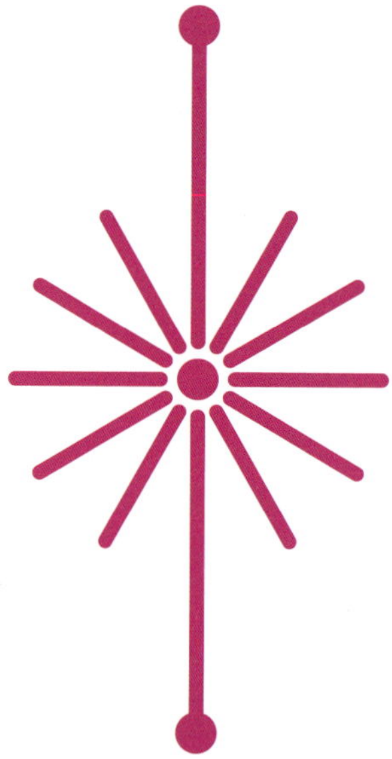

# Antimonium crudum

### Schwarzer Spießglanz

## Das Seelenwesen

Wir können so gut verstehen, dass du am liebsten einfach verschwinden würdest in die fantastischen bunten Welten. Du bist so gut darin, dort zu verschmelzen und deinen Träumereien nachzuhängen. Wir wissen, dass es im »echten« Leben oft hart ist, denn hier steckst du in Strukturen fest, die nicht dafür gemacht sind, deine Seele zu streicheln. Aber sei dir gewiss, niemand meint es böse mit dir. Die anderen sind auch nur Gefangene in diesem Leben, das manchmal so viel Härte zeigt. Wenn du dich mit ihnen in Gedanken verbindest, hilfst du ihnen und dir selbst, die schönen bunten Welten gemeinsam zu erschaffen. Probiere viele Dinge aus, denn du hast noch viel Zeit, das zu finden, was dir Freude macht und dich wirklich im Herzen erfüllt. Das andere lasse guten Gewissens weg.

*Ich finde meine Richtung.*

## Substanz

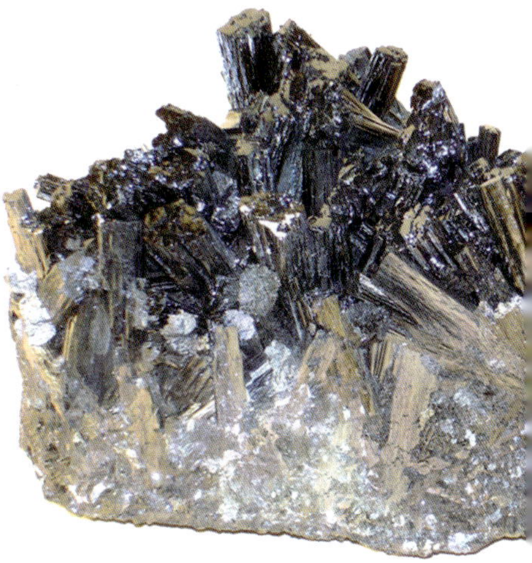

Der schwarze Spießglanz ist ein silberglänzendes Metall mit kristalliner Struktur. Chemisch steht es an der Grenze der Metalle zu den Nichtmetallen. Es ist in der Lage, andere Metalle aufzulösen, kann Gold aus dem Verbund mit Silber lösen. Im Mittelalter galt Antimon den Alchimisten als wichtiger Stoff im Rahmen der Transmutationsprozesse der Metalle. Für Paracelsus war Antimon eine Schlüsselsubstanz für die Gewinnung des »Elixiers«, mit dem alle Krankheiten geheilt werden können.

## Charakter

Antimonium crudum passt zu Kindern, die ärgerlich, scheu, mürrisch, eigensinnig, schnell beleidigt oder sentimental sind. Sie meiden Augenkontakt, sind stur und sagen immer erst einmal »Nein«. Sie können sehr romantisch sein, bis hin zu Realitätsflucht, was häufig in der Pubertät vorkommt. Die Kinder reagieren besonders empfindlich auf Mondlicht. Sie haben einen großen Appetit und essen zu viel oder schwanken zwischen abnorm großem Appetit und Ekel vor dem Essen. Sie erbrechen häufig nach dem Essen, oder leiden an Völlegefühl. Verdauungsbeschwerden begleiten überhaupt die meisten Symptome. Durchfälle sind mit Schleim und Unverdautem begleitet. Ein dicker weißer Belag auf der Zunge ist typisch.

## Einsatzgebiete

Hautausschläge, Akne, Ekzeme, Husten, Bronchitis, asthmatischer Krampfhusten, Verdauungsstörungen und Magenverstimmung. Unmittelbar nach dem Essen fühlen sie sich aufgebläht wie ein Ballon. Brechreiz und Übelkeit, wechselseitig Verstopfung und Durchfall. Die Zunge zeigt einen dicken weißen Belag. Wichtiges Konstitutionsmittel für Kinder, die eine adipöse Veranlagung haben und schon unter rheumatischen Beschwerden leiden. Gut für mürrische Tagträumer und Einzelgänger, die reizbar, wankelmütig und sentimental sind. Neigung zu Fettleibigkeit verbunden mit Akne.

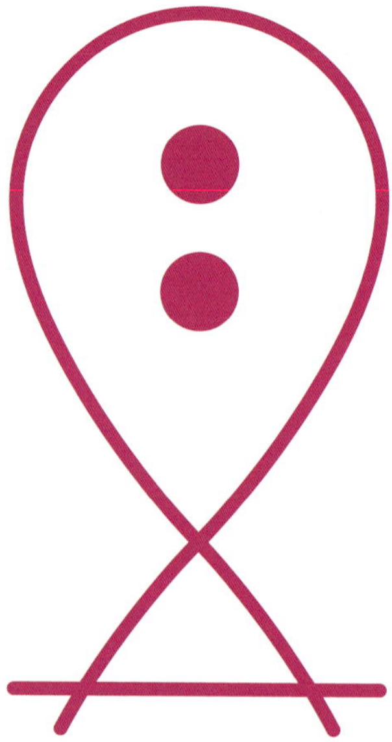

# Apis

Honigbiene

## Das Seelenwesen

Du liebes Kind, du bist so schnell unterwegs von einem Ort zum anderen, und auch in dir drin brummt und summt es wie die Biene, die immer fleißig am Sammeln ist. Du hast immer etwas zu tun, und dafür bist du ja auch prächtig ausgestattet worden von Mutter Natur. Stelle dir vor, wie deine Mutter oder dein Vater oder dein bester Freund oder deine beste Freundin auch so eine Biene ist. Unablässig summen sie und bewegen sich emsig um dich herum. Manchmal möchtest du STOPP rufen, damit sie auch mal stehen bleiben und sich um DICH kümmern. So tu es doch einfach! Finde eine Beschäftigung, die dir Freude macht, und etwas, wobei du wirklich fleißig sein möchtest – so wie die Biene. Etwas, das du gern auch mit deinen Freunden teilen möchtest. Wirklich Freude macht das Leben erst miteinander.

*Ich bin immer in Bewegung,*
*und das ist gut für mich.*

## Substanz

Die Arznei wird aus ganzen Honigbienen hergestellt. Während wilde Bienen in Europa aufgrund von Pestiziden und Monokulturen immer seltener werden, nimmt die Verbreitung an Imkervölkern wieder zu. Die fleißige Aktivität des Tieres findet ihre Entsprechung im Arzneimittelbild in Form einer nervösen Ruhelosigkeit (»wepsig«). Aber auch das Thema Honig bzw. »süß« spielt beim Mittelbild eine Rolle.

## Charakter

Apis ist die geeignete Arznei für alle akuten Entzündungszustände von Haut- und Schleimhaut sowie für Allergien mit deutlicher Schwellung (Ödembildung). Die Stelle ist sehr berührungsempfindlich. Kennzeichnend ist die blassrosa Farbe. Besonders erfolgreich kann Apis bei Kindern angewendet werden, die auf Insektenstiche mit überschießenden und heftigen Beschwerden reagieren. Auf Sonne oder Impfungen reagieren Sie empfindlich mit Sonnenbrand, Allergien, Schwellungen oder Hautausschlägen. Durstlosigkeit ist auffällig bei fast allen Beschwerden. Apis-Kinder können schlecht Gefühle herauslassen, deshalb sammelt sich das Wasser in Form von Ödemen im Körper an.

## Einsatzgebiete

Folgen von Insektenstichen mit starker rosa Schwellung. Halsschmerzen, Angina, Scharlach. Hautausschlag und Ekzeme, Folgen von Sonnenbrand, Allergien, Nesselfieber. Mittelohrentzündung mit starken brennenden oder stechenden Schmerzen. Große Empfindlichkeit auf Berührung. Aufgedunsenheit oder Schwellung im Gesicht, besonders um die Augen. Oft plötzlicher Beginn der Beschwerden. Brennendes Jucken und der stechende Schmerz verlangen nach Abkühlung, die bessert. Blasenentzündungen mit heftigen stechenden Schmerzen. Mittelohrentzündung nach Scharlach. Meist ohne Durst.

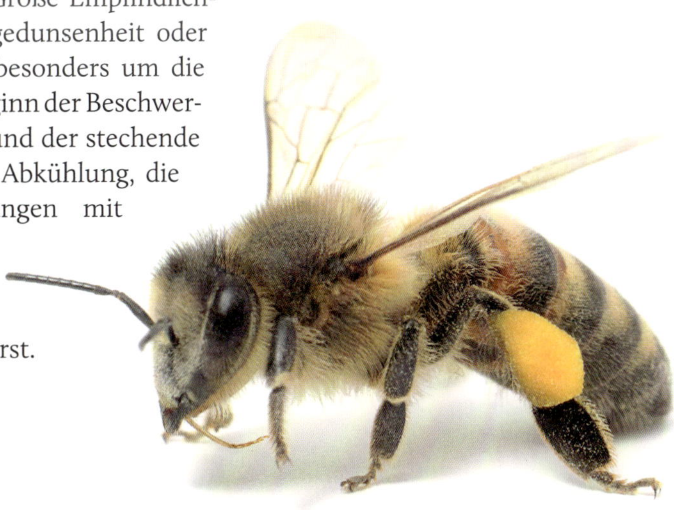

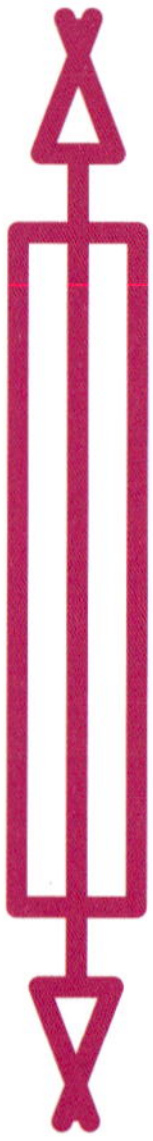

# Argentum nitricum

Silbernitrat

## Das Seelenwesen

Hoppla, hoppla, nicht so schnell. Wo springst du denn überall herum? Wir kommen ja gar nicht hinterher. Hallo, hallo, hörst du uns? Wir sind deine Ratgeber aus der geistigen Welt. Bleibe doch mal stehen, dann können wir dich beraten, wie du eines nach dem anderen am besten schaffen kannst. Denn es gibt für dich einen guten Trick. Schließe deine Augen, lege eine Hand auf dein Herz und spüre einmal sein Klopfen. Das ist DEIN Takt! Ja, du hast deinen ganz eigenen Rhythmus, der dich von einer Lebensstation zur nächsten führt. Das ist doch wunderbar. Du hast viel Angst, bist vielleicht nervös und unsicher. Aber dein Davonlaufen wird dir auch nicht viel helfen. Wenn es dir zu viel wird, sprenge einfach deine engen Grenzen und genieße die Freiheit. Spannend bleibt es allemal!

*Ich weiß, wer ich bin.*

## Substanz

Silbernitrat ist ein farbloses Salz, das beim Aufeinandertreffen von Silber und Salpetersäure entsteht. Natürliche Vorkommen findet man im Mineral Akanthit, in welchem es sehr lichtempfindliche Kristalle bildet. Als »Höllenstein« wurde es früher zur Behandlung von Warzen und Desinfektion von Wunden benutzt. Sein Gebrauch auf medizinischem Gebiet ist in den letzten Jahren stark zurückgegangen, wird aber aufgrund zunehmender Antibiotika-Resistenzen neu diskutiert.

## Charakter

Argentum-nitricum-Kinder sind offene, freundliche, direkte Menschen, die Gesellschaft lieben und eine große Vitalität haben, sie sind jedoch ständig davon gestresst, etwas nicht zu schaffen, und haben im Grunde wenig Selbstvertrauen. Die große Nervosität, Unsicherheit und Unruhe ist im Außen deutlich sichtbar, die Kinder können das nicht verstecken. Durch zu viel geistige Anstrengung in der Schule oder vor Prüfungen wird es extrem. Das Kind ist oft nicht fähig, Entscheidungen zu treffen, sie machen viele Dinge gleichzeitig und kommen so zu keinem guten Ergebnis.

## Einsatzgebiete

Prüfungsangst, Ängste allgemein, nervöse Verdauungsbeschwerden, z.B. Durchfälle oder Magenschmerzen bei »Lampenfieber«. Angst vor engen Räumen, großen Plätzen, Menschenmengen, Höhenangst. Erschöpfung, Schwäche, ausgelöst durch Prüfungsangst, Termindruck oder Versagensängste. Magenübersäuerung, Aufstoßen durch Nervosität und Aufregung. Schlafstörungen durch Unruhe und Aufregung vor einem bevorstehenden Ereignis, z.B. einer Schulaufgabe oder Prüfungen. Starkes Verlangen nach Süßigkeiten, die aber nicht vertragen werden. Splittergefühl im Hals. Sprunghaftigkeit im Denken und Reden. Innere Unruhe, macht viele Dinge gleichzeitig, etwas durcheinander und chaotisch.

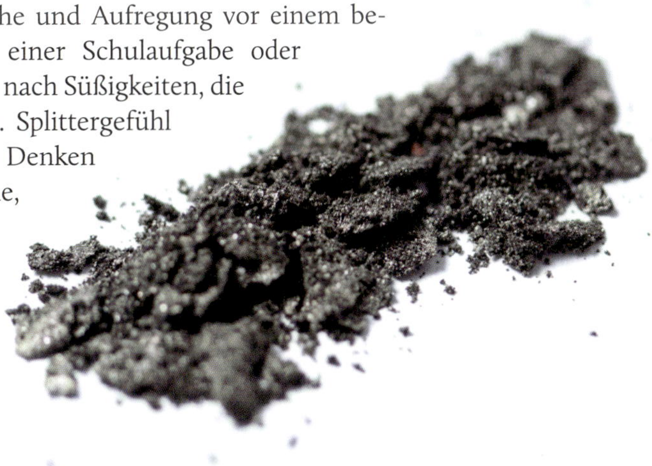

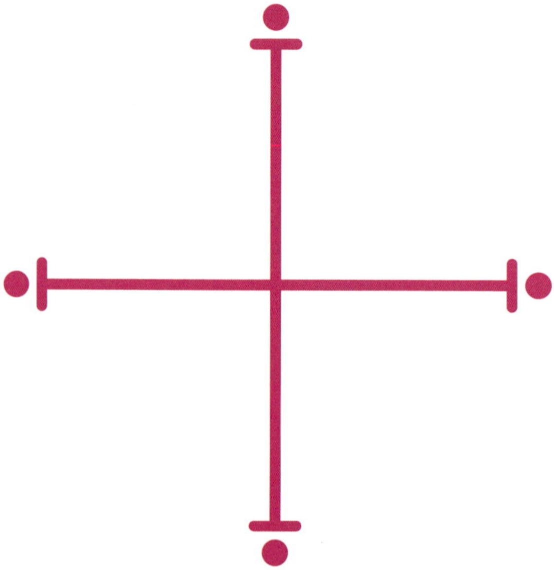

# Arnica montana

Arnika

## Das Seelenwesen

Es tut uns so leid, dass dich in deinem Leben schon so manches erschüttert hat. Du bist als Mensch ein so verletzliches Wesen und ja, es gibt leider Menschen, die dir, oft sogar ohne Absicht, wehgetan haben. Menschen sind nicht perfekt, sie alle lernen noch, wie man miteinander umgeht, ohne den Frieden zu verletzen. Wir sind immer bei dir und versuchen, dich bestmöglich zu beschützen. Manchmal lässt du uns dir aber nicht helfen, weil du durch diese Erfahrung hindurch gehen möchtest, um zu lernen, wie du dich später selbst schützen kannst. Das fühlt sich sicherlich manchmal nicht gerade toll an, aber weißt du, was: Wir sind auch noch später da, um deine vergangenen Wunden zu heilen. Bitte rufe uns! Deine geistigen Begleiter haben den richtigen Balsam für dich, damit es dir schnell besser geht.

*Ich bin ganz, und ich weiß das.*

## Substanz

Arnica montana, die Echte Arnika, gehört zu den Korbblütlern. Als Gebirgspflanze ist sie in den Alpen und den Pyrenäen sowie auf dem Balkan beheimatet. In Deutschland gilt ihr Bestand als gefährdet, hier steht sie auf der Roten Liste. Sie erreicht eine Wuchshöhe bis zu 60 Zentimeter und trägt auf ihrem Stängel eine leuchtend gelbe Blüte. Trotz ihrer Bekanntheit hat Arnica eine relativ kurze Geschichte als Heilpflanze. Erst im 18. Jahrhundert fand sie als »Bergwohlverleih« zur Bedeutung in der Heilkunst.

## Charakter

Arnika gilt als DAS Schmerz- und Verletzungsmittel schlechthin, auch wenn es heute bei Kindern zu oft bei Bagatellverletzungen eingesetzt wird. Auffällig ist, dass Kinder, die sich verletzt oder angestoßen haben, nicht wollen, dass man ihnen hilft. Sie schicken den Helfer weg und sagen, dass ihnen nichts fehle. Eigentlich sind Kinder empfindliche Wesen, wollen aber in Ruhe gelassen werden. Sowohl körperlich als auch geistig fühlen sie sich oft überanstrengt und »wie zerschlagen«. Sie sind stark berührungsempfindlich auch im übertragenen Sinne. Das Kind mag oder kann emotional nicht berührt werden, weil das seine Grenzen, die bereits verletzt wurden, abermals verletzen würde.

## Einsatzgebiete

Arnica ist das erste Mittel bei Verletzungen durch Unfall, Stoß, Schlag, Prellungen, Operationen, Hämatomen. Auch bei allen Schockzuständen nach Verletzungen oder gewalttätigen Übergriffen. Muskelkater nach zu langer körperlicher Anstrengung oder Überanstrengung. Sinnvolles Mittel bei allen »Grenzverletzungen« Kindern gegenüber bis hin zu (sexuellem) Missbrauch. Wirkt auch noch Jahre später nach solchen Ereignissen. Schwindel nach Kopfverletzungen wie Schädelprellung oder Gehirnerschütterung. Zahnschmerzen, z.B. nach dem Bohren.

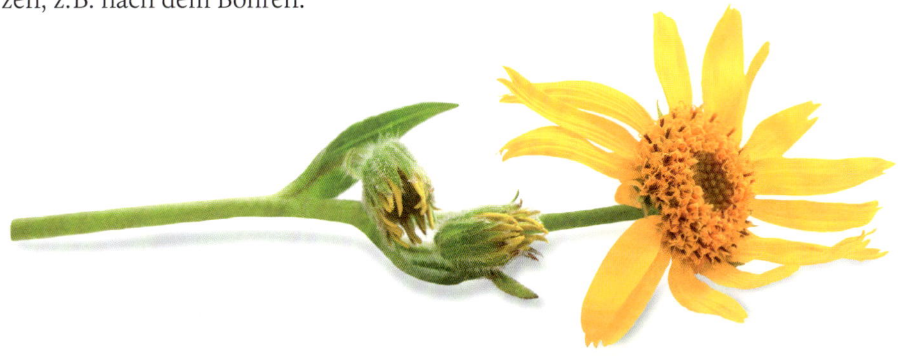

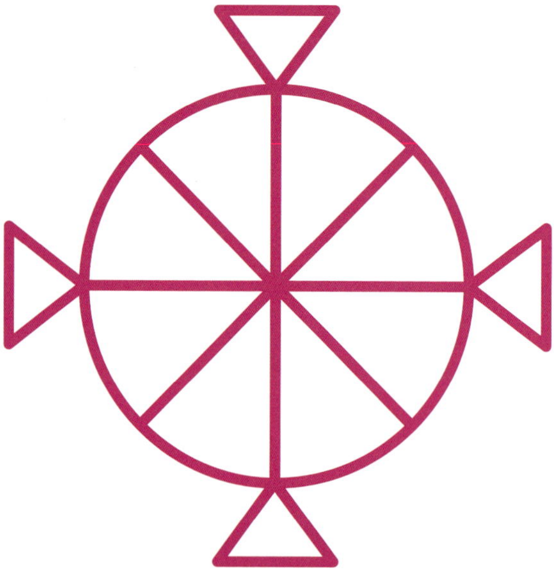

# Arsenicum album

Arsenoxid

## Das Seelenwesen

Du fühlst dich oft so dünnhäutig und völlig ungeschützt. Das können wir gut verstehen. Dein dickes Fell muss zuerst noch wachsen, aber nicht zu einer Mauer aus Stein, es ist eher so kuschelig wie eine wunderschöne Löwenmähne. Du kannst sie dir einmal vorstellen, wie sie deinen ganzen Körper umgibt und du dich mit deinen Händen in dieses Fell hineinkuscheln. Wenn du dich zusammenrollst auf deinem Bett, dann schläfst du ein, und das wunderwarme Fell umgibt dich immer noch. Was könnte dich besser behüten? Es ist weich und warm und soooo angenehm. Wir sind bei dir. Träume schön und mache dir keine großen Sorgen. Im Traum kannst du nichts kontrollieren, und das ist auch gut und richtig so. So lernst du, einfach zu vertrauen. Die Welt ist vielfältig, und große Abenteuer warten noch auf dich.

*Mein dickes Fell besteht aus Liebe.*

## Substanz

Arsenicum album, weißes Arsenik, wird aus dem Mineral Arsenopyrit gewonnen. Die beim Rösten frei werdenden Arsenanteile bilden mit Sauerstoff ein Gas, das sich zu weißem geruchlosem, giftigem Pulver verdichtet. Dieses galt bereits in der Antike als zuverlässiges Mordmittel und konnte bis ins 19. Jahrhundert nicht nachgewiesen werden. Wohl berühmtestes Opfer einer Arsenikvergiftung ist Napoleon. Noch heute existiert in Frankreich der Begriff »Erbschaftspulver«.

## Charakter

Arsenicum-Kinder sind oft schon in jungen Jahren sehr ordentlich und penibel, und saubere modische Kleidung ist ihnen wichtig. Sie neigen zum Perfektionismus, vieles ist ihnen nicht gut genug. Sie besitzen eine hohe Intelligenz, »wissen immer alles besser«, was oftmals auch so ist. Arsenicum-Kinder wirken ständig getrieben und ruhelos, was nachts besonders schlimm ist. Sie leiden an Mutlosigkeit und haben zahllose tief sitzende Ängste, vor allem vor Krankheiten, Einsamkeit, Einbrechern oder generell in der Dunkelheit und vor Gespenstern. Sie möchten sich am liebsten im Schrank verstecken oder fliehen. Sie ertragen es nicht gut, allein zu sein.

## Einsatzgebiete

Akute Lebensmittelvergiftung mit Erbrechen, Durchfall, vor allem nach Fisch und Fleisch. Magen-Darm-Probleme. Bei und nach Verbrennungen. Dünne blasse Kinder mit viel Schwäche und Ängsten. Trockene Hautausschläge mit starkem Abblättern, die brennen und jucken. Brennender, wund machender Fließschnupfen bei verstopfter Nase. Lippenherpes oder heftig brennende Bläschen, die immer wiederkehren. Große Erschöpfung bei geringen Anstrengungen. Ruhelosigkeit und große Angst bis zu Panikattacken. Allergien und allergische Atemwegsprobleme. Amalgamvergiftung und andere Vergiftungen.

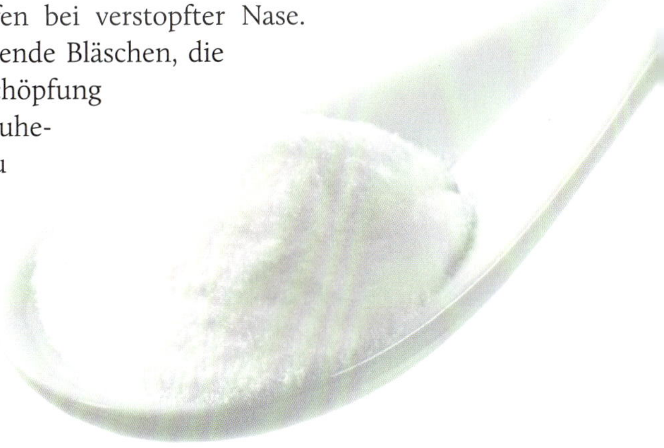

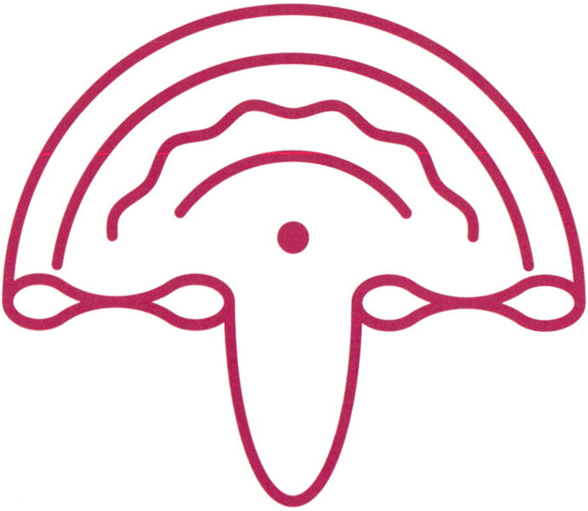

# Avena sativa

Hafer

## Das Seelenwesen

»Kraft hat überhaupt nichts damit zu tun, wie viel du isst oder ob du dich ausschließlich gesund ernährst.« Das möchten uns die Erwachsenen immer gern weismachen. Gut, Gemüse ist wohl schon gesünder als Gummibärchen, viel wichtiger ist es aber, dass du deine innere Kraftquelle anzapfen kannst, wenn du dich müde und erschöpft fühlst. Dort, wo dein Magen ist, befindet sich eine starke, leuchtende Sonne, und diese innere Sonne ist wie die »echte« Sonne ein riesiger Ball aus purer sprühender Energie. Diese Kraftquelle kann dich sehr gut stärken, wenn du deine Hände an dieser Stelle auf deinen Bauch legst und dir vorstellst, dass die Sonne größer und intensiver wird und ihre Kraft durch dich hindurchstrahlt. Jetzt leuchtest du selbst wie die allerschönste Sonne, die dich aus dem Himmel anlacht!

*Ich bin unabhängig und kraftvoll.*

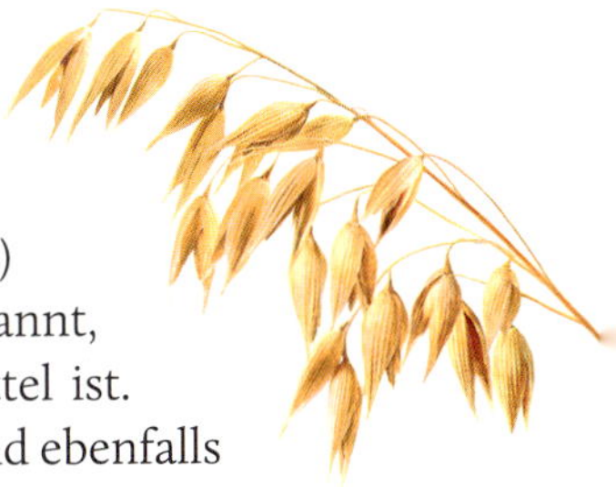

## Substanz

Das homöopathische Arzneimittel Avena sativa wird aus der Tinktur des Hafers (Avena sativa L.) hergestellt. Aus der Volksmedizin, der Pflanzenheilkunde (Phytotherapie) und dem alltäglichen Gebrauch von Haferflocken ist bekannt, dass es ein gut stärkendes und aufbauendes Nahrungsmittel ist. Als homöopathische Arznei besitzt Hafer eine besondere und ebenfalls stärkende Wirkung auf das Gehirn und das Nervensystem. Avena sativa wird vor allem bei körperlichen und seelischen Schwächezuständen und Folgen erschöpfender Krankheiten sowie Schlafstörungen eingesetzt.

## Charakter

Avena-sativa-Kinder wirken zeitweise sehr müde und erschöpft, können aber andererseits schlecht schlafen. Die Kinder schlafen unruhig und wachen öfter während der Nacht auf. Teilweise sind sie auch von massiver Schlaflosigkeit betroffen. Babys und Kleinkinder mit Durchschlafstörungen wälzen sich unruhig im Bett hin und her und finden nur schwer in den Schlaf. Während der Nacht wachen sie häufig auf. Nach langer geistiger Anstrengung oder nach kräftezehrenden Erkrankungen bleiben längere Zeit Erschöpfung oder Appetitlosigkeit zurück. Wenn die Mutter während der Schwangerschaft zu viel Haferflocken gegessen hat und ihre Kinder nicht kraftvoll wie der Hafer wirken, sondern eher ätherisch und instabil.

## Einsatzgebiete

Avena sativa gilt als stärkendes homöopathisches Mittel, dessen Wirkung sich auf das zentrale Nervensystem, den Schlaf und die Verdauung konzentriert. Leichter Schlaf, der häufig und lange unterbrochen wird, mangelnde Tiefschlafphasen. Erschwertes Einschlafen durch Grübeleien. Behandlung von Schlafstörungen allgemein bei instabilen Kindern. Chronisch mangelhafter Appetit, wie er bei leichter Anorexia nervosa auftritt. Psychosomatisch bedingte Verstopfung. Unterstützendes Begleitmittel bei Diabetes mellitus Typ I und II. Reizmagen, verbunden mit Appetitlosigkeit. Schlechte Konzentration und Kraftverlust. Haut und Nägel sind trocken und schuppig. Tonisierend und kräftigend bei jeglicher Rekonvaleszenz.

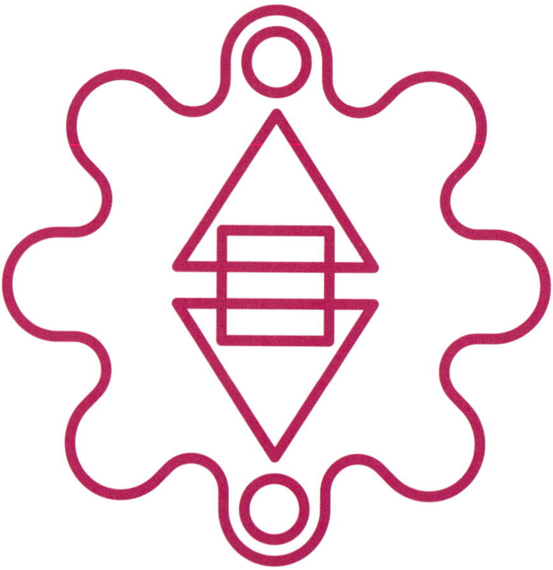

# Bacillinum

## Nosode aus tuberkulösem Gewebe

## Das Seelenwesen

Manchmal siehst du Wesen, die die Erwachsenen nicht sehen können, und du traust dich vielleicht nicht, darüber zu sprechen, weil du denkst, das wäre nicht ganz normal. Wenn du nachts Angst hast, dann denke daran, dass die Engel und vor allem dein Schutzengel, der dich dein ganzes Leben lang begleitet, viel stärker sind als alle Geister, die sonst noch so um dich herumschwirren mögen. Du kannst Vertrauen haben, dass deren Licht dich immer beschützt und alle vertreibt, die dir nicht guttun. Sie sind deine besten Freunde und immer für dich da. Es gibt ganz kleine Lebewesen – in dir und außerhalb von dir. Manche sind so klein, dass du sie nicht sehen kannst, nicht einmal mit einer Lupe. Und dennoch sind sie für dich da. Im Unsichtbaren sorgen sie für dich, ohne dass du dich kümmern musst.

*Die unsichtbaren Wesen sind meine Freunde.*

## Substanz

Bacillinum ist eng mit dem homöopathischen Mittel Tuberculinum verwandt. Es ist eine »Nosode«, wird also aus infektiösem Gewebe hergestellt, zum Beispiel aus dem Sputum oder Lungengewebe von infizierten Patienten. Wenn das nicht selten verabreichte (Konstitutions-)Mittel Tuberculinum nicht richtig wirkt bzw. trotz guter Anamnese nicht ausreichend durchgreift, sollte man auch an Bacillinum als Alternative denken.

## Charakter

Bacillinum-Kinder sind eigentlich gutmütige und fröhliche Kinder, die im Vergleich zu Tuberculinum-Konstitutionen nicht so hibbelig, unruhig und aggressiv wirken. Sie neigen eher zum Rückzug und können mürrisch sein, sind eher schüchtern und zurückhaltend gegenüber Fremden, auch wenn die Körpersymptome und Anfälligkeiten für Erkältungen und Lungenaffektionen an Tuberculinum denken lassen. Bacillinum-Kinder würden eigentlich sehr gern Neues kennenlernen und auf Reisen gehen, haben aber gleichzeitig auch immer Angst vor Neuem. Sie haben große Angst vor Hunden und Katzen, Geistern und Monstern, weinen oder schreien nachts im Schlaf, lassen sich dann aber leicht aufwecken und beruhigen.

## Einsatzgebiete

Bacillinum hat einen starken Bezug zum Atmungstrakt. Es wird verabreicht bei grippalen Infekten, Fieber, Ohrenentzündungen, hartnäckigem Husten bis hin zu Lungenentzündungen. Das Mittel hat sich auch bewährt, wenn sich hartnäckige Atemwegserkrankungen mit Hauterkrankungen kombinieren oder sich abwechselnd mit diesen zeigen, besonders wenn man das Gefühl hat, dass das ursächliche Thema über einen längeren Zeitraum nicht gelöst werden kann. Wenn ein Tuberculinum-Kind eigentlich gut auf Tuberculinum reagiert hat, es aber plötzlich nicht mehr weitergeht, lohnt sich der Einsatz von Bacillinum.

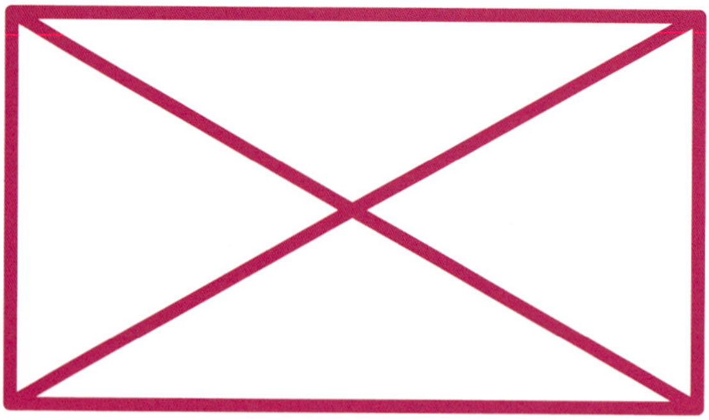

# Barium carbonicum

Bariumcarbonat

## Das Seelenwesen

Wir halten und wir tragen dich und wir wiegen dich, solange du das brauchst. Hab keine Sorge, dass du nicht hinterherkommst. Alles hat seine Zeit. Du bist, wie du bist, und das ist gut so. Du bist vollständig genau so, wie es andere auch sind. Stell dir vor, du wärest ein Tier. Manche Tiere sind sehr lange im Bauch ihrer Mutter, Elefanten zum Beispiel viele Monate. Manche Tiere haben es eilig, sie sind schnell fertig und erwachsen wie die Fliege, leben aber dafür nicht lange. Du bist wunderschön, so wie du bist, und wir tragen dich so lange, wie du es brauchst. Dann möchtest du hinaus. Hab Mut! Stelle dir vor, dass deine Helfer so wie ein großer Bruder oder wie eine Familie immer hinter dir stehen und für dich da sind, wenn es brenzlig wird. Sie sind an deiner Seite und gehen mit dir mit.

*Ich finde Halt in meiner Familie.*

## Substanz

Bariumcarbonat ist ein Salz des Bariums, das seine natürlichen Vorkommen in Whiterit hat und häufig in Verbindung mit Baryt zu finden ist. Beide Minerale zeigen bei Einwirkung von UV-Licht bzw. Elektronen- oder Röntgenstrahlen phosphorisierende und fluoreszierende Wirkung. Beinamen wie »lapis solaris« weisen auf die Leuchtkraft hin, die sie beim Erhitzen entwickeln. Barium wurde bis Anfang des 20. Jahrhunderts zur Behandlung von Tuberkulose und Drüsenschwellungen verordnet.

## Charakter

Barium carbonicum ist ein sehr wichtiges Mittel für Kinder mit Entwicklungsverzögerungen. Die seelischen, geistigen oder körperlichen Zustände, zum Beispiel das Knochenwachstum, sind auffällig verlangsamt, oder auch das Sprechen und Gehen lernen. Die Kinder sind sehr klein und dicklich für ihr Alter. Sie fühlen sich unsicher, wertlos und scheu und sind generell eher introvertiert. Säuglinge sind zwar hungrig, aber oft zu faul zum Trinken. Die Kinder verstecken sich hinter der Mutter und wollen keinen Sichtkontakt. Durch seine körperliche und geistige Schwerfälligkeit schwindet das Selbstwertgefühl zusehends.

## Einsatzgebiete

Bei sämtlichen kindlichen Entwicklungsverzögerungen. Verlangsamung von geistigen Fähigkeiten und Funktionen. Müdigkeit und Erschöpfung. Weinen und schreien »ohne Grund«. Kinder sind dauernd erkältet mit Husten, Angina, Halsschmerzen oder geschwollenen Mandeln, Polypen. Beschwerden nehmen bei geringster Kälte und im Winter zu. Viele Ängste, Ängstlichkeit und Phobien. Jugendliche mit Minderwertigkeitskomplexen bei sozialen Kontakten. Ständiges Bedürfnis nach Bestätigung. Nägelkauen durch Unsicherheit, Schweißfüße. Spricht gut bei Down-Syndrom an.

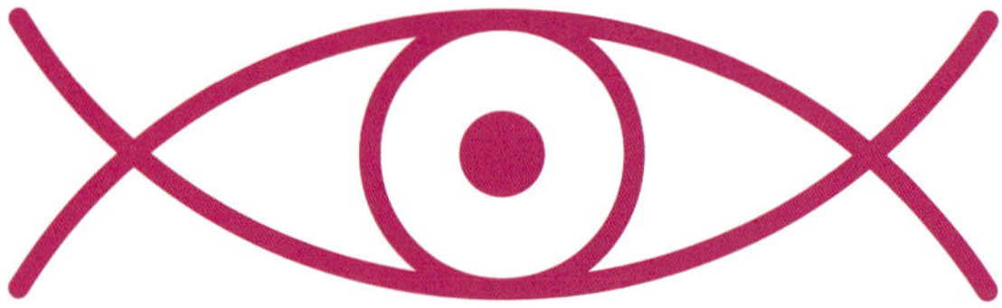

# Belladonna

### Tollkirsche

## Das Seelenwesen

Mache dir keine Sorgen, liebes Kind. Auch wenn die Erwachsenen dich nicht verstehen. Du bist schon ganz richtig! Nicht jeder kann durch die Schleier sehen, so wie du. Die Anderswelt zeigt sich dir oft, und das mag dich erschrecken, so lange, bis du dich daran gewöhnt hast, dass auch dies »normal« ist. Wir behüten dich, wenn du hinübergehst und wieder mal einen Ausflug machst, um interessante und so ganz andersartige Geschöpfe zu treffen. Ist das nicht eine spannende Welt? Die anderen wissen ja gar nicht, was ihnen entgeht. So sei vergnügt in deinem Leben. Vielleicht kannst du deinen Freunden diese Welt auch einmal zeigen. Wir nehmen euch an die Hand. Lass dich einmal entführen in ganz bezaubernde magische Welten, die vielleicht noch niemand vor dir gesehen hat.

*Ich sehe was, das du nicht siehst.*

## Substanz

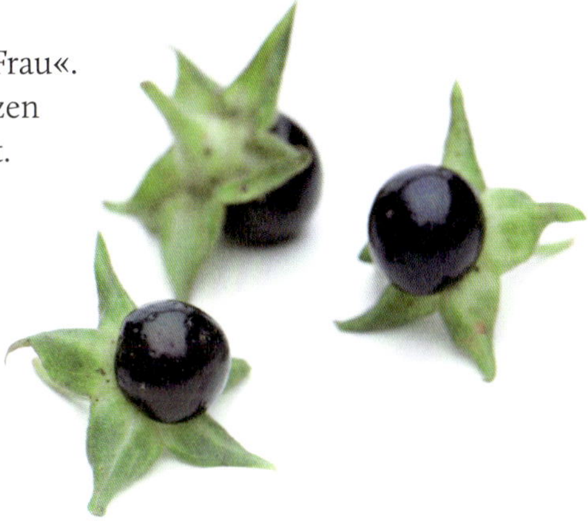

Belladonna bedeutet zu Deutsch »schöne Frau«. Durch einen bestimmten Stoff der Schwarzen Tollkirsche werden die Pupillen erweitert. Große Augen gelten bis heute als Schönheitsideal, so wurde das Nachtschattengewächs zum beliebten Mittel von Damen der High Society, wenn es darum ging, sich für einen besonderen Anlass schön zu machen. Verbreitet ist die giftige Pflanze von Skandinavien bis zum Balkan, im persischen Raum und im Süden an der afrikanischen Mittelmeerküste.

## Charakter

Alles ist plötzlich, pulsierend und sehr intensiv. Schmerzen können extrem sein, das Kind schreit deswegen. Die Kinder sind sehr berührungs- und druckempfindlich, jede Bewegung und Erschütterung verschlimmert ihren Zustand. Sie fühlen sich oft bedroht und haben ausgeprägte Angst vor (schwarzen) Hunden, aber auch vor anderen Tieren. Vor allem im Fieber haben Sie starke Vorstellungen, sehen Geister und Gestalten, die die Eltern ihnen nicht ausreden sollten. Sie haben einen guten Zugang zur »Anderswelt«. Die empfundene Angst wird oft mit Wutausbrüchen kompensiert. Auffällig sind große Pupillen, die sie sehr lichtempfindlich machen.

## Einsatzgebiete

Hauptmittel für Kinder bei Mittelohrentzündungen mit starker Rötung. Im Anfangsstadium plötzlich auftretender Erkrankungen mit heftigen Symptomen: grippale Infekte mit hohem Fieber, Sonnenbrand, Verbrennungen, heißer Schweiß, Schüttelfrost. Mund und Rachen entzündlich gerötet, Mandeln stark geschwollen, schmerzhafte Schluckbeschwerden. Abszesse. Symptome, die im Frühstadium knallrot sind. Bindehautentzündungen, Blasenentzündungen. Ausgeprägte Lichtempfindlichkeit, »verblitzte« Augen durch Schnee, Schneeblindheit und andere Sehbeschwerden.

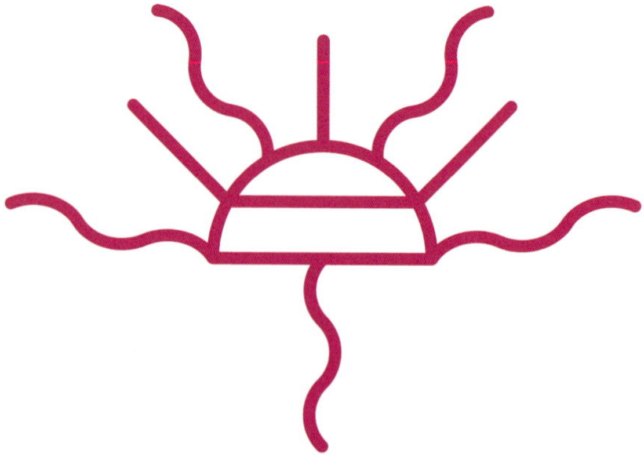

# Borax

### Natriumtetraborat

## Das Seelenwesen

So ein großes Verlangen nach Geborgenheit und Sicherheit hast du, dass du dich am liebsten in eine weich wattierte Höhle zurückziehen würdest, wo du dich einfach hineinkuscheln und ewig schlafen kannst. Nur nicht aufstehen und in die böse Welt hinausziehen. Alle deine wunderschön glitzernden Zellen träumen vor sich hin und warten, dass der tolle Held, die tolle Heldin, die du bist, endlich erwacht und hinauszieht in das große Abenteuer. Wie ein großer Bär, der aus dem Winterschlaf aufwacht, kannst du dann der starke Krieger, die große Kriegerin sein. Alle anderen warten, dass du laut ausrufst, dass du jetzt vorangehen wirst und sie dir endlich folgen können. Du bist bestens gerüstet, stehe auf und ziehe in die bunte schillernde Welt hinaus! Das wird ein ganz spannendes Abenteuer!

*Ich gebe mich selbst frei
und habe Vertrauen.*

## Substanz

Borax oder auch Natriumtetraborat oder Natrium boracicum genannt, ist ein Salz, das als Sediment bei der Austrocknung von Seen entsteht und als Ausgangsmaterial für die Homöopathie genutzt wird. So wurde es zum Beispiel aus verschiedenen Seen in Ostindien und Tibet sowie der Toskana gewonnen. Heute findet man Borax auch in Kalifornien und in der Türkei. Das Weiß des Salzes findet man symbolisch in den Aphthen oder dem Pilzbefall des Betroffenen wieder.

## Charakter

Die Ängstlichkeit vor jeglicher nach unten gerichteter Bewegung ist eines der Hauptanzeichen für Borax, gerade bei Kindern, die zum Beispiel Probleme haben, abgelegt zu werden, oder ältere Kinder, die im Lift nicht nach unten fahren können. Die Lösung von der Mutter ist schwierig oder nie wirklich gelungen; sie leben in gegenseitiger Abhängigkeit. Borax-Säuglinge wollen nicht von der Brust und klammern sich ängstlich an die Mutter. Später sind sie das »ewige« Kind, nie erwachsen geworden. Diese auffälligen psychisch-seelischen Symptome sind meist mit anderen Krankheitszeichen verbunden, wie Schwäche, Zittern, Übelkeit, Schreckhaftigkeit oder Ausschlägen.

## Einsatzgebiete

Wenn Borax wichtig wird, ist meist eine starke Verpilzung vorhanden. Die Schleimhäute des Magen-Darm-Traktes können vom Mund bis zum After befallen sein. Schmerzhafte Aphthen an der entzündeten Mundschleimhaut. Die Haut der Kinder ist oft mitbetroffen, zeigt Bläschen, Pusteln, übermäßige Trockenheit oder Schuppenflechte. Alle Absonderungen sind scharf. Die Bindehäute der Augen sind entzündet und jucken. Probleme mit Milch und Verweigerung der Muttermilch, evtl. Abmagerung dadurch. Asthma bronchiale durch zu viel mütterlichen Druck.

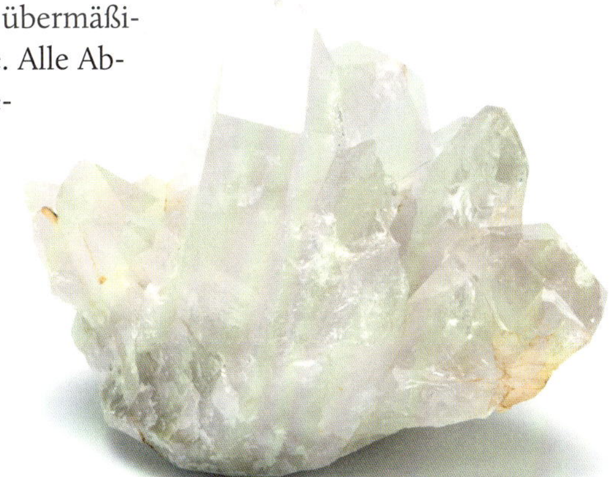

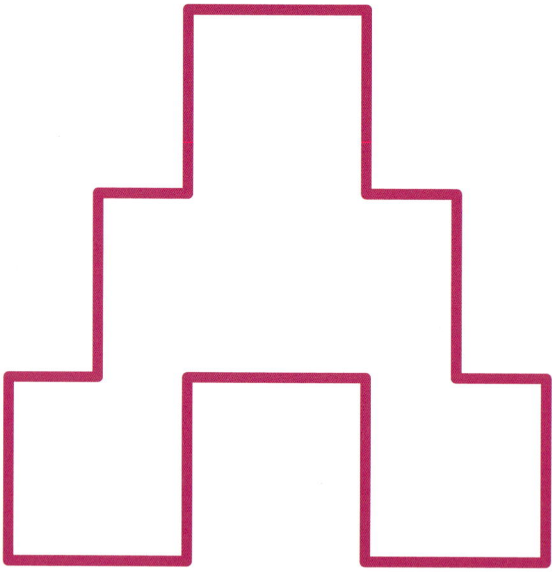

# Calcium carbonicum

Austernschalenkalk

## Das Seelenwesen

So viele Eindrücke um dich herum, die du kaum verarbeiten kannst. Eigentlich brauchst du viel mehr Zeit, um dir in Ruhe eines nach dem anderen anzuschauen. Aber die Erwachsenen haben es meist eilig und wollen weiter. Das stört dich. Du möchtest mehr Ruhe haben, um alles genau zu ergründen und ausprobieren zu können. So lernst du. Lass dich nicht stören, du bist klug, und wir wissen, dass du Zeit brauchst. Eigentlich können dies die Erwachsenen auch gut brauchen, sie sind es nur gewöhnt, immer weiter zu rennen. Das ist aber nicht unbedingt gesund. Du hast schon recht. So wie dir ergeht es vielen Kindern. Sie denken, dass sie zu langsam sind, aber das ist völlig in Ordnung. Du machst die Dinge eben gründlich und in deinem Tempo. Und dann freust du dich daran.

*Ich bin behütet und beschützt.*

## Substanz

Hinter dem homöopathischen Begriff »Calcium carbonicum« verbirgt sich die Substanz zwischen der inneren und äußeren Schicht der Muschelschale. Hahnemann maß der weißen kalkigen Masse deshalb so viel Bedeutung bei, weil sie die Verbindung zwischen der schützenden harten Hülle und dem weich fließenden Kern der Muschel darstellt und ihr die unglaubliche Fähigkeit verleiht, einen eigentlich störenden Faktor – das eingeschlossene Sandkorn – in eine kostbare Perle umzuwandeln.

## Charakter

Calcium carbonicum ist ein viel gebrauchtes Mittel für Kinder mit einem breiten Wirkspektrum, da es das Zentrum, die Bedürftigkeit von Kindern nach einer schützenden und behütenden Umgebung gut abdeckt. Das Calcium-Kind sucht nach Schutz, Geborgenheit und Sicherheit und vertrauten Gewohnheiten innerhalb der Familie. Sie meiden körperliche Anstrengung, zeigen schnelle Erschöpfung und sind emotional leicht zu berühren. Erlebnisse wirken lange nach und bewegen sie tief. Nicht selten entwickeln sich darüber Ängste. Calcium-Kinder sind eher dicklich, gemütlich, eigensinnig und dickköpfig, dabei aber auch zurückhaltend und genügsam. Sie schwitzen leicht und bilden besonders an Hinterkopf und Füßen viel säuerlich riechenden Schweiß.

## Einsatzgebiete

Wichtiges Konstitutionsmittel für Kinder bei allen Arten von Knochen-, Zahn- und Gelenkproblemen, z.B. Zahnungsbeschwerden, Wachstumsstörungen, verzögertes Schließen der Fontanellen oder allgemein Entwicklungsverzögerungen bei Kindern. Große Infektanfälligkeit, Ängste, Schwindel, Neurodermitis. Häufig Verdauungsprobleme mit Aufstoßen und Verstopfung. Polypen bei trägen und dicklichen Kindern. Neigung zu Übergewicht bis hin zur krankhaften Adipositas mit sehr starkem Appetit. Überempfindlichkeit gegen Milch und Fett. Optimiert die Milchbildung in der Stillzeit.

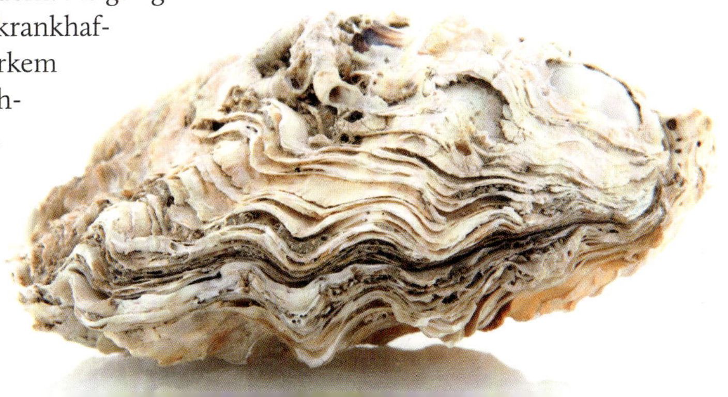

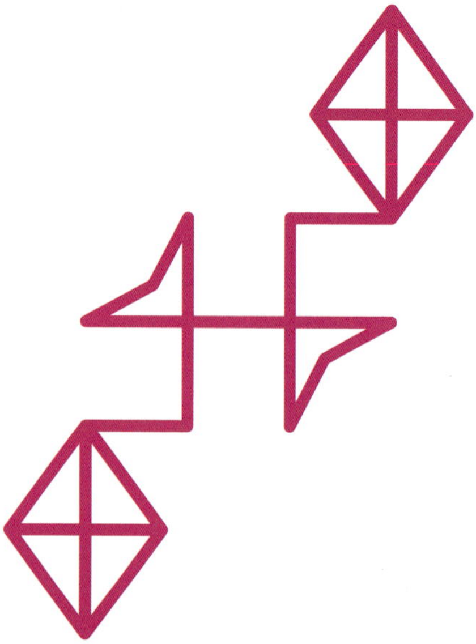

# Calcium fluoratum

Flussspat

## Das Seelenwesen

Schau dir den Baum an. Er ist groß, steht sicher und aufrecht in der Landschaft, und wenn ein Sturm kommt, dann biegt er sich auf die eine oder die andere Seite. Er geht mit dem Wind mit, und das ist auch gut so für ihn, sonst würde er vielleicht zerbrechen. Genauso ist das mit uns Menschen. Wir dürfen uns trauen, aufrecht zu stehen und uns so zu zeigen, wie wir nun einmal sind. Und da ist jeder anders, sonst wäre es ja langweilig. Und dennoch müssen wir uns öfter auch einmal anpassen. Dann nämlich, wenn der Wind allzu rau wird. Das sind dann deine Aufgaben, die gemacht werden müssen. Auch das geht vorbei, und dann macht es wieder Spaß. Also sei nicht zu starr in deinen Ansichten, Meinungen und Verhaltensweisen. Vielleicht haben auch die anderen einmal recht, so wie du auch mal im Recht und mal im Unrecht bist.

*Ich bin stark und flexibel.*

## Substanz

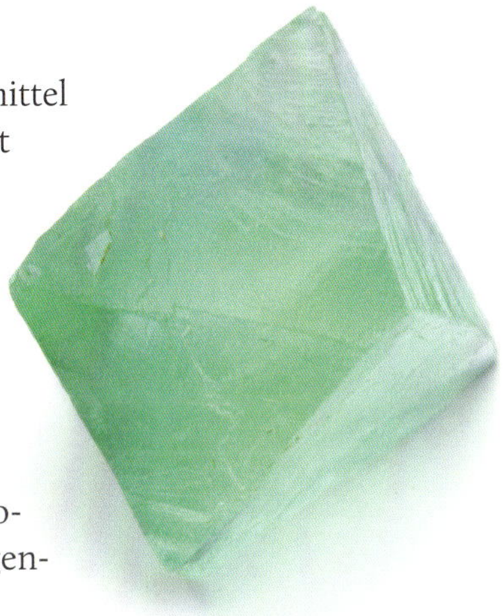

Der Ausgangsstoff für das homöopathische Arzneimittel Calcium fluoratum ist das Mineral Calciumfluorit ($CaF_2$). Es ist das Calciumsalz der Fluorwasserstoffsäure und wird hierzulande auch Flussspat genannt. Dieser Mineralstoff ist in der Natur weitverbreitet und kommt besonders häufig in Graniten und anderen Vulkangesteinen vor. Auch im menschlichen Körper ist Calcium fluoratum als Mineralsalz vor allem im Zahnschmelz, Bindegewebe, in Knochen und Gelenken, der Knochenhaut sowie in Sehnen, Bändern und der Augenlinse enthalten.

## Charakter

Die Kinder neigen zu Muskel- oder Drüsenverhärtungen, grasgrünem Ausfluss sowie trockener, rissiger Haut. Ihr Gebiss ist oft schon früh schadhaft und weist Zahnabszesse, Zahnstoffwechselstörungen und lockere, fehlende oder kariöse Zähne auf. Calcium-fluoratum-Kinder sind ängstlich, unentschlossen und psychisch eher schwach. Sie haben große Furcht vor Armut oder Verlusten. Die Kinder haben eigentlich eine schnelle Auffassungsgabe und fangen schnell mit Aufgaben an, haben dann jedoch Schwierigkeiten, die Aufgabe konzentriert zu beenden. Sie sind unsicher und verlassen sich gern auf andere. Entscheidungen selbst zu treffen, fällt ihnen schwer.

## Einsatzgebiete

Kinder mit steinharten geschwollenen Halslymphknoten oder hartnäckigen Nasenpolypen, chronischer Katarrh, der selbst das Hören erschwert. Rachen- und Mandelentzündungen. Starker Bezug zu Knochen, Sehnen, Bändern und Kapseln. Ablagerungen, Knochenveränderungen, Skoliose, Fersensporn. Abrieb von Zahnschmelz und Probleme mit den Zähnen, z.B. wegen zu weichem Zahnschmelz sowie Zahnungsprobleme von Babys. Verwachsungen und Gewebeverhärtungen nach Operationen. Heilungsfördernd bei Zerrungen, Stauchungen, Kapsel- und Sehnenverletzungen.

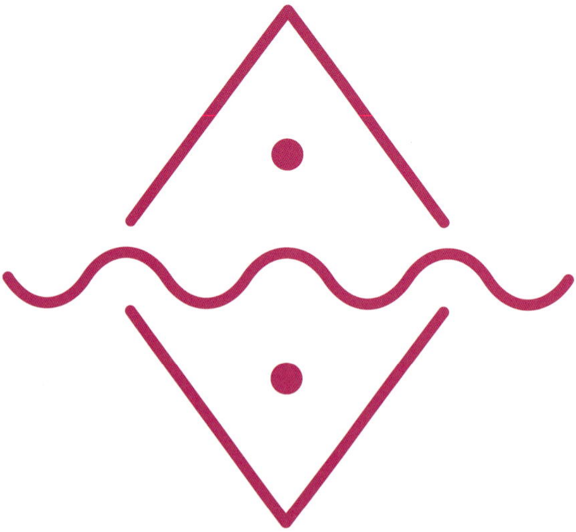

# Calcium phosphoricum

## Calciumhydrogenphosphat

### Das Seelenwesen

Du möchtest fliegen mit dem Wind und am liebsten einfach ganz frei sein. Keine Verpflichtungen, keine Schule und nichts, was dich einengt. Aber selbst das wird einmal langweilig. Und was dann? Ausruhen ist auch langweilig und immer nur essen und faul herumlungern macht keinen Spaß. Was könntest du nur tun? Du springst hin und her, das ist deine Beschäftigung. Wenn du müde wirst, ruhe dich aus. Es ist schon in Ordnung, du bist, wie du bist. Probiere alles aus, und du wirst schon noch merken, was dich wirklich interessiert. Manchmal schaust du jedoch zu kurz auf eine Sache oder einen Gegenstand, der ein Geheimnis enthält. Das siehst du aber nur, wenn du es länger untersuchst. Vielleicht birgt er ein spannendes Geheimnis. Entdecke es, und du hast noch mehr Freude an der Welt!

*Ich bin frei, auch wenn ich bleibe.*

## Substanz

Calciumphosphat ist ein Salz der Phosphorsäure, das keine natürlichen Reinvorkommen hat. Sämtliche Mineralien, die den genannten Stoff enthalten, weisen immer auch andere Verbindungen auf. Um Calciumphosphat künstlich herzustellen, werden Phosphorsäure und Calciumhydroxid vermengt. Die so entstehende trüb-weiße Mischung wird vor allem als Säureregulator sowie Festigungs- und Trennmittel verwendet.

## Charakter

Calcium phosphoricum ist ein wichtiges Mittel in allen Wachstums- und Entwicklungsphasen, das zum Beispiel Wachstumsschübe oder den Übergang vom Kind zur Pubertät gut begleiten kann. Aus dem Spannungsfeld »Festhalten wollen am Gewohnten« und Weitergehen zum nächsten Entwicklungsschritt entstehen immer wieder körperliche und psychische Konflikte, die schmerzhaft sein können. Typische Calciumphosphat-Kinder sind groß, mager, schlaksig. Trotz ausgeprägtem Ehrgeiz zeigen sie schnelle Erschöpfungserscheinungen und Konzentrationsschwäche. Innere Unruhe, Unsicherheit und Langeweile lassen sie ständig nach neuen Herausforderungen und Kontakten suchen; dabei fühlen sie sich jedoch schnell wieder gelangweilt und unzufrieden.

## Einsatzgebiete

Knochen- und Zahnprobleme, Wachstumsschmerzen, Schulkopfschmerzen, Appetitlosigkeit und Abmagerung. Fördert die Kallusbildung nach Knochenbrüchen, für die sie anfällig sind. Bronchitis oder Lungenentzündung nach Kälte, Wind oder Wetterwechsel. Viele Rückenthemen, Skoliosen, Verkrümmungen und Steifigkeit. Menstruationsbeschwerden bei jungen Mädchen mit Rückenschmerzen und der Neigung zu Pickeln. Für schmale, blasse Patienten geeignet. Polypen bei lebhaften, sensiblen, dünnen Kindern. Trägheit und Unzufriedenheit. Lernschwierigkeiten mit Konzentrationsunfähigkeit bis hin zur Legasthenie.

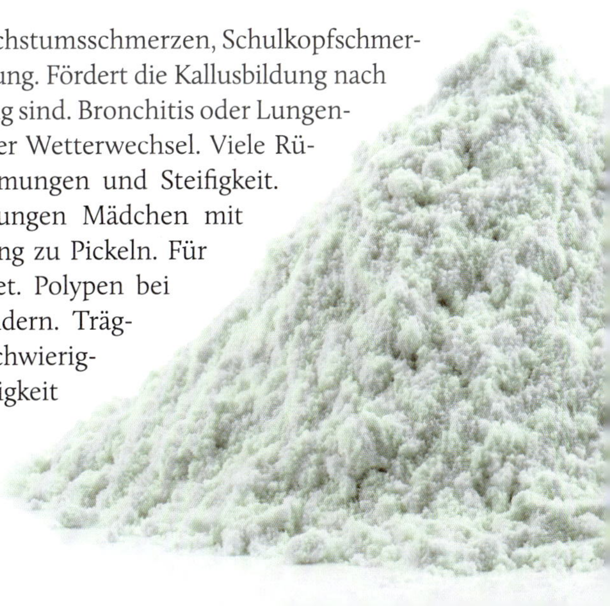

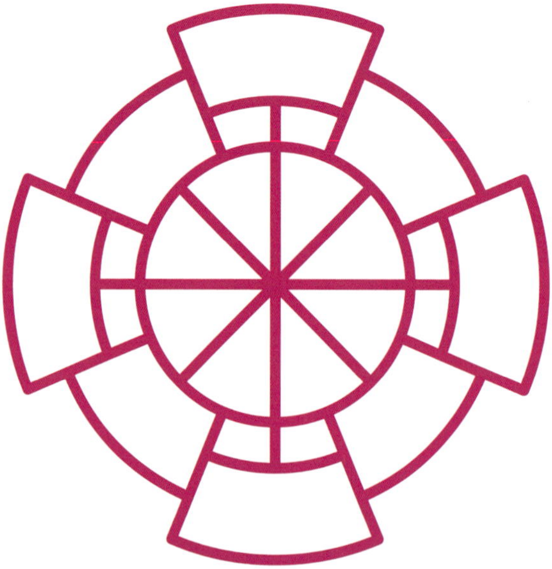

# Calcium sulfuricum

Kalziumsulfat

## Das Seelenwesen

Manchmal würdest du am liebsten davonlaufen und alles loswerden, was du nicht machen oder befolgen möchtest, weil es dich einfach nervt und du frei sein willst von allen Verpflichtungen. Dann wieder bist du sehr froh, dass du ein Zuhause hast, wo du geborgen bist und dich einfach auch mal zurückziehen oder sogar verstecken kannst, wenn dir danach ist. Und manchmal ist es dir ganz recht, wenn du von den Erwachsenen gesagt bekommst, was du tun sollst, denn das kann dir auch Sicherheit geben. So leben beide Teile in dir – Freiheit und Geborgenheit. Eigentlich doch ganz schön, oder? Manchmal braucht es ein wenig Reinigung, damit man weiß, was man wirklich will. Vielleicht legst du dich erst mal in die Badewanne und stellst dir vor, wie alles, was du nicht mehr haben möchtest, einfach mit dem Wasser wegfließt.

*In meinem Herzen bin ich frei.*

## Substanz

Schwefelsaures Kalzium ist eine Mischung aus Kalzium und Sulfur. Als Mineral kommt es in der Leber und Galle vor und dient dem Organismus bei vielfältigen Ausscheidungsprozessen als Unterstützung. Es hat eine gute Wirkung auf Haut, Schleimhäute und Drüsen. Als Schüßler-Salz und in der Homöopathie wird es zur Behandlung eitriger Prozesse verwendet, wenn bereits ein Abfluss des Eiters nach einer Entzündung gegeben ist. Es ist schleimlösend und fördert die Ausscheidung.

## Charakter

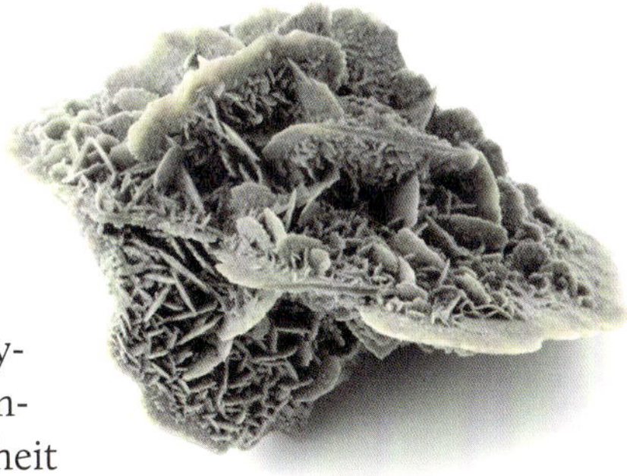

Calcium sulfuricum ist weniger in der klassischen Homöopathie bekannt als unter den Schüßler-Salzen, wo es ein bewährtes Mittel zur Ausscheidung und Reinigung ist. Es fördert die Ausscheidung von Ablagerungen in den Geweben und Organen und hat insofern auch psychisch etwas mit »Loslassen« zu tun. Der Calcium-Anteil des Kindes hat Sehnsucht nach Geborgenheit und Sicherheit, es wünscht sich Gemeinschaft, Unterstützung und eine Familie. Andererseits sorgt der Sulfuranteil für ein gerüttelt Maß an Individualität bis hin zum chaotisch-kreativen Charakter. Das eigentlich nicht sehr angepasste Kind passt sich dadurch möglichst an seine Umgebung an, weil es in seinem Unterstützungswunsch lieber auf seine Freiheit verzichtet, was zu ständigen inneren Konflikten führt.

## Einsatzgebiete

Bei allen eitrigen Prozessen, deren Ausscheidung und Abheilung gefördert werden soll, wenn der Eiter schon »fast fließt«, das ist der Unterschied zu Silicea, wo der Entzündungsprozess noch fest ist. Bindehautentzündungen bei Neugeborenen mit dickem gelbem Augenausfluss. Verklebte Augen am Morgen. Eitrige Mandel- und Mittelohrentzündungen, Abszesse und Fisteln. Stark juckende nässende Ekzeme. Hautausschlag mit ätzenden entzündlichen Absonderungen. Chronischer Nasenkatarrh. Wenn nach Armfraktur der Arm lange eingegipst war, um die Beweglichkeit wieder herzustellen.

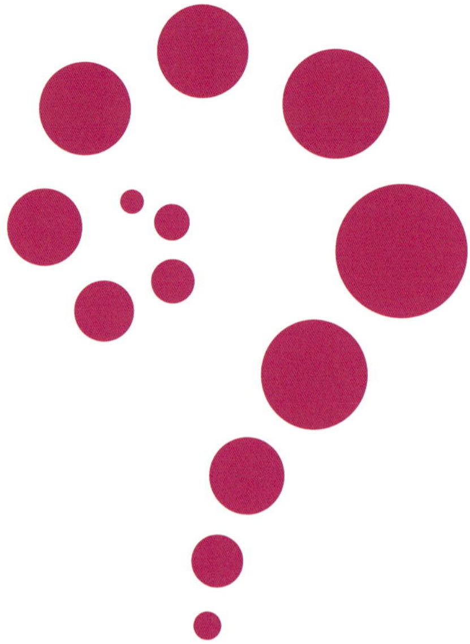

# Capsicum annuum

### Spanischer Pfeffer

## Das Seelenwesen

Am liebsten wärest du ein großer kräftiger Krieger, der alle Menschen besiegen kann, die es offensichtlich nicht gut mit dir meinen. Doch bevor du alles niederhaust und dir das dann anschließend gar nicht mehr zur Verfügung steht, würde ich dir empfehlen, dich in ein Zauberschutzhaus zurückzuziehen und dich mit den stärksten Kriegern, die du dir vorstellen kannst, über die richtige Taktik zu unterhalten. Das kann ein Tier sein, das du zu dir bittest, oder eine Zauberfee oder der beste Krieger, den es je gab. Diese Wesen sind so stark, weil sie nicht einfach alles zerstören, sondern die beste Taktik kennen. Hole sie – sie beraten dich bestens! Stelle dir vor, wie du immer ein geheimes Lichtschwert bei dir trägst – eines, das sehr kraftvoll ist und dich schützt, aber ohne irgendjemanden zu verletzen.

*Ich bin ein*
*großer und kräftiger Krieger.*

## Substanz

Das homöopathische Einzelmittel Capsicum wird aus den reifen, getrockneten Früchten der Paprikapflanze hergestellt. Die Pflanze Capsicum annuum gehört zu den Nachtschattengewächsen. Es wird auch als Spanischer Pfeffer oder Cayennepfeffer bezeichnet. Die Heimat des Spanischen Pfeffers ist Südamerika. Er hat einen hohen Vitamin-C-Gehalt und wird gern als scharfes Gewürz in den Küchen der Welt benutzt.

## Charakter

Kinder, die Capsicum benötigen, können wechselhaft und launisch sein, und sie bekommen schnell großes Heimweh, wenn sie sich außerhalb ihrer gewohnten Umgebung und Routine aufhalten. Andererseits können sie aufbrausend und aggressiv sein. Die kindliche Umgebung ist oft problematisch, zum Beispiel der Vater verhasst oder bösartige Züge der Eltern für das Kind wahrnehmbar. Das Kind fühlt sich verlassen und allein und hat Angst im Dunkeln oder Albträume mit Szenen wie in einem Horrorfilm. Sie sind oft Heißsporne, die sich schnell in etwas hineinsteigern, bis ihnen die Röte oder Hitze ins Gesicht steigt. Alle brennenden Symptome werden paradoxerweise nicht durch Kühlung, sondern durch Hitze gelindert.

## Einsatzgebiete

Die Leitsymptome von Capsicum sind Schmerzen, die wie Pfeffer brennen, in vielen Organbereichen, besonders in den Schleimhäuten. Mittelohrentzündung, Mandel- und Rachenentzündung, brennende Halsschmerzen. Brennendes Gefühl in den Ohren, im Magen-Darm-Trakt oder in den Harnwegen. Kinder haben ein heißes Gesicht, die Wangen sind abwechselnd rot und blass. Körperliche Trägheit und Übergewicht. Angst in der Dunkelheit, Angst vor Fröschen und Kröten. Sodbrennen nach scharfem Essen (Chips).

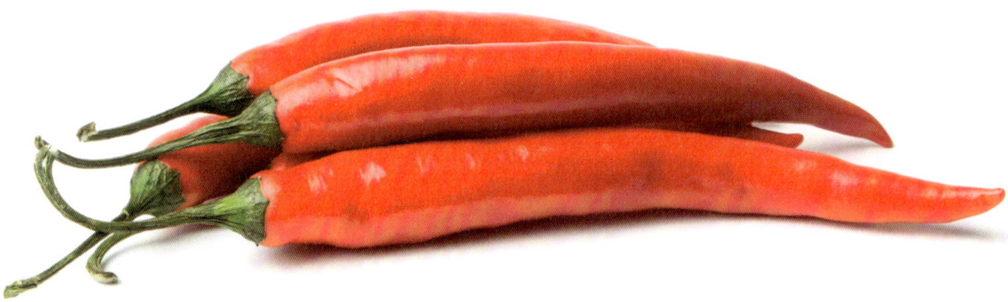

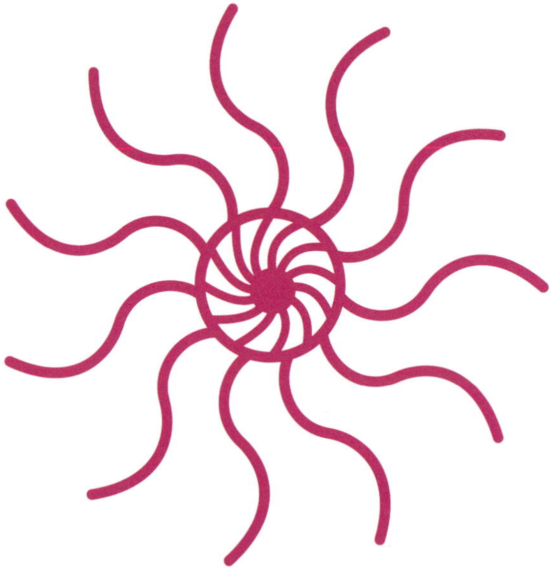

# Carcinosinum

Krebsnosode

## Das Seelenwesen

Lass dir nicht alles gefallen. Das ist weder gut für dich noch für die Erwachsenen, die vielleicht immer nur fordern, dass du »vernünftig« sein sollst. Sie halten das doch selbst nicht durch. Ab und zu braucht es einfach Krach und dass du deine Meinung sagst. Das ist dann wie ein reinigendes Gewitter, oder die anderen wachen endlich auf. Ein guter Tipp für dich: Wenn du dich nicht direkt traust, weil das einfach zu gefährlich ist, dann suche dir einen guten Ort, wo dich keiner hört. Stelle dir dann die nervige Person einfach unsichtbar vor und sage ihr gründlich deine Meinung; auch Anschreien ist erlaubt und gut. Du wirst merken, es tut gut und kommt an! Und sollte dir das doch einmal zu gefährlich sein, dann hole dir deinen Kraftengel dazu. Dem fällt ganz sicher etwas Gutes ein!

Ich darf mich entwickeln.

## Substanz

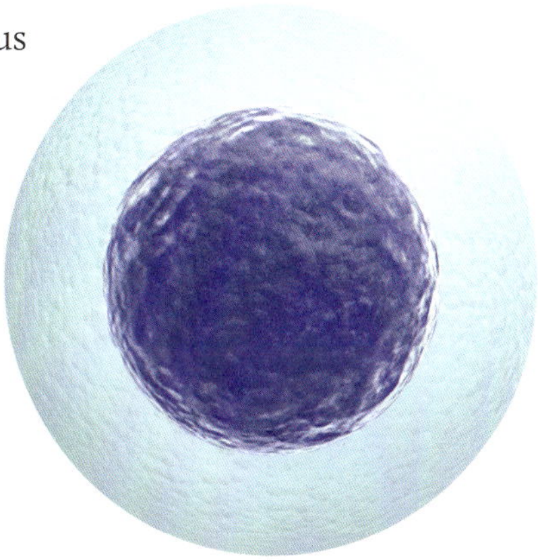

Carcinosin ist eine homöopathische Arznei, die aus kanzerösem Gewebe der weiblichen Brust hergestellt wird. Das Gewebe wird sterilisiert, in destilliertem Wasser aufgelöst, stark verdünnt und verschüttelt. Carcinosin wurde Ende des 19. Jahrhunderts von den britischen Ärzten Burnett und Clark entwickelt und in die Homöopathie eingeführt. Es gehört zu den sogenannten Nosoden. Hierunter versteht man homöopathische Arzneimittel, die aus krankem Gewebe hergestellt werden.

## Charakter

Carcinosinum ist eine wichtige Arznei für Kinder, vor allem jene, die um des lieben Friedens willen in der Familie alles herunterschlucken und sich niemals trauen, ihren eigenen Weg zu gehen. Sie passen sich extrem an und fühlen sich bei Streitigkeiten der Eltern schuldig. Sie sind sehr mitfühlend, haben es aber nicht gelernt, sich durchzusetzen. Denn das könnte unter bestimmten familiären Konstellationen gefährlich sein. Die Kinder sind harmoniebedürftig und von sanftem Gemüt, sie wollen Konflikte vermeiden und unterdrücken deswegen ihre eigenen Gefühle oft über lange Zeit. Diese dauerhafte Unterdrückung des eigenen ICHs kann später die Entstehung eines Krebsgeschehens fördern.

## Einsatzgebiete

Ein Mittel für alle Aspekte von »Unterdrückung«, emotional und körperlich. Es besteht eine Veranlagung zu häufigen Infekten, die mit hohem Fieber einhergehen können. Aber auch Kinder, die nie krank werden, z.B. weil sie »durchgeimpft« sind. Krebserkrankung in der Vorgeschichte des Betroffenen bzw. gehäuft in der Familiengeschichte. Erschöpfungszustände, Schlaflosigkeit, (chronische) Bronchitis, Verdauungsbeschwerden. Hautausschläge, Asthma. Körperliche und geistige Störungen nach Impfungen. Nosoden sollten nicht von homöopathischen Laien verordnet werden, die Symbole sind aber unbedenklich.

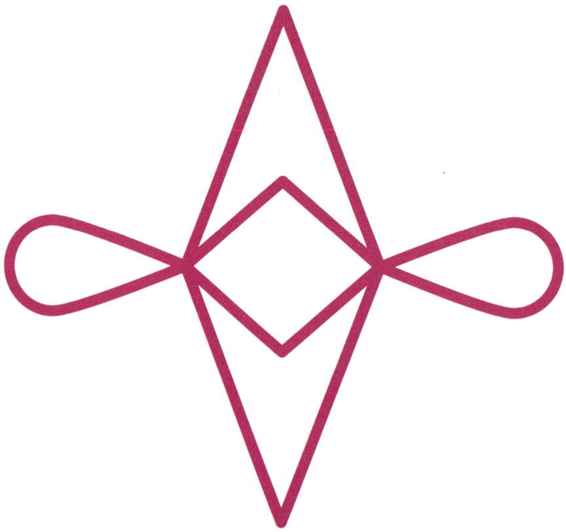

# Chamomilla

Kamille

## Das Seelenwesen

Du denkst, dass du nur *eine* Chance hast, nämlich durch Lautstärke und Schreien auf dich aufmerksam zu machen, wenn du eigentlich Schutz, Geborgenheit oder Liebe willst. Als Baby hatte das wohl auch seinen Sinn, denn was hättest du sonst tun sollen, um deine Bedürftigkeit zu zeigen. Aber du wächst jeden Tag und hast nun eigentlich bessere und vor allem wirksamere Möglichkeiten, deine Unzufriedenheit zu heilen. Du wirst merken, dass lautes Einfordern und Habenwollen immer weniger zum Erfolg führt, im Gegenteil: Viele werden sich die Ohren zuhalten, je öfter du dies so machst. Du möchtest auch nicht angeschrien werden, oder? Wenn du einmal diesen Trick anwendest, wirst du weiterkommen: Sei freundlich zu den Menschen, dann bekommst du Freunde zurück!

*Ich bekomme alles, was ich will, aber anders.*

## Substanz

Kamille wächst an Wegrändern, Böschungen und auf Ackerland. Die Pflanze erreicht eine Höhe von bis zu 50 Zentimeter und hat einen unverwechselbaren Geruch. Das Ausgangssubstrat des homöopathischen Mittels ist die ganze blühende Pflanze. Die vielseitige Arzneipflanze ist seit langer Zeit für ihre heilende und schmerzlindernde Wirkung bekannt. Kamille ist ein beliebtes homöopathisches Mittel, das überwiegend zur Behandlung gegen Stress und Schmerzen eingesetzt wird.

## Charakter

Wichtiges Kindermittel für Kinder mit heftigen Zornanfällen, denen man nichts recht machen kann. Werfen Dinge weg, die man ihnen gibt. Sehr gut geeignet während des Zahnens, wenn das Kind reizbar oder ärgerlich ist und herumgetragen werden möchte. Charakteristisch sind unterschiedlich gefärbte Wangen (blass/hochrot) sowie ein allgemeines Hitzegefühl, begleitet von Durst und heißem Schweiß. Die Kinder sind sehr empfindsam, schnell übellaunig, verärgert und ungeduldig. Sie reagieren auf Schmerzen mit Überempfindlichkeit und nervöser Reizbarkeit. Es dramatisiert gern seine Schmerzen und »zieht eine Show ab«, um die Aufmerksamkeit auf sich zu lenken. Wenn das nicht gelingt, wird die Theatralik noch verstärkt.

## Einsatzgebiete

Alle Schmerzen werden als unerträglich empfunden: Zahnschmerzen, Mittelohrentzündung, Bauchschmerzen, reißende Schmerzen an Kopf, Muskulatur und Sinnesorganen. Krampfartige schmerzhafte Blähungen oder Blähungskoliken bei Kindern, Dreimonatskoliken bei Babys. Galliges oder saures Erbrechen, grünliche, nach faulen Eiern riechende Durchfälle. In der Pubertät bei Mädchen dunkle, von anhaltenden Krämpfen begleitete Regelblutungen. Das gesamte Nervensystem, Haut, Atem- und Geschlechtsorgane sowie der Verdauungstrakt profitieren von der beruhigenden heilsamen Wirkung.

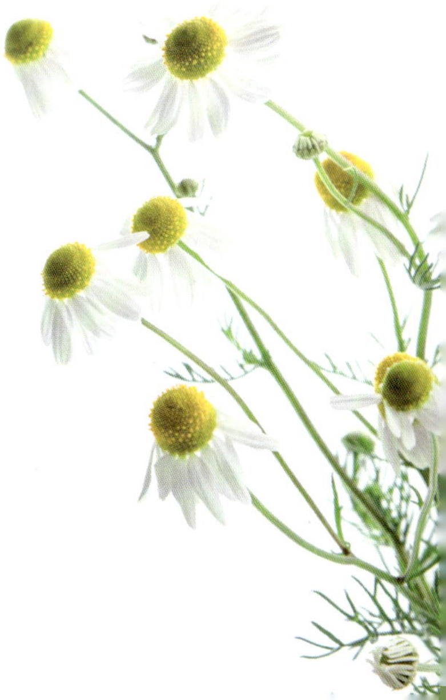

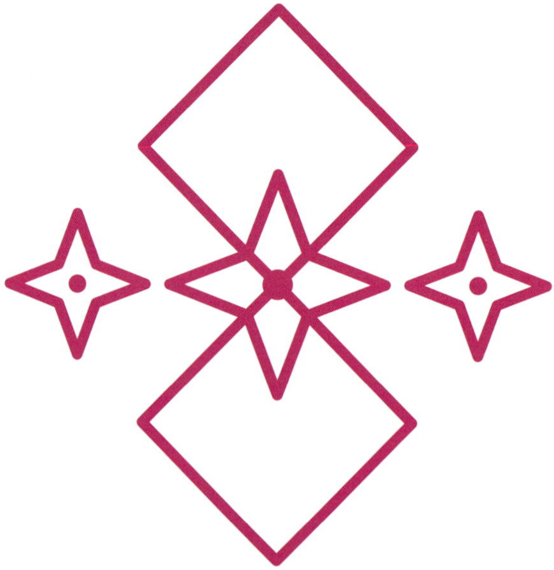

# Chocolate

### Schokolade

## Das Seelenwesen

Du spürst dich nicht oder kaum, wenn du zwischen vielen Menschen bist, aber auch allein hast du Schwierigkeiten, mit dir selbst zufrieden zu sein. Du brauchst dann wieder Abwechslung und musst beschäftigt sein – oder du isst erst einmal Schokolade, um dich zu beruhigen. Tja, Verbote bringen hier nicht viel. Also, wie könnten wir das lösen? Wenn dich die Lust auf Süßes mal wieder überrennt, dann versuche einmal das: Nimm dir fünf Minuten Zeit, setze dich ruhig hin und lege beide Hände auf dein Herz. Was spürst du? Das bist DU! Das ist DEIN Herz! Es schlägt nur für dich. Es ist dein bester Freund und deine beste Freundin. Dein treuer Begleiter auf allen deinen Wegen durch diese Welt und immer für dich da. Atme tief durch, entspanne dich und freue dich über dieses große Geschenk!

*Mein Herz*
*ist mein größtes Geschenk.*

## Substanz

Schokolade wird aus den Bohnen des Kakaobaumes hergestellt. Nach einer Legende soll der Kakaobaum ursprünglich ein Geschenk der Götter gewesen sein bzw. auch die »Speise der Götter«. Seit vier Jahrtausenden vor Christus wächst der Kakaobaum »Theobroma« wild in den tropischen Gebieten Amerikas. Durch Kultivierung erstreckt sich der Bestand heute über viele andere tropische Regionen wie die Goldküste Afrikas und Zentralamerika. Als Kulturpflanze wird der Baum 6 bis 8 Meter hoch. Phenyläthylamin, ein Stoff, der in Schokolade enthalten ist, wird vom Gehirn ausgeschüttet, wenn man sich verliebt.

## Charakter

Wie andere Stimulanzien auch wirkt der Genuss von Schokolade anregend oder beruhigend auf den gesamten Organismus und die Psyche. Es ist ein wichtiges Mittel der »modernen Zeit«, wo der Wunsch nach Geborgenheit und Bindung einerseits und das Bedürfnis nach Autarkie und Individualität andererseits oft schwer unter einen Hut zu bekommen sind. Immer mehr Kinder leiden unter Kompensationsmechanismen wie Hyperaktivität, Konzentrationsstörungen oder Essstörungen, um dem Dauerkonflikt standhalten zu können. »Naturgemäß« haben sie ein starkes Verlangen danach, Schokolade zu essen, um sich Trost zu verschaffen, Stress zu vermeiden oder emotionale Verletzungen zu kompensieren.

## Einsatzgebiete

Hyperaktivität, Konzentrationsstörungen, Essstörungen oder Sucht nach Süßem. Suche nach intensiver Bindung und der gleichzeitige Wunsch, zu anderen Menschen auf Distanz zu gehen. Kinder fühlen sich häufig allein und ungeliebt. Wenn die Beziehung zur Mutter problematisch oder nicht gegeben ist. Schlafstörungen, Verdauungsstörungen in Verbindung mit Essstörungen. Starkes Verlangen nach Schokolade. Große Anspannung im Alltag, wenn Essen (kurzzeitig) hilft. Abhängigkeit von Stimulanzien. Rascher Abfall der Leistungsfähigkeit mit einem starken Verlangen nach »ihrem« Genussmittel. Verstärkte Unruhe bis hin zu ADHS und Konzentrationsproblemen. Chronischer Schnupfen, Kopfschmerzen, Migräne oder starkes Herzklopfen.

# Cina

## Wurmsamen

### Das Seelenwesen

Manchmal fühlst du dich anderen ausgeliefert, und es ist kein Wunder, dass du damit nicht zurechtkommst. Wie sollst du dich wehren, wenn dir etwas zu nahe kommt? Als Kind ist das wirklich nicht so einfach – aber auch die Erwachsenen tun sich schwer damit. Was also sollst du tun, wenn jemand etwas von dir will, was du nicht möchtest? Erlaube dir auf jeden Fall, deutlich »Nein« zu sagen, denn das ist dein gutes Recht. Übe das erst einmal innerlich und lasse dein inneres Nein ganz groß werden. Du musst nicht dulden, dass dir Unrecht geschieht. Du wirst merken, dass du dann gar nicht mehr so laut schreien musst und die Erwachsenen auch so merken, dass sie dich in Ruhe lassen sollen. Jeder Mensch und jedes Kind ist anders, und jeder hat seine eigenen Grenzen. Das ist auch gut so.

*Meine Sicherheit ist in mir.*

## Substanz

Cina, der »Wurmsamen«, wird aus der Pflanze Artemisia cina gewonnen und ist eine einjährige bis krautige Pflanze aus der Familie der Korbblütler (Asteraceae). Artemisia-Pflanzen haben kleine unscheinbare gelbe bis grüne Blüten, die den Wirkstoff Santonin enthalten. Artemisia cina ist ein sehr wichtiges homöopathisches Heilmittel, das vor allem für seine gute Wirkung bei Befall mit Helminthen, also Madenwürmern, bekannt ist.

## Charakter

Cina wird in der Homöopathie vorwiegend zur Behandlung von übererregten Kindern eingesetzt, die nervöse Reizbarkeit und eine Neigung zu heftigen Muskelkrämpfen zeigen. Cina-Kinder sind wütend und schlagen um sich, vor allem bei Wurmerkrankungen sind sie äußerst unleidlich. Zwar wollen sie einerseits nicht angefasst werden, verlangen aber dennoch danach, herumgetragen zu werden. Typisch ist die Angst vor der Nacht mit Schreckhaftigkeit, Aufwachen mit Schreien oder nächtlichem Zähneknirschen. Wurden die Kinder bestraft, entwickeln sie häufig Bauchkrämpfe oder Krämpfe der Hände oder Füße.

## Einsatzgebiete

Körperliche und psychische Symptomatiken mit viel Launenhaftigkeit und Unruhe. Blasenschwäche oder Einnässen in der Nacht, Schlaflosigkeit und Schlafstörungen. Wurmbefall mit großer Reizbarkeit, Afterjucken oder Schmerzen im Rektum aufgrund von Würmern (Oxyuren). Nachtschreck und Pavor nocturnus, Aufwachen mit Schreien in der Nacht. Nervöse Tic-Störungen bis hin zu Krämpfen. Depressive Störungen mit Launenhaftigkeit, Unruhe und Desinteresse an Aktivitäten, die ihnen eigentlich Freude machen. Schuldgefühle und asoziales Verhalten.

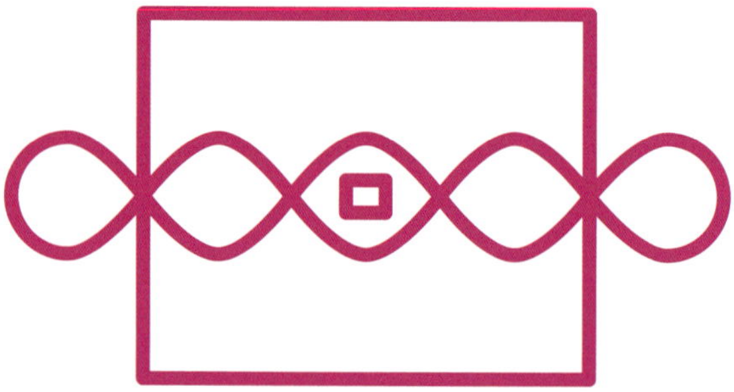

# Cocculus

## Kokkelsamen

### Das Seelenwesen

Du bist ein sehr mitfühlendes Wesen, und gern würdest du dich um all die armen Geschöpfe kümmern auf dieser Welt. Aber das wirst du leider nicht schaffen, ohne dich selbst komplett zu erschöpfen. Und stell dir vor, dann kannst du vielleicht gar nichts mehr tun, und das wäre doch schade. Weißt du, es gibt doch auch noch uns. Wir sind deine Helfer und Begleiter aus der unsichtbaren Welt, und wir helfen, wo wir können. Bitte rufe uns zur Hilfe, wenn du jemanden kennst, der Hilfe nötig hat. Wir werden dann helfen, so, wie es sein soll, auch wenn das nicht immer so ist, wie du dir als Menschenkind das vorstellen würdest. Wenn du nicht gut schlafen kannst oder in der Nacht immer wieder aufwachst, dann rufe deine geistige große Mutter. Sie nimmt dich in den Arm und wiegt dich in den schönsten Traum.

*Ich habe Vertrauen
in meine unsichtbaren Helfer.*

## Substanz

Der Cocculusstrauch Anamirta cocculus ist eine einhäusige Schlingpflanze, die in Asien beheimatet ist. Ihre Früchte, die Kokkelskörner, enthalten neben Alkaloiden das Krampfgift Pikrotoxin, das auf die motorischen Nervenbahnen wirkt. Es beeinflusst vor allem das periphere und zentrale Nervensystem, weshalb das homöopathische Mittel gern bei schlaflosen und gestressten Kindern eingesetzt wird, die als Folge davon in extreme Erschöpfungszustände gefallen sind.

## Charakter

»Folgen von Nachtwachen« ist die wohl bekannteste Indikation des Mittels. Man kann sich zum Beispiel übernächtigte Mütter vorstellen, die nächtelang durch das Kind wach bleiben und durch die ständige mitfühlende Präsenz und das Sich-kümmern-Müssen schon fix und fertig sind. Insofern ist dies ein Mittel, das oft am besten Müttern und Kindern parallel gegeben wird. Cocculus eignet sich ebenso bei Kindern mit Beschwerden durch Sorgen, Kummer und geistiger Überanstrengung, vor allem, wenn sie mit Schwindel einhergehen. Sie kümmern sich stets vor allem um andere und können sehr fürsorglich sein, zum Beispiel der besten Freundin oder dem Haustier gegenüber.

## Einsatzgebiete

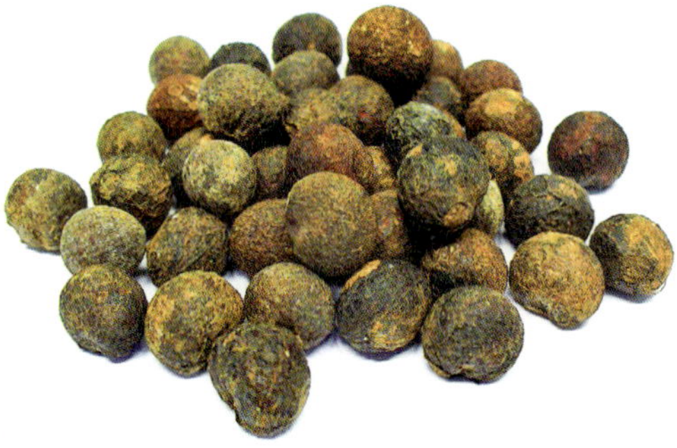

Den Kindern ist es nicht nur dienlich bei Schlafmangel, sondern bei allen Arten von Reisekrankeit mit Übelkeit und Schwindel, egal ob Auto, Schiff, Zug oder sonstige Fahrzeuge. Leitsymptome sind Schwindelanfälle, die meist zusammen mit starker Erschöpfung und Schwäche auftreten. Schlaflosigkeit, Nervosität und Beschwerden als Folgen von Übernächtigung. Seekrankheit sowie Schwindel und Übelkeit beim Fahren. Herzklopfen bei Aufregung. Zittern, Zucken und Kribbeln in Händen und Beinen. Hinterkopfschmerzen, die in Nacken- und Schulterregion ausstrahlen, oft mit Übelkeit und Schwindel.

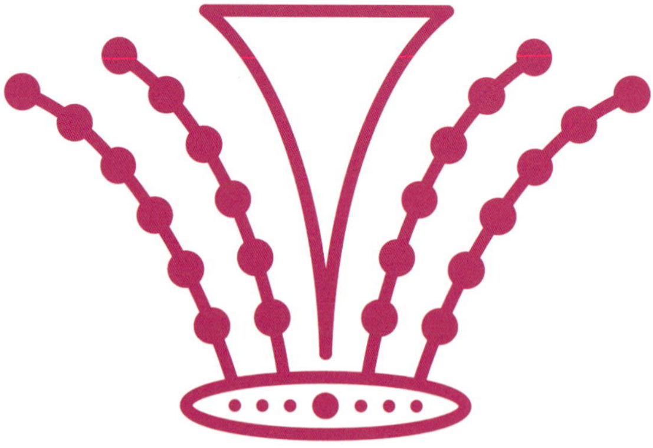

# Coffea

Kaffeebohne

## Das Seelenwesen

Weißt du noch, wie schön es war, zu deinem Geburtstag oder Weihnachten so viele Freunde bei dir zu haben und dann alle Päckchen möglichst schnell aufzureißen? Das hat wahnsinnig viel Spaß gemacht, aber nicht lang. Dann bist du davongerannt und hast mit deinen Freunden getobt, und du hättest ewig so weitermachen können. Aber es wäre schon schön, in der Nacht schlafen zu können, damit du auch morgen wieder fit und in deiner Kraft bist. Und vielleicht entdeckst du dann ein besonders schönes Spielzeug, das du gestern gar nicht richtig angeschaut hast. Und die Freude, genau mit diesem zu spielen. Manchmal weißt du vor lauter Aufregung gar nicht, wo du anfangen sollst, weil dir alles so großartig und aufregend erscheint. Am besten, du atmest dann erst mal ganz tief ein.

*Alles ist da,*
*ich kann es auch nacheinander haben.*

## Substanz

Coffea ist der lateinische Name der Kaffeepflanze. In der Homöopathie wird meist die Frucht der arabischen Sorte Coffea arabica in getrockneter, aber nicht gerösteter Form benutzt. Der zugrunde liegende Wirkstoff ist Koffein, und so wird das homöopathische Mittel gern bei Symptomen eingesetzt, die der Kaffee auslösen würde, wenn er in zu hohem Maße konsumiert wird, allen voran Schlafstörungen oder nervöse Aufregung.

## Charakter

Auffallend sind die Beschwerden bei Kindern als Folge von angenehmen Überraschungen, übersteigerter Freude oder wenn sie absolut begeistert von etwas sind und dann völlig überdreht nicht mehr »runterkommen«. Klassisch ist der Kindergeburtstag, wenn sie sich schon Tage vorher nicht mehr beruhigen können, zappelig sind und dementsprechend auch keinen Schlaf finden. Der Kopf steckt voller kreativer Ideen und Einfälle, die das Kind unbedingt mit anderen teilen muss und möglichst sofort umsetzen will. Aufgedreht, wie das Kind ist, hat es einen unwiderstehlichen Drang zu reden und kann seine Mitmenschen durch seinen Redeschwall überfordern oder gar nerven. Vor Freude und Aufregung können sie körperliche und psychische Symptome bekommen.

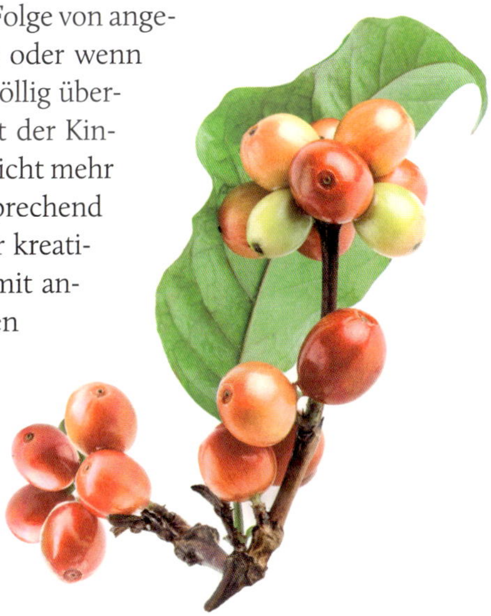

## Einsatzgebiete

Innere emotionale Erregung, »Überdrehtheit« und die damit verbundene Schlaflosigkeit, Unruhe und Nervosität. Infolgedessen körperliche oder psychische Symptome bis hin zu Schwindelzuständen oder Symptomen wie Allergien, Verdauungsbeschwerden und Reisekrankheit. Geeignet auch bei Kindern mit Hyperaktivität bis hin zum ADHS-Syndrom. Bei Zahnschmerzen, Ohrgeräuschen und Lärmempfindlichkeit durch die ständige nervöse Aktivität. Angst zu fallen, bei älteren Kindern auch im übertragenen Sinne »aus der Gunst der Eltern zu fallen«. Die Kinder müssen durch übermäßigen Stress häufig Wasser lassen.

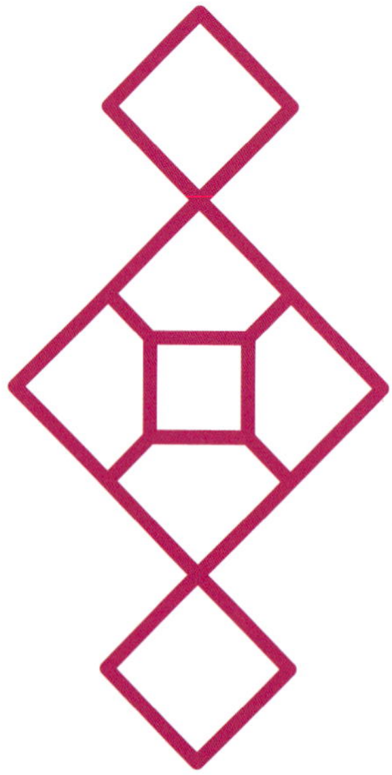

# Colocynthis

Koloquinte

## Das Seelenwesen

Wir verstehen deinen Ärger nur zu gut – erscheint doch die Welt so, wie sie ist, höchst ungerecht. Wir wollen alle nicht gern teilen und immer möglichst das beste Stück für uns abhaben. Vor lauter Ansammeln wie ein Hamster merkst du vielleicht gar nicht mehr, wie viele schöne Geschenke du eigentlich schon in deinem Leben bekommen hast. All das gute Essen, liebe Freunde, deine Eltern, die versuchen, dich bestmöglich zu betreuen. Gut, sie sind nicht perfekt, das sind wir alle nicht. Aber ärgere dich nicht mehr über dein Unglück, das schadet nur dir selbst. Lasse los, und du wirst alle Schätze, die du hast, wieder sehen können. Immer wenn du anderen die Schuld an etwas gibst, was dich aufregt, schadest du doch eigentlich nur dir selbst. Denn du bekommst die Bauchschmerzen und nicht der andere.

*Sanfte liebevolle Wesen sind bei mir.*

## Substanz

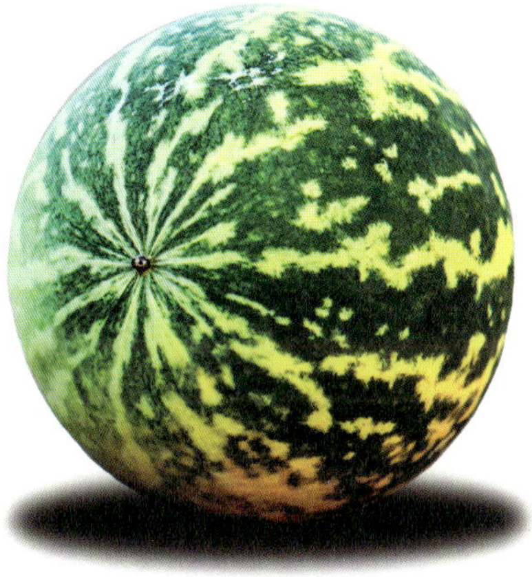

Colocynthis gehört zur Familie der Kürbisgewächse. Sie kommt in allen tropischen und subtropischen Gegenden bis 1.200 Meter Höhe vor. Als Kriechpflanze kann sie Durchmesser von mehr als 2 Meter erreichen. Aus ihren gelben Blüten entwickeln sich extrem bitter schmeckende Beerenfrüchte, die Colocynthis die Beinamen »Teufelsapfel« und »Bittergurke« einbrachten. Die Koloquinte wird in Indien und Afrika gegen zahlreiche innere Beschwerden sowie als Gegengift bei Schlangenbissen verwendet.

## Charakter

Colocynthis ist gut geeignet für Kinder und Jugendliche, die so viel Wut aufgestaut haben, dass sie jemanden erwürgen könnten. Sie können eine Menge bitterer Gefühle speichern und viel Groll und ohnmächtige Wut empfinden. Ältere Kinder wissen nicht, wie sie den Konflikt lösen sollen, wollen am liebsten von zu Hause abhauen, aber eigentlich wünschen sie sich Geborgenheit und Frieden, was aber eben oft nicht in der Familie zu haben ist. Ihre körperlichen schmerzhaften Krampfsymptomatiken spiegeln den inneren Konflikt wider. Bei Babys sind es oft die Eltern, die diesen Konflikt und die Wut noch nicht erlösen konnten. Das Baby hat zum Beispiel nach dem Stillen eine Kolik, weil die Mutter verärgert war.

## Einsatzgebiete

Dreimonatskoliken von Babys, vor allem bei Kindern, die zu ärgerlichen Reaktionen neigen. Auslöser sind häufig Zorn und Ärger, auch infolge länger zurückliegender Kränkungen. Durch Zusammenkrümmen wird der Schmerz allgemein besser. Koliken, begleitet von Durchfall und Bauchschmerzen. Bei Mädchen in der Pubertät mit den entsprechenden Gefühlmodalitäten sehr hilfreich bei Menstruationsschmerzen, Muskelkrämpfen oder anderen Krämpfen infolge von Ärger. Krampfartiger Schmerz, der häufig von der Nabelgegend in Wellen ausgeht. Früchte und Kartoffeln werden schlecht vertragen.

# Cuprum

Kupfer

## Das Seelenwesen

Ach, du liebes Wesen, du kommst aus so einer unendlichen Schönheit und Weite. Und jetzt bist du in dieser engen Welt gelandet, wo auch noch so vieles von dir gefordert wird, das du nicht verstehst und das dich immer mehr einzuengen scheint. Wenn deine Eltern und deine Umgebung Leistung verlangen und dass du ihnen folgen sollst, so geschieht das deswegen, weil sie es auch nicht besser wissen. Vielleicht kannst du ihnen deshalb verzeihen, zumindest ein wenig, damit du dich entspannen kannst. Lausche einmal in dein Inneres; dort findest du das federleichte und weit geöffnete Wesen, das du eigentlich immer noch bist. Nur deine Schale ist vielleicht etwas hart geworden. Aber das ist nicht schlimm. Streichle sanft über deine Haut und hab dich selbst lieb.

*Innerlich bin ich frei.*

## Substanz

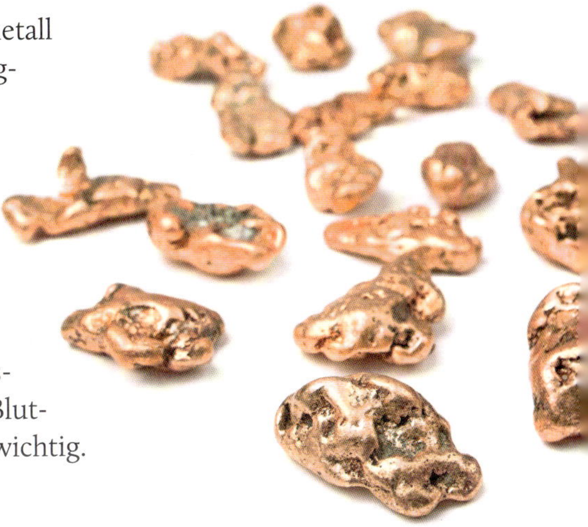

Kupfer ist ein gut formbares Halbedelmetall mit besten Wärme- und Stromleitfähigkeiten. Sein lateinischer Name cuprum ist von »aes cyprim« abgeleitet und bedeutet so viel wie »Erz von Zypern«, da es im Altertum vor allem auf dieser Insel abgebaut wurde. In der Alchemie war Kupfer der Venus zugeordnet, da aus ihm die ersten Spiegel hergestellt wurden. Im Körper ist es für die Leistungsfähigkeit, die Bildung des roten Blutfarbstoffs und die Aufnahme von Eisen wichtig.

## Charakter

Bei Cuprum-Kindern wirkt alles irgendwie verkrampft, physisch als auch psychisch. Themen sind Krämpfe, Zuckungen, Tics, in die Handfläche eingeschlagene Daumen und Abgleiten vieler Erkrankungen in heftige Krampfzustände, wie Husten zum Keuchhusten oder nervöse Anspannung zur Epilepsie. Ursache ist oft ein rigides Elternhaus, in dem es nicht erlaubt ist, »sich gehen zu lassen«, d. h. vitale Lebensäußerungen wie Lust und Liebe wurden unterdrückt. Das Kind musste oft viel zu früh Verantwortung übernehmen, und Leistungsbereitschaft steht im Vordergrund. Wut wird stark unterdrückt und sucht in äußeren Krämpfen ihren Ausdruck.

## Einsatzgebiete

Krämpfe, Keuchhusten, Asthma, Erbrechen, Durchfall, Koliken, Fieberkrämpfe. Bronchitis und krampfartige Hustenanfälle bis zum Erbrechen mit Atemnot. Epilepsieanfälle, zum Beispiel beim Zahnen. Aggressivität, Tendenz, andere Kinder zu beißen. »Braucht« Erstickungsanfälle, um seinen Willen zu bekommen. Wird blau im Gesicht nach Kruppanfällen. Zähneknirschen und verkrampfter Kiefer. Furcht vor Menschen, Verschlossenheit und Reizbarkeit. Das Kind hat abwechselnd Lach-, Schrei- oder Weinkrämpfe. Auch zahlreiche Autoaggressionen wie zum Beispiel Nägelbeißen.

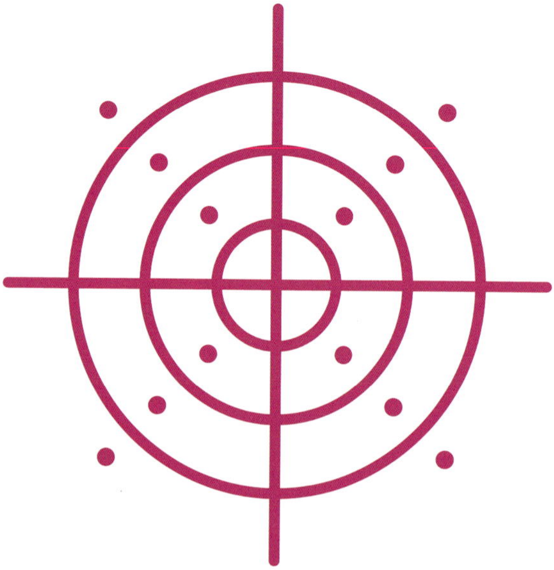

# Drosera

Sonnentau

## Das Seelenwesen

Es ist nicht immer möglich, dass die anderen Menschen oder deine Freunde dich verstehen, denn sie hören ehrlich gesagt auch nicht immer zu. Aber wenn du mal ganz ehrlich zu dir selbst bist, dann musst du wohl gestehen, dass du auch nicht immer Lust hast, auf das zu reagieren, was andere von dir wollen, oder? Manchmal bist du auch viel zu sehr mit dir selbst beschäftigt. Das ist auch gar nicht schlimm, denn wir sind alle so. Manchmal hören wir hin, manchmal nicht. Also ist es gut, den anderen verzeihen zu können, sie meinen es nicht böse mit dir, und du meinst es auch nicht böse mit ihnen. Also, Schwamm drüber, gehen wir lieber in fremde Welten abtauchen und spielen, oder? Vielleicht findest du auf einer anderen Spielwiese ganz neue Freunde, die deutlich besser zu dir passen. Zumindest für dieses eine Spiel!

*Ich bin empfindsam,*
*und das ist schön.*

## Substanz

Drosera rotundifolia wird aus der Pflanze des rundblättrigen Sonnentaus gewonnen. Der deutsche Name Sonnentau bezieht sich auf das Aussehen der Pflanze, die beim Sonnenaufgang so aussieht, als wäre sie von frischem Tau bedeckt. Dabei sind es in Wirklichkeit die Drüsenhaare der Pflanze, die klebrige Schleimtröpfchen absondern. Drosera ist eine fleischfressende Pflanze, die Insekten einfängt, die an der klebrigen Ausscheidung hängen bleiben.

## Charakter

Drosera passt zu Kindern, die sehr empfindlich auf die Aggression, Rauheit oder Unachtsamkeit anderer Menschen reagieren. Sie sind leicht beleidigt, weil sie alles auf sich beziehen und Kränkungen und unüberlegte Äußerungen nicht gut verdauen können. Dadurch sind sie auch leicht enttäuscht von Freunden, die es gar nicht böse meinen, aber immer wieder Missverständnisse verursachen. Gleichzeitig leidet das Kind oder der Jugendliche jedoch unter einer starken emotionalen Abhängigkeit, weil er Alleinsein nicht ertragen kann. Er ist dann traurig, deprimiert, niedergeschlagen oder unsicher, wie er seine eigene Persönlichkeit ausdrücken kann.

## Einsatzgebiete

Drosera ist ein großes Kindermittel bei Atemwegserkrankungen mit krampfartigem Husten, Krupp- oder Keuchhusten, der typischerweise von einem ständigen Brech- und Würgereiz begleitet wird. Bronchitis, Kehlkopfentzündungen oder Husten bei Masern. Ständiger Kitzelreiz im Kehlkopf mit Neigung zum Erbrechen oder Erstickungsgefühlen. Die Hustenattacken folgen sehr schnell aufeinander und sind heftig. Bluten aus Mund und Nase beim Husten. Schmerzen im Brustbereich als Folge des heftigen Hustens. Das Kind ist heiser und die Stimme belegt. Auch bei epileptischen Anfällen kann Drosera hilfreich sein, um zu entkrampfen.

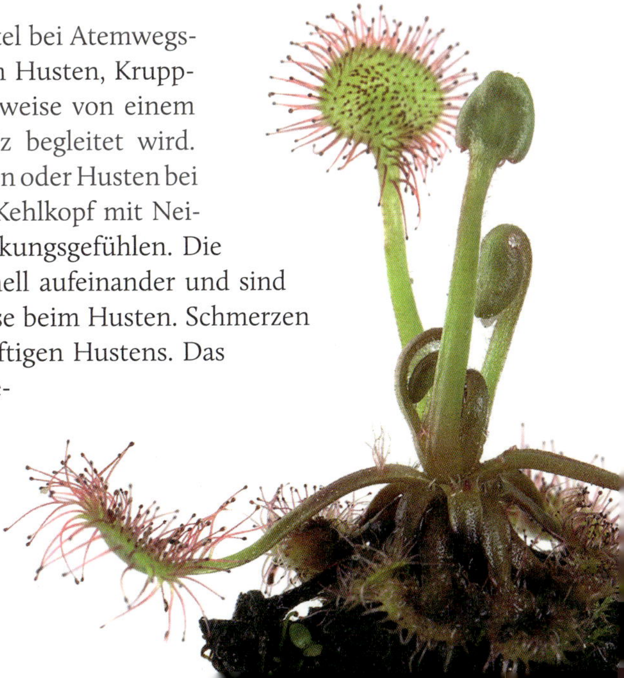

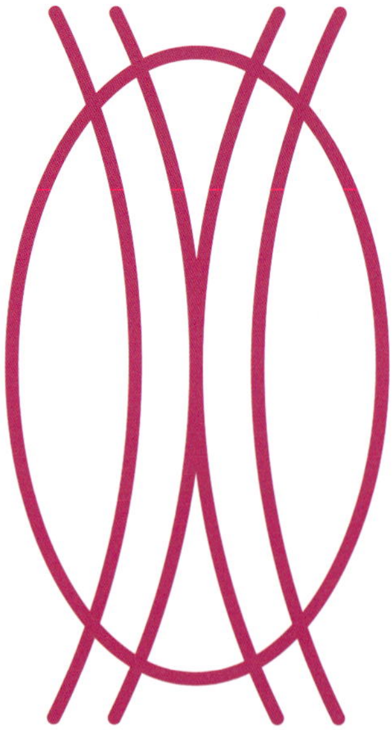

# Dulcamara

### Bittersüßer Nachtschatten

## Das Seelenwesen

Ach, du meine Güte, hat es dich wieder einmal erwischt, weil du der Kälte und Nässe nicht so schnell entkommen konntest. Oder war es auch der raue Ton deiner Eltern, Geschwister oder Freunde, gegen den du dich zwar zur Wehr setzen wolltest mit deiner barschen Antwort. Aber da war es schon zu spät. Es hat dich einfach überrollt. Übrigens: Denk dir nichts dabei – den Erwachsenen ergeht es auch nicht besser! Jetzt nimm dir einfach Zeit, und kuschele dich ein in die warme Decke, lasse dir eine Wärmflasche auf den Bauch legen, und dein Teddy darf auch dabei sein, um dich zu trösten, ganz egal, ob du noch ein kleines Kind bist oder schon fast erwachsen. Das brauchen wir alle einmal, es tut einfach gut. Und das nächste Mal, wenn es kalt wird, nimmst du deine Decke einfach besser mit!

*Ich bin manchmal nicht gut vorbereitet, aber das lerne ich noch.*

## Substanz

Solanum dulcamara, der Bittersüß, gehört zu den Nachtschattengewächsen. Er ist über weite Teile Nordafrikas, Asiens und Europas verbreitet. Aus seinen violetten Blüten entwickeln sich längliche Beeren, deren Gehalt an toxischen Alkaloiden und Saponinen mit der Reife immer mehr zurückgeht, sodass die voll ausgebildeten Früchte kaum noch Giftstoffe enthalten. Im Mund entwickeln sie einen zunächst bitteren, nachfolgend aber umso süßeren Geschmack. Daher der Name »Bittersüß«.

## Charakter

Dulcamara-Kinder sind häufig blond oder rothaarig, haben Sommersprossen und neigen zu Fettleibigkeit, weil sie sich wenig bewegen mögen. Es passt generell für Stadtmenschen, die wenig Bewegung haben und auf jeden Wetterwechsel empfindlich, vor allem aber fast immer auf feucht-kaltes Wetter reagieren. Kinder haben auf nasskaltem Boden oder kaltem Stein gesessen oder feuchte Kleidung nicht rechtzeitig ausgezogen. Aus Unsicherheit reagieren sie oft barsch und unfreundlich auf ihre Mitmenschen. Sobald man sie näher kennt, können sie auch ihre mitfühlende Seite zeigen und dann sehr liebenswert sein. Wenn nach heißen Tagen kalte Nächte kommen, wie im Spätsommer, folgen körperliche Probleme unterschiedlichster Art.

## Einsatzgebiete

Alles ist ausgelöst oder verschlimmert durch Nässe und Kälte oder feuchte Kleidung: Erkältungen, Mittelohrentzündungen, Mandelentzündungen, Blasenentzündungen, Herbstdurchfall und Nierenreizungen. Nase ist verstopft durch die geringste feucht-kalte Luft, das Kind will die Nase unbedingt warm halten. Heuschnupfen, der untypischerweise schlechter bei feuchtem Wetter ist. Asthmatische oder rheumatische Beschwerden bei Kindern und Jugendlichen, die sich durch nasse Kälte verschlechtern. Lippenherpes verursacht durch Kälte und Nässe und bei Mädchen vor der Regelblutung. Besserung durch Wärme.

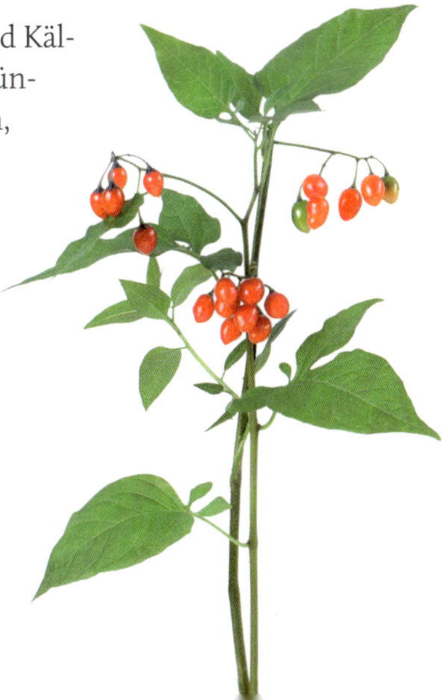

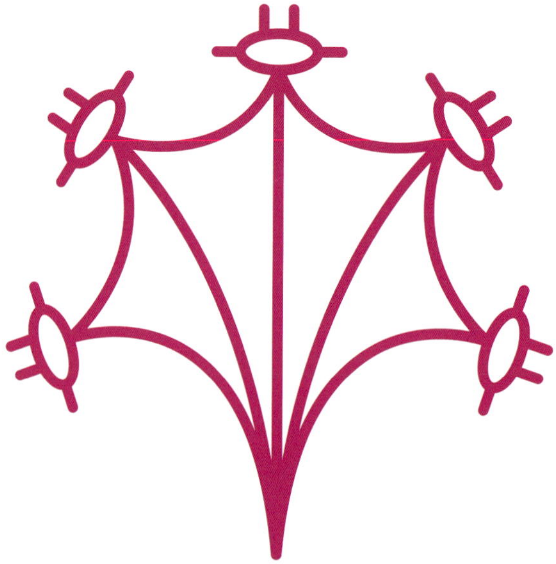

# Ferrum phosphoricum

Eisenphosphat

## Das Seelenwesen

Der tapfere Krieger in dir hält manchmal nicht lange durch. Aber das ist doch nichts Schlimmes. Hauptsache, du versuchst dein Bestes, wenn du merkst, dass irgendetwas nicht in Ordnung ist. Es gibt immer noch Schwächere als dich, und denen kannst du helfen. Manchmal einfach dadurch, dass du weißt, dass es ungerecht ist, wie das andere Kind behandelt wird. Nicht immer kannst du gleich helfen, weil du vielleicht selbst Angst hast. Aber du kannst denken: »So würde ich das nicht tun, ich werde mich besser verhalten, so, wie es richtig ist.« Dadurch schickst du Kraft in das andere Kind hinein und in dich selbst. So wird dein innerer Krieger immer stärker! Und auch wenn du wieder einmal schwach werden solltest – das macht überhaupt nichts! Dein Krieger schläft nur. Wecke ihn doch einfach auf!

*Ich bin tapfer,
auch wenn ich schwach bin.*

## Substanz

Ferrum phosphoricum ist Eisenphosphat $FePO_4$. Diese Verbindung zwischen Eisen und Phosphor bildet gelbliche Kristalle bzw. ein amorphes Pulver. Es ist geruchs- und geschmacklos. Ferriphosphat ist in Wasser nicht löslich, gut löslich hingegen in Säuren. In der Natur findet man Ferriphosphat in Zusammenhang mit verschiedenen Mineralien wie Beraunit oder Phosphosiderit. Die Substanz wird als Mittel zum Töten von Schnecken benutzt (Molluskizid). Ferrum phosphoricum ist als Schüßler-Salz bekannt und auch in der klassischen Homöopathie eine wertvolle Arznei gegen fiebrige Zustände.

## Charakter

Ferrum phosphoricum wird relativ häufig zur Behandlung von akuten Infekten bei Babys und Kindern eingesetzt. Es handelt sich um nervöse und schüchterne Kinder, die zum Erröten neigen. Wenn es ihnen nicht gut geht, ziehen sie sich zurück. Wenn sie etwas ärgert, können sie jedoch trotz ihrer Sensibilität richtig wütend werden. Nach einem Wutausbruch sind sie dann jedoch erschöpft und zittern am ganzen Körper. Zum Arzneibild gehören Mittelohrentzündungen, Halsentzündungen, Nasenbluten, Zahnungsbeschwerden und Sommerdurchfall. Bei Ohrenentzündungen ist das äußere Ohr hochrot verfärbt. Es fällt auf, dass die Babys sich häufig an die Ohren greifen. Oft besteht trotz mäßig hohem Fieber sogar eine gute Stimmung. Die Kinder scheinen trotz des Fiebers eher wenig beeinträchtigt zu sein.

## Einsatzgebiete

Wichtiges Mittel gegen fieberhafte Infektionen im Anfangsstadium. Häufig gibt es außer dem (eher leichten) Fieber und Erschöpfung keinerlei weitere Symptome, die auf eine bestimmte Erkrankung hinweisen würden. Akute Infekte der oberen und unteren Luftwege, zum Beispiel bei grippalen Infekten, Erkältungen mit begleitenden Ohrenschmerzen, Luftröhren- und Kehlkopfentzündungen, Mittelohrentzündungen oder bei heftigem Fließschnupfen mit reichlichem Niesen und Reizhusten – alles eher im Anfangsstadium. Einnässen bei blassen und zarten Kindern. Bindehautentzündung, die Augen sind trocken und brennen. Gefüh, als ob Sand unter den Augenlidern wäre. Empfindlichkeit gegenüber Licht. Sommerdurchfall mit Fieber.

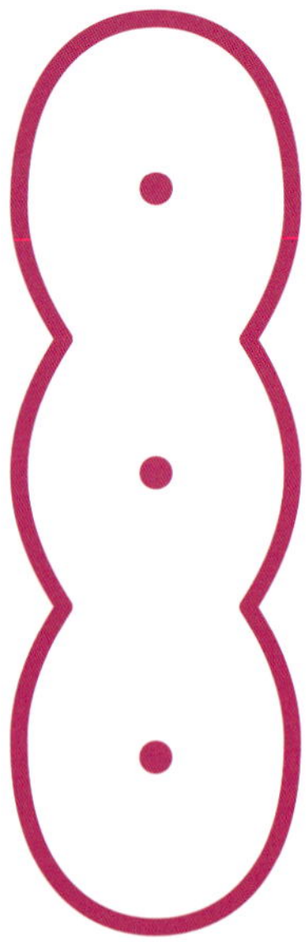

# Gelsemium

### Gelber Jasmin

## Das Seelenwesen

Sitzt du wie ein Häschen in der Grube? Dabei bist du doch eigentlich so mutig und hast schon oft den Sprung gewagt. Du weißt genau, wie du deine Angst überwinden kannst. Tu es einfach, denn du kannst es! Sieh nach oben, dort ist das Licht, und es ist nicht weit. Und schau, welche wunderbaren Wesen dir dabei helfen. Das sind nicht deine Eltern, sondern ganz liebevolle bunt leuchtende Geschöpfe, die genau wissen, wie wunderbar du bist. Also nimm einfach Anlauf, und los geht's. Deine bunten Begleiter nehmen dich an die Hand, und schon hast du einen riesen Sprung gemacht. Bravo! Auch wenn du so mutig bist, du brauchst dir und anderen nicht immer etwas beweisen. Wenn es zu gefährlich wird, ist es einfach unsinnig, etwas zu wagen, was dir schaden könnte. Dann lass es einfach sein!

*Ich bin stolz auf mich.*

## Substanz

Obwohl der botanische Name des Gelben Jasmins auf seine Ähnlichkeit mit anderen Jasminpflanzen anspielt, ist er mit diesen nicht verwandt. Gelsemium sempervirens ist eine immergrüne Liane. Wegen der Form seiner angenehm riechenden Blüten trägt der Gelbe Jasmin den Beinamen »Dufttrichter«. Allerdings können weder diese schmeichelhafte Bezeichnung noch seine Attraktivität darüber hinwegtäuschen, dass er als »Giftjasmin« starke toxische Eigenschaften besitzt.

## Charakter

Gelsemium-Kinder sind eigentlich »Feiglinge« (ohne negative Wertung), die eine eigene Taktik entwickelt haben, ihrer Angst zu begegnen; sie stürzen sich einfach in die Schlacht nach dem Motto »Augen zu und durch«. Insofern erscheinen sie oft sogar mutig. Klassisch ist das Bild des schwertschwingenden Jungen, der tapfer unsichtbare Feinde bekämpft. Als kleine Kinder klammern sie sich oft ängstlich an die Hand der Mutter, mit fortschreitendem Alter und neuen Herausforderungen in Kindergarten oder Schule wird jede Prüfung wieder zum Angstszenario. Die Folge ist das typische Zittern oder wie Gelähmtsein vor jeder Prüfung oder neuen Aufgabe, was letztendlich auch zur Lähmung auf seelischer und körperlicher Ebene führen kann.

## Einsatzgebiete

Erwartungsangst, Angst vor Prüfungen und neuen Situationen mit Zittern, Durchfall, Schwäche oder Lähmungen. Gefühl des Versagens vor Prüfungen bei Schulkindern und Folgen von schlechten Nachrichten mit dem Merkmal des Zitterns. Auch gut geeignet bei Flugangst von Kindern. Nervöser Durchfall wegen geistiger Anspannung, häufig mit Schweregefühl in den Beinen. Erkältungen und grippale Infekte mit Fieber, Kopfschmerzen und Erschöpfung. Kinder, die Kopfschmerzen haben, wenn der Schmerz vom Nacken über die Stirn zu den Augen zieht. Das Kind hat dabei schwere, herabfallende Augenlider.

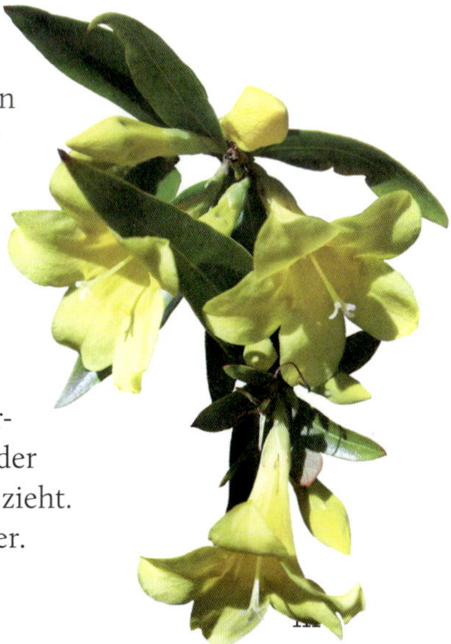

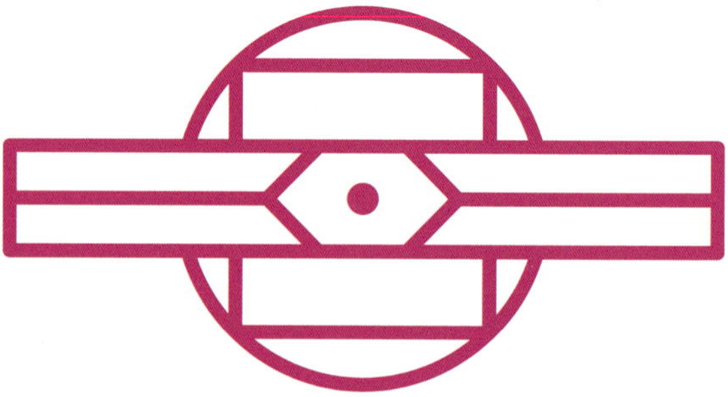

# Graphites

## Graphit

### Das Seelenwesen

Ja, es ist viel schöner, wenn sich alle vertragen, aber du bist sicherlich nicht schuld daran, wenn sich deine Eltern oder Freunde streiten, und oft musst du auch nichts tun, es geht von selbst vorbei. Gut manchmal dauert es etwas länger, dann aber habe Vertrauen, dass es schon so etwas wie einen lieben Gott gibt, der genau weiß, was die beiden noch zu klären haben. Und wenn die richtige Zeit gekommen ist, dann wird das auch geklärt und erledigt sein. Also sei ganz ruhig, wenn wieder mal ein Gewitter aufzieht, denn du weißt, dass Gott jetzt da ist und dich gut beschützt, bis es vorbei ist. Dieses Vertrauen macht dich immer stärker. Weißt du, jede Seele, jedes Kind und jeder Erwachsene hat seinen eigenen Weg und folgt seinem eigenen Plan. Das sieht nicht immer schön aus, aber es soll eben genau so sein.

*Ich kann nicht jedem helfen,*
*Gott macht auch etwas.*

## Substanz

Graphites ist eine homöopathische Arznei aus dem Mineral Graphit, das eine der Erscheinungsformen des chemischen Elements Kohlenstoff ist. Jeder kennt die Substanz in Form der Bleistifte, in denen Graphit der Hauptbestandteil ist. Entsprechend bedeutet der aus dem Griechischen abgeleitete Begriff »graphein« im Deutschen »schreiben«. Graphites wird hauptsächlich bei Hautproblemen bei nässenden Ekzemen verordnet, vor allem bei übergewichtigen Personen.

## Charakter

Die Kombination aus Neigung zu Fettleibigkeit, Verfrorenheit, Verstopfung und Ekzemen weist sofort auf Graphites als charakteristische Arznei hin. Graphites-Kinder sind sehr kälteempfindlich und besitzen eine ausgeprägte Neigung zu trockenen, rissigen Hautausschlägen, die oft von übel riechenden Absonderungen mit honiggelbem klebrigem Sekret begleitet sind. Die Kinder wirken bescheiden, hilfsbereit und fürsorglich und agieren schon als Kind als Friedensstifter und Vermittler zwischen den Eltern. Eine schwere Aufgabe. Sie leiden oft unter Minderwertigkeitsgefühlen, sind unsicher und können schlecht Entscheidungen treffen.

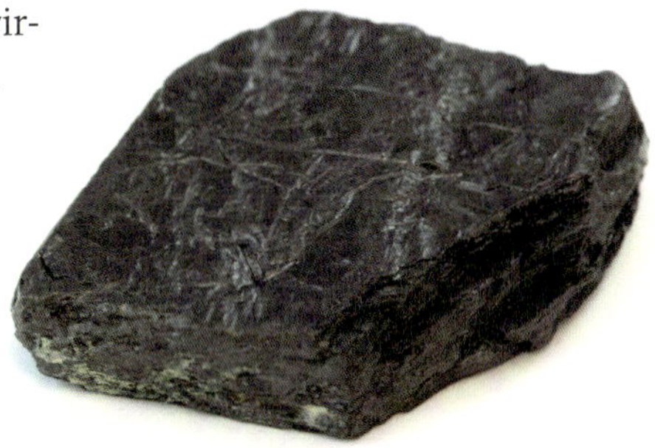

## Einsatzgebiete

Alle Variationen von nässenden Hautausschlägen bei Kindern mit meist klebrigen Absonderungen. Ekzeme der Kopfhaut, die zu Krustenbildung führen und die Haare verkleben. Risse und Schorfe hinter den Ohren. Haare brechen und fallen aus. Bindehautentzündung, Gerstenkörner, Akne. Entzündung der Schleimhaut, Nasenkatarrh. Darmprobleme wie Verstopfung, lang dauernde Schwellung von Lymphdrüsen. Andauerndes Aufstoßen, starke Auftreibungen des Bauches, Rumpeln und Gurgeln im Bauch. Essstörungen, Trägheit und verlängerter Zyklus in der Pubertät, Angst vor Gewitter, Selbstvorwürfe und Gewissensnöte.

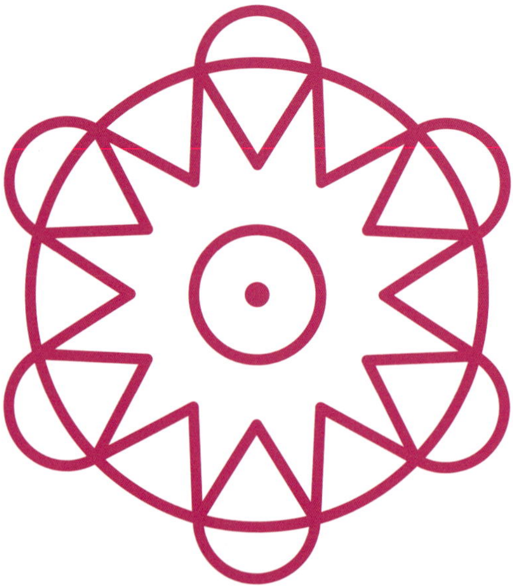

# Hyoscyamus niger

Bilsenkraut

## Das Seelenwesen

Du fühlst dich wohl im Stich gelassen von den Menschen, denen du einst vertraut hast. Haben sie dich wirklich um dein Leben betrogen? Und fühlst du dich deshalb als Rebell, der es allen zeigen wird? Wenn du immer so denkst, dann misstraust du eigentlich nicht nur den anderen, sondern auch dir selbst. Dabei wäre es so schön, wenn du dich selbst als deinen besten Freund oder deine beste Freundin haben könntest. Würden es diese wunderbaren Wesen gut heißen, dass du so gewalttätig gegen dich und andere bist? Du bist erst wirklich frei, wenn du dich auch selbst lieb haben kannst. Das kannst du lernen, es ist gar nicht so schwer. Falls du noch keinen Sport machst oder kein Hobby hast, wo du dich so richtig austoben kannst, dann wird es jetzt höchste Zeit für dich. Es wird dir sehr guttun. Probier es doch einfach mal aus!

*In Wirklichkeit mag ich mich.*

## Substanz

Das homöopathische Mittel Hyoscyamus niger wird aus der Pflanze Bilsenkraut gewonnen. Dieses giftige Nachtschattengewächs enthält die Wirkstoffe Hyoscyamin und Atropin, die bereits seit der Antike als Gift- und Heilstoffe verwendet werden. Hyoscyamus wirkt vor allem auf das zentrale Nervensystem sowie auf die Atemwege und wird bei psychischen Erkrankungen, Verhaltensstörungen und Bronchitis eingesetzt.

## Charakter

Hyoscyamus gehört zu den »heftigen« Mitteln in der Homöopathie. Oft liegt ein gravierendes psychisches Ereignis oder ein Trauma in der Kindheit oder Familie vor, die heftige psychische Symptome auslösen können. Das Kind oder der Jugendliche fühlt sich im Grunde um sein Leben betrogen, misstraut jedem, ist chronisch eifersüchtig und unternimmt oft übertriebene Anstrengungen dazuzugehören, zum Beispiel als Klassenclown oder Gangleader. Im Grunde fühlt er sich stets unterlegen und kompensiert dies mit Gewalt oder Herrschsucht. Hyoscyamus eignet sich gut bei verhaltensauffälligen, gewaltbereiten Kindern, wird aber auch bei psychischen Erkrankungen wie manischen Zuständen oder Psychosen verabreicht.

## Einsatzgebiete

Unruhige, zappelige und quengelige Kleinkinder, die schlecht schlafen. ADHS-Symptome und massive Verhaltensauffälligkeiten, Übererregbarkeit und Aggression. Epilepsie, Muskelkrämpfe, Zuckungen und Zittern (Tremor). Infolge des Kontrollverlustes der Muskulatur kann es zu unwillkürlichem Abgang von Harn und Stuhl kommen. Gesteigerte Aktivität der Nerven (neuronale Aktivität). Manie, das heißt eine anormal gehobene Stimmung über einen bestimmten Zeitraum, oder eine akute, organisch bedingte Bewusstseinseintrübung (Delir) kann mit der Einnahme von Hyoscyamus behandelt werden. Angst vor Wasser, ausgeprägter Argwohn und Eifersucht. Nächtlicher, krampfartiger Husten, Kitzelhusten, Keuchhusten. Alkohol- und Drogenmissbrauch bei Jugendlichen.

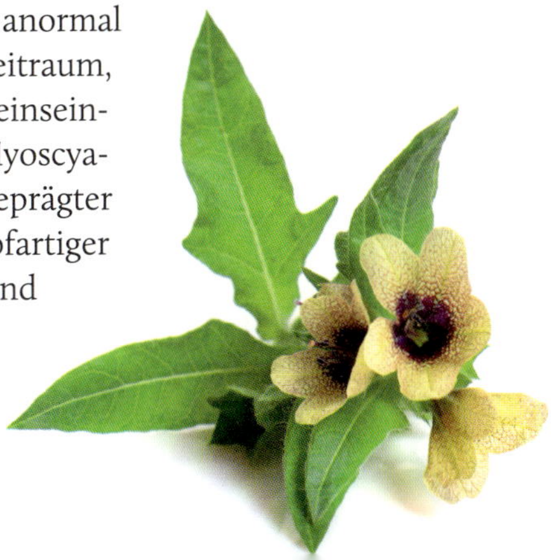

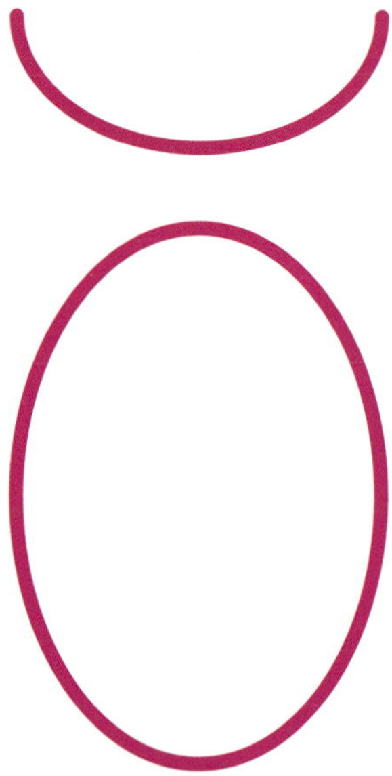

# Ignatia

Ignatius-Bohne

## Das Seelenwesen

O ja, es ist so gemein! Da geht es eine Zeitlang gut, und du bist begeistert von deinen Freunden und Freundinnen, du liebst deine Eltern, deine Oma oder dein Haustier über alles. Du willst IMMER mit ihnen zusammenbleiben. Das wäre natürlich wunderschön. Und dann gehen die Menschen oder Tiere einfach weg, und du kannst nichts tun und fühlst dich furchtbar allein und unglücklich. Am liebsten würdest du sterben. Aber, du liebes Kind, wir brauchen dich doch noch, du bist so wunderbar, und neue Freunde halten schon nach dir Ausschau und möchten dich gern kennenlernen und mit dir zusammen sein. Lasse sie in dein Herz, dann sind sie da! Lasse dich von der großen Mutter in den Arm nehmen. Es ist die, von der wir alle abstammen. Sie kann dich wunderbar trösten, wenn es zu schlimm wird und du selbst nicht weiterweißt.

Komm in meine Arme. Ich halte dich.

## Substanz

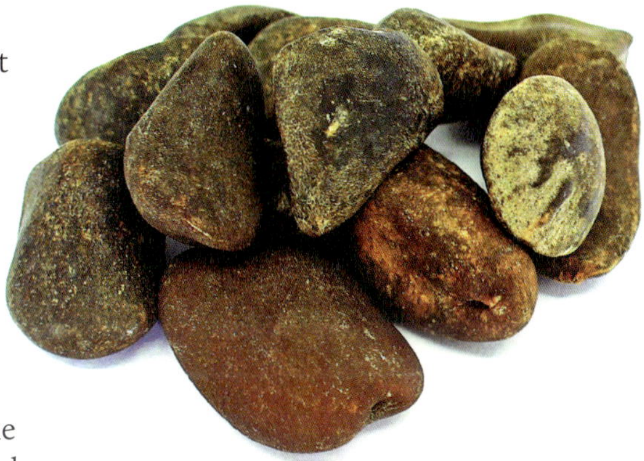

Ignatia, der Ignatius-Bohnenbaum, ist ein Brechnussgewächs. Die Schlingpflanze ist in tropischen Gebieten beheimatet. Aus seinen traubenartig angeordneten Blüten entwickeln sich bitter schmeckende Beerenfrüchte wie harte Bohnen. Diese sogenannten Ignatius-Bohnen verdanken ihren Namen dem spanischen Priester Ignatius von Loyola, der sie gegen Beschwerden im gesamten Verdauungssystem einsetzte.

## Charakter

Ignatia ist das klassische Akutmittel bei allen möglichen Kummer- und Trennungssituationen: Das geliebte Haustier ist gestorben oder die Oma, bei der das Kind immer Zuflucht gefunden hatte. Die Eltern trennen sich, die beste Freundin zieht weg. Bei älteren Kindern und Jugendlichen trifft der erste Liebeskummer sie besonders schwer, sie können es kaum irgendwie verkraften. Die Reaktionen auf solche Ereignisse wirken oft regelrecht hysterisch, das Kind ist sehr unglücklich und zieht sich immer wieder unter heftigstem Schluchzen zurück. Viele Kinder drücken durch ihre Reaktionen oder ihr Leiden aber auch das Trennungsthema der Eltern aus, weshalb diesen dann auch eine Mittelgabe guttäte.

## Einsatzgebiete

Beschwerden bei Kindern, die durch emotionale Belastungen ausgelöst werden, z.B. durch Liebeskummer, Trennungen, Scheidung der Eltern und ähnlichen Kummer. Migräne, Krämpfe, nervöse Magenbeschwerden, Kloßgefühl im Hals, Menstruationsbeschwerden bei weiblichen Teenagern mit Liebeskummer, Schlafstörungen oder sehr leichter Schlaf, Tics und Muskelzuckungen. Starke Reizbarkeit und Nervosität. Die Stimmung ist sehr wechselhaft. Paradoxie ist wichtig: Kältegefühl steigert den Durst, Übelkeit verschwindet durch Essen, und der Kummer wird durch Trost verstärkt.

# Ipecacuanha

### Brechwurz

## Das Seelenwesen

Es ist so schön, bunte Luftschlösser zu bauen und viele Ideen in Gedanken zu verwirklichen. Du wirbelst herum wie ein aufgezogener Harlekin, der am liebsten alles auf einmal machen möchte. Wenn dir dann jemand in den Weg springt und dich auch noch ausbremst, dann macht dich das wütend, und du möchtest diesen Störenfried am liebsten »ungespitzt in den Boden rammen«. Dann findest du alles »zum Kotzen«. Und so geht das immer wieder hin und her, einmal so toll und einmal so blöd. Und weißt du, was? Es geht uns allen so. Irgendwann treffen wir uns in der Mitte und liegen uns einfach in den Armen. Wie schön ist das dann! Du bist so kreativ, und dir fällt immer etwas ein. Erzähle das doch den anderen Kindern und zeige ihnen in Ruhe, wie toll das ist. Manche brauchen eben mehr Zeit!

*Ich werde ruhig und weiß, was ich will.*

## Substanz

Ipecacuanha wird aus dem Wurzelteil einer Pflanze namens Brechwurz hergestellt. Die Pflanze wächst in Brasilien. Das Mittel enthält den Bestandteil Emetin, der als spezifische Substanz gegen Ruhr eingesetzt wird. Es ist bewährt bei allen Beschwerden, die mit Brechreiz und Übelkeit einhergehen, und kann in diesen Fällen eine kurz und schnell wirkende Arznei sein. Als starkes Brechmittel sollte es nicht in sehr niedrigen Potenzen verabreicht werden.

## Charakter

Ipecacuanha-Kinder sind sehr kreativ beim Spielen und Basteln, und es fällt ihnen immer etwas Neues ein. Sie können aber auch launisch, empfindlich und ungeduldig sein oder wissen nicht, was sie wollen. Sie vertragen viele Nahrungsmittel nicht, zum Beispiel Obst, fettes Essen, Schweinefleisch oder Eis, und reagieren darauf mit Koliken, Durchfällen oder Erbrechen, vor allem im Sommer. Auch wenn das Kind erbrochen hat, bleibt die Übelkeit erstaunlich lange bestehen. Nahrungsmittelvergiftungen sind nicht ganz untypisch für ein solch empfindsames Kind. Kopfschmerzen bei Jugendlichen gehen mit Übelkeit einher und können sich bis zur Migräne steigern.

## Einsatzgebiete

Ipecacuanha wirkt besonders gut auf den Magen-Darm-Trakt und die Atemwege, wo es ein wichtiges und schnell wirkendes Akutmittel ist. Übelkeit ist das Stichwort der Wahl. Säuglinge erbrechen während des Stillens an der Brust. Kinder haben Koliken mit Durchfall, Ruhelosigkeit und Schreien oder bekommen Koliken nach unverträglichen Nahrungsmitteln. Folgen von Überessen oder unbekömmlicher Kost, wenn die Übelkeit lange bestehen bleibt. Bei Schleimhautentzündungen von Magen und Dünndarm sowie akuter Magen-Darm-Grippe. Asthma bronchiale und Keuchhusten. Der starke Husten reizt zum Würgen und Erbrechen oder wird von dauernder Übelkeit begleitet.

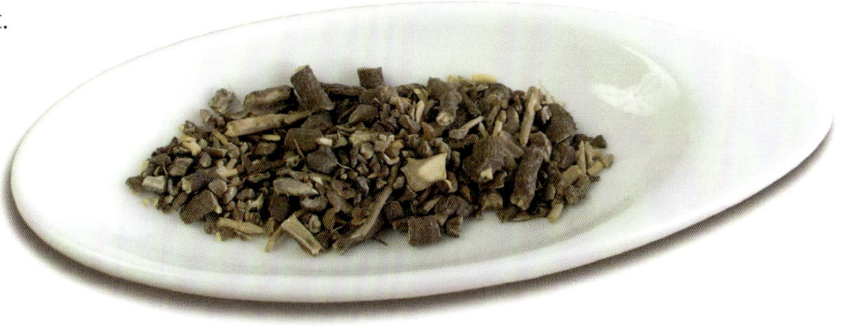

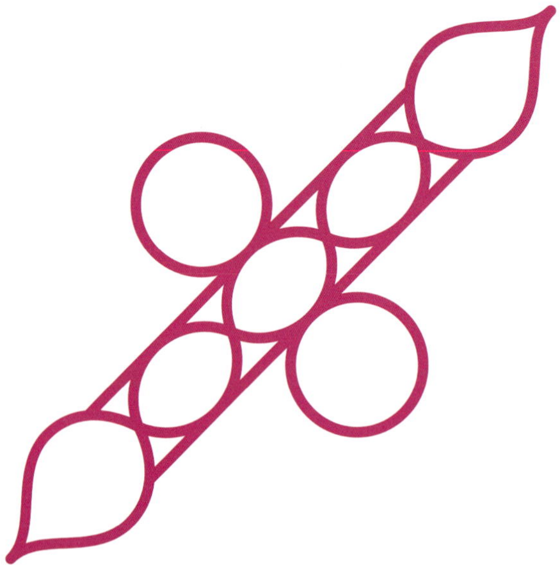

# Jalapa

Jalapenknolle

## Das Seelenwesen

Bestimmt kennst du die Redewendung »So ein Krampf!«. Sie wird immer dann benutzt, wenn etwas wirklich vollkommen sinnlos erscheint. Dennoch musst du dich manchmal mit solchen Dingen oder Eindrücken beschäftigen, zum Beispiel im Kindergarten oder in der Schule mit Spielen oder Lernstoff, den du wirklich für absolut unsinnig hältst. »Wofür denn das alles?«, könntest du dich fragen. Und ja, du hast ganz recht! Vieles, womit sich die Menschen beschäftigen, ist wirklich ein Krampf! Aber dafür sind wir auf die Erde gekommen – damit wir erkennen, was das wirklich Echte und Wichtige im Leben ist. Zumindest innerlich kannst du das Nutzlose jetzt in Gedanken komplett löschen. Lass es einfach komplett abfließen aus deinem Körper und aus deinen Gedanken.

*Ich höre auf mit all diesem Krampf.*

## Substanz

Die Jalape (Exogenium purga oder Convolvulus purga) ist eine krautige Pflanze, die zur Gattung der Prunkwinden gehört. Sie wird auch mexikanische Purgierwinde genannt, was schon auf ihre historischen Einsatzgebiete verweist. Purgieren bedeutet »abführen«, d. h. Jalapa wurde zum Beispiel bei Verstopfung benutzt oder bei körperlichen Themen, wo eine Ausscheidung gewünscht war. Benutzt wurde dazu das aus den Knollen gewonnene Harz, dessen Wirkung extrem stark war und darum auch heftige Nebenwirkungen haben konnte, wie zum Beispiel krampfartige Schmerzen, gegen die wiederum das homöopathische Mittel gut wirkt.

## Charakter

Ein »kleines«, aber wichtiges Mittel vor allem für Säuglinge, die unter Blähungen mit großer Unruhe leiden. Auffällig ist, dass die Kinder den ganzen Tag über brav und gut zu haben sind, in der Nacht aber schreien, untröstlich sind und überhaupt schlecht schlafen. Beim Schreien verdreht das Kind den ganzen Körper, es windet und dreht sich fortwährend. Nach einer solchen Nacht schlafen sie dann meist tagsüber aus Erschöpfung. Jalapa ist sinnvoll für reizbare, unzufriedene Babys und Kleinkinder, die nachts oft Durchfall haben und deren Tag-Nacht-Rhythmus grundsätzlich gestört ist.

## Einsatzgebiete

Blähungskoliken und Unruhezustände vor allem nachts. Koliken und Durchfälle bei Säuglingen sind die Hauptanzeige dieses Mittels. Koliken mit wässrigem Durchfall bzw. dünnen Stühlen. Der Bauch ist aufgetrieben, das Gesicht kühl und blau, der Anus wund. Viele Unruhezustände, z.B. Ruhelosigkeit bei Verdauungsstörungen wie Durchfall, Verstopfung, Koliken. Appetitmangel und Abmagerung des Säuglings. Vorwärts-, Rückwärts- und Seitwärtskrümmen des Körpers. Schlafstörungen und Schreien die ganze Nacht mit Darmsymptomen.

# Justicia adhatoda

Indisches Lungenkraut

## Das Seelenwesen

Du bist echt genervt von dem ganzen Getue der Erwachsenen. Alles soll immer »vernünftig« sein. Dabei hättest du große Lust, einfach einmal auf den Tisch zu hauen und zu sagen: »Was soll das ganze dumme Spiel eigentlich?« Ja, ehrlich gesagt verstehen wir das auch oft nicht. Wir können nur beobachten, was die Erwachsenen so treiben, aber eingreifen dürfen wir nicht. Jeder hat hier seine eigene Meinung, so wie du. Und alle anderen Kinder. Was in deinem Kopf vorgeht, ist auf jeden Fall frei, und da kannst du eine komplett andere Meinung haben als alle anderen. Das steht dir zu! Es haben nicht immer die anderen Menschen recht, nur weil sie zu mehreren sind. Stehe zu deinem Gefühl, und wenn du meinst, etwas stimmt nicht für dich, dann äußere es ganz mutig.

*Meine Gedanken sind frei.*

## Substanz

Justicia adhatoda wird aus den frischen Blättern des Indischen Lungenkrautes hergestellt. Die Blätter enthalten neben ätherischen Ölen das Alkaloid Vasicin. Vasicin erweitert und entkrampft die Äste der Bronchien, was die Atmung und den Abtransport überflüssigen Schleims erleichtert. Das indische Lungenkraut gehörte bereits vor 3000 Jahren zur Ayurveda-Medizin, der ältesten Heilkunde überhaupt. Heute kann die Adhatoda-Pflanze mit ihrer antiallergischen und antientzündlichen Wirkung Heuschnupfen-Allergiker gut unterstützen.

## Charakter

Justicia adhatoda ist für Kinder geeignet, die immer wieder zu Erkältungen, Husten und allergischem Schnupfen neigen. Ihre Hände und das Gesicht sind morgens oft geschwollen oder aufgedunsen. Sie leiden an Erkältungen mit brennendem Tränenfluss, gereizten Augen oder an vielfältigen Heuschnupfensymptomen. Oft geht ihr Geruchs- und Geschmackssinn vollständig verloren. Während des Hustens kann das Kind kaum atmen, das erinnert an Krupp- oder Keuchhusten, oder der Husten ist begleitet von heftigen Niesanfällen.

## Einsatzgebiete

Justicia kann sowohl hilfreich sein im Anfangsstadium einer Erkältung als auch akut bei Heuschnupfen-Attacken. Die Adhatoda-Pflanze kann dabei helfen, überflüssigen Schleim schneller abzutransportieren und dementsprechend das Atmen zu erleichtern. Extrakte aus Adhatoda-Blättern werden gern bei Erkältungsschnupfen, Bronchitis, Asthma und Nasennebenhöhlenentzündungen verwendet. Krupphusten und Keuchhusten. Pollenallergien, allergische Reaktionen auf Hausstaub. Rasseln oder Engegefühl in der Brust. Alles ist schlechter in geschlossenen Räumen und nach dem Essen.

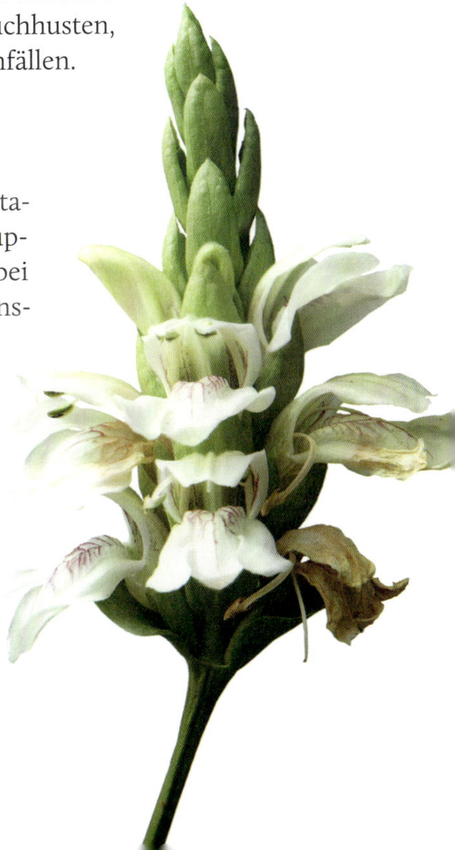

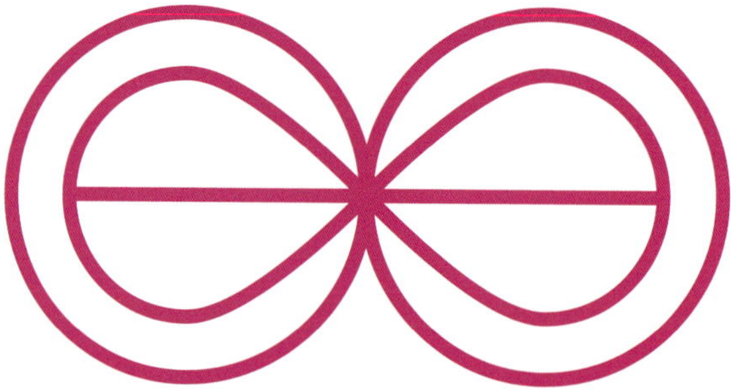

# Lac caninum

Hundemilch

## Das Seelenwesen

Deine Mutter und du, ihr seid nicht auf derselben Wellenlänge. Das ist zwar schade, und du leidest vielleicht darunter, aber auf dieser Welt passen Kinder und Erwachsene nicht immer gut zusammen. Dennoch ist sie deine Mutter, und deine Eltern sind deine Eltern. Aber du darfst auch Gott vertrauen und dem Ort, wo deine Seele herkommt. Du bist so kreativ und darfst dir erlauben, auch anders zu werden in deinem Leben als Mama und Papa, und du musst ihnen nichts abnehmen, von dem du meinst, dass sie es nicht geschafft haben. Fühle, was du wirklich willst, und stehe zu dem, wie du bist. Das fühlt sich viel besser an. Das, was du in dir fühlst und denkst, das bist du, und es ist in Ordnung, wie du bist, auch wenn deine Eltern vielleicht ganz anders erscheinen. Du bist ganz wunderbar.

*Ich stehe
zu meinen eigenen Bedürfnissen.*

## Substanz

Lac caninum, die Hundemilch, ist ein Drüsensekret, das bereits im letzten Jahrhundert von einigen der herausragenden amerikanischen Homöopathen als homöopathische Arznei geprüft wurde. Es wird aus den Brustdrüsen von Hunden, vorwiegend von Rottweiler-Hündinnen, gewonnen. Zur Herstellung der Arznei Lac caninum wird das Milcheiweiß durch Zugabe von 90-prozentigem Alkohol zu der Hundemilch ausgefällt. Lac caninum gehört bisher zu den selten verwendeten Mitteln der Homöopathie.

## Charakter

Alle Milchmittel haben etwas mit Nahrung, Nährung oder Mütterlichkeit zu tun. Oder eben das Fehlen all dieser Dinge in der Kindheit. Lac-caninum-Kinder haben eine sehr geringe Selbstachtung und in der Kindheit oft »wie ein Hund« unter elterlicher Vernachlässigung gelitten, was bis zum (sexuellen) Missbrauch gegangen sein kann. Sie finden sich stets in der Opferrolle und empfinden den eigenen Körper als unerträglich. Dennoch klammern sie sich »treu wie ein Hund« an andere Menschen, die dominanten Eltern oder andere Bezugspersonen. Sie leiden stark unter Verlustängsten, können nicht allein entscheiden oder leben Anteile der Mutter, die diese nicht selbst leben konnte.

## Einsatzgebiete

Gutes Mittel zur Behandlung von Halsschmerzen, Mandelentzündungen, Laryngitis, kruppartigem Husten, Pseudokrupp, allergischem Kitzelhusten. Bronchitis, geschwollene Halslymphdrüsen. Allergische Konstitutionen, Allergie gegen Kuhmilch, Laktoseintoleranz. Irrationale Ängste vor Tieren, Insekten, Schlangen und Höhe. Nervöse Unruhe wechselt mit rasenden Wutausbrüchen. Bettnässen, Bulimie, Dyslexie, Legasthenie, Stottern. Nächtliches Erwachen bei Schreikindern mit anhaltendem Schreien, vor allem nach Trennung von der Mutter, Albträume und Verzweiflung nachts. Fotophobie und Sehstörungen beim Lesen. Heranwachsende äußern Suizidgedanken.

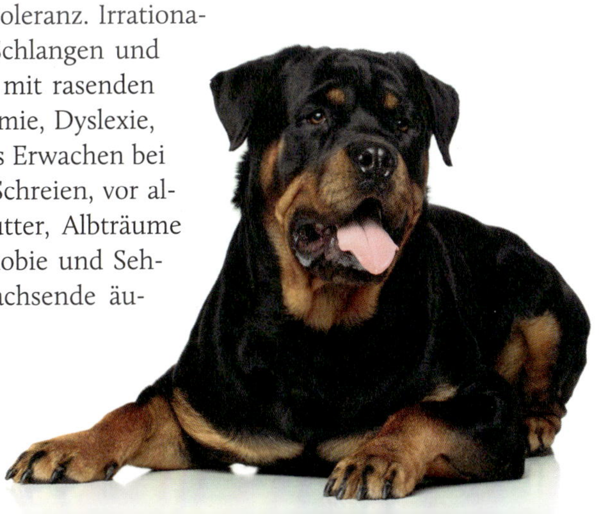

# Lac delphinum

Delphinmilch

## Das Seelenwesen

Die Gemeinschaft und deine Familie geben dir Schutz und erfüllen dich mit Lebensfreude, wenn sie für dich da sind. Dann fühlst du dich geborgen, leicht und fröhlich. Sobald du getrennt bist, fühlst du dich aber ausgeschlossen von den anderen. Du hast Angst vor Gefahr und sorgst dich, dass du nicht mehr so richtig dazugehören könntest. Manchmal bist du nur für andere da, aber du kannst ihnen nicht wirklich helfen, auch wenn du das gern möchtest. Bitte dann deine Engel oder die unsichtbaren Wesen, dass sie dir bei deiner Aufgabe helfen. Du musst nicht alles allein machen. Nimm dir einmal frei zum Spielen! Schau dir die Delfine an, wie fröhlich sie zusammen spielen. Es scheint ganz so, als machten sie alles wie abgesprochen, ohne zu reden. Es ist eine geheime Sprache. Die kennst du auch!

*Ich bin fröhlich,
frei und gehe jetzt spielen!*

## Substanz

Lac delphinum wird aus der Milch des Großen Tümmlers hergestellt. Delphine sind dafür bekannt, dass sie gern in Gemeinschaften unterwegs sind und sich liebevoll um ihre Kinder oder die Gruppe kümmern. Sie werden mit spielerischer Leichtigkeit und Freundlichkeit assoziiert und natürlich mit dem Meer und dem Wasser. Lac delphinum ist wie alle anderen homöopathischen Milchmittel ein bekanntes Konstitutionsmittel.

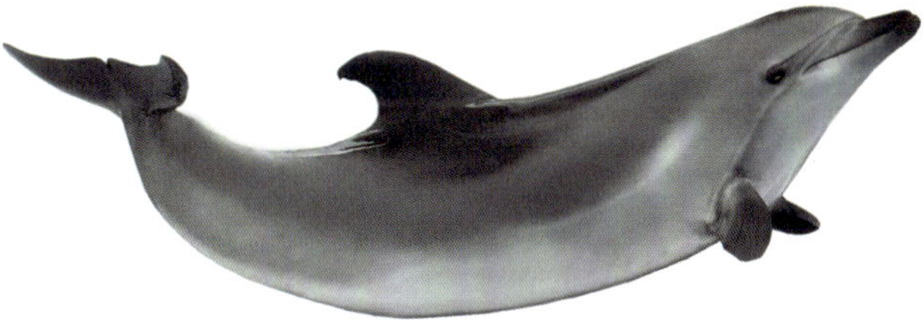

## Charakter

Häufig sind es überdurchschnittlich intelligente Kinder, die sehr sozial wirken. Sie sind ausgesprochen mitfühlend und einfühlsam. Aggressionen sind ihnen ein Graus, und sie achten sehr auf das Wohlbefinden ihrer Familie oder einer Gruppe, in der sie sich zu Hause fühlen. Sie sind verspielt und scherzen gern, lieben es, schwimmen zu gehen, und sind sehr kommunikativ und tierlieb. Unter der Oberfläche kann eine problematische Opferrolle stecken, wenn Kinder sich z.B. für ein alkoholabhängiges Elternteil verantwortlich fühlen. Lac-delfinum-Kinder fühlen sich schnell verlassen und verfügen oft nur über ein geringes Selbstvertrauen.

## Einsatzgebiete

Lac-delphinum-Kinder sind anfällig für Erkrankungen der Atemwege bis hin zu Lungenentzündung, Asthma, chronischer Bronchitis oder Allergien. Sie sind sehr empfindlich gegen Geräusche, wachen beim kleinsten Geräusch auf. Hellsichtige Träume. Berührung bringt ihnen Gemeinschaftsgefühl. Wenn dies nicht gewährleistet ist, folgen psychische Störungen wie Rückzug, Verschlossenheit oder Depressionen. Die Kinder sind empfindlich gegen Chlorwasser mit Hautjucken. Viele Ängste: vor Räubern, Haien, Kraken, Unfällen, Menschenmengen; Platzangst. Abneigung, ins tiefe Wasser zu tauchen. Fotophobie, empfindliche brennende Augen, z.B. durch Parfüm. Schnupfen, Allergie gegen Hausstaubmilben.

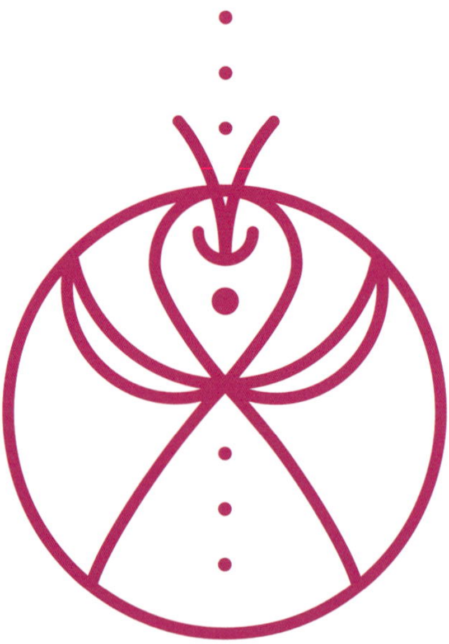

# Lac felinum

Katzenmilch

## Das Seelenwesen

Wenn dir all die Anforderungen, Verpflichtungen und Vorschriften zu viel werden, dann gestehe dir zu, dass du dich auch einmal »abseilen« darfst. Denn das brauchst du manchmal, so wie die Katze, die ihre Runden zieht. Sie tut das allein, und sie macht es gern. Wenn sie wieder in Gesellschaft sein möchte, dann kommt sie schon zurück und holt sich ihre Streicheleinheiten. So kommst auch du immer wieder zurück und suchst die Gesellschaft von Freunden, die dir guttun. Aber lasse auch die anderen kommen und gehen und halte sie nicht fest. Ruhe dich aus, wenn du Ruhe brauchst, so wie die Katze, die sich kuschelig zusammenrollt und nicht gestört werden möchte. Und wenn du Schmuseeinheiten brauchst, dann suche dir jemanden, und hole sie dir!

*Ich komme schon wieder, keine Sorge.*

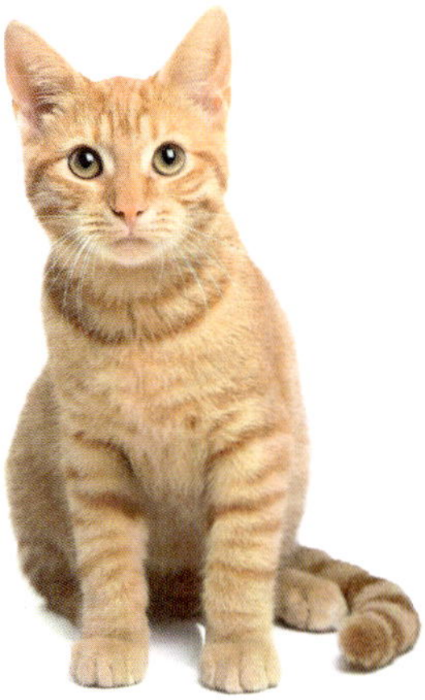

## Substanz

Lac felinum, die Milch von Katzen, wird häufig als Konstitutionsmittel für Kinder eingesetzt, wenn diese ein starkes Bedürfnis nach Unabhängigkeit haben und gleichzeitig aber sehr anhänglich sind. So wie das eben Katzen sind. Sie sind frei und schmusig, aber nur, wenn sie es selbst wollen. Das homöopathische Mittel Lac felinum wird häufig als Konstitutionsmittel eingesetzt, wenn ein heftiger Konflikt zwischen der eigenen Unabhängigkeit und dem Bedürfnis nach Sicherheit und Geborgenheit besteht.

## Charakter

Meist äußert sich das Unabhängigkeitsbedürfnis der Kinder darin, dass sie sich gegen Anordnungen auflehnen und nicht machen wollen, was die Erwachsenen ihnen sagen. Sie fühlen sich sehr schnell zu etwas gezwungen und genötigt, und können darauf mit heftiger Wut bis hin zum Fauchen, Kratzen und Beißen reagieren. Die Kinder wollen unabhängig sein und selbst bestimmen. Jugendliche wechseln zwischen dem coolen Erwachsenen und fallen ein andermal in die Babysprache zurück. Kinder, die Lac felinum brauchen können, sind sehr tierlieb, sauber und ordentlich, und natürlich lieben sie Katzen. Vor Spritzen und spitzen Gegenständen haben sie Angst.

## Einsatzgebiete

Wiederkehrende Halsinfektionen und Mandelentzündungen, Asthma bronchiale. Augensymptome wie Bindehautentzündungen, starke Lichtempfindlichkeit der Augen. Stechende Kopfschmerzen hinter den Augen, die durch Lesen oder Fernsehen schlimmer werden, Sehschwäche bei Anstrengung. Gerstenkörner, Migräne. Haarausfall, Katzenhaarallergie, Kuhmilchunverträglichkeit und Laktoseintoleranz. Psychische Beschwerden nach Vernachlässigung und Missbrauch, z.B. ein Gefühl von Entwürdigung und Beschämung, Angst verfolgt zu werden, Bulimie, Zystitis oder Amenorrhö bei jungen Mädchen. Angst, in der Enge zu ersticken, wenn etwas von ihnen erwartet wird, oder vor »dummen Fehlern« in Prüfungen. Schmerzen fühlen sich an wie zerkratzt. Neurologische Tics, z.B. Augenzucken, Augenzwinkern.

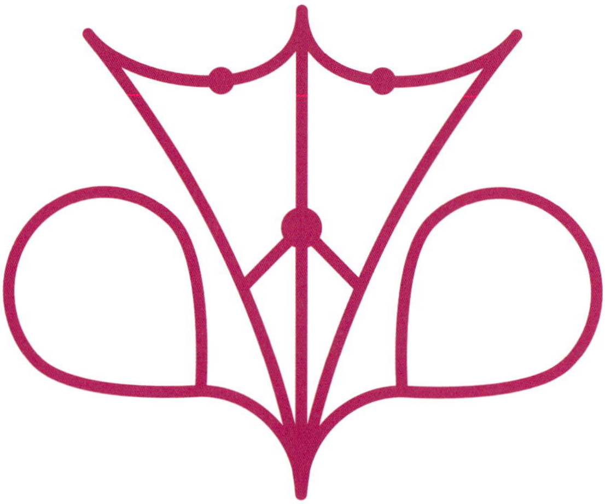

# Lac humanum

Muttermilch

## Das Seelenwesen

Manchmal wärest du vielleicht gern wieder ein Baby und würdest so richtig verhätschelt werden. Einfach nichts machen müssen, in den warmen Armen der Mutter gewiegt werden und richtig gute Sachen zu essen bekommen, wann immer du dies möchtest. Dann schlafen und einfach keine Verpflichtungen haben. Ja, das hätten wir alle manchmal sehr gern. Wie kannst du dich ausruhen und dich so richtig wohlfühlen und bestens versorgt, auch wenn deine Mutter nicht da ist? Stelle dir vor, es gibt noch eine Mutter für dich. Es ist die Mutter Erde, der Planet, auf den du als ihr Kind gekommen bist. Sie schenkt dir so viele Früchte und die Nahrung, die du brauchst. Es ist alles da, sogar wenn du es einmal nicht siehst. Auch wenn du dir keine Vorräte anlegst, wird immer bestens für dich gesorgt sein.

*Ich genieße die Nahrung der Erde.*

## Substanz

Die Muttermilch Lac humanum ist die beste Nahrung für ein Neugeborenes. In ihr ist alles enthalten, was ein Mensch für den Start ins Leben braucht. Der Nährwertgehalt passt sich an die Entwicklung des Kindes an. Muttermilch enthält wichtige Hormone und Endorphine, wie Melatonin oder Oxytocin, das dem Kind hilft, liebevolle Bindungen einzugehen. Endorphine mindern Schmerz, Stress, Frustration oder Kontrollsucht und machen »glücklich«.

## Charakter

Mit dem Stillen wird nicht nur der physische Hunger gestillt, sondern auch der Hunger nach Liebe, nach Behütet- und Genährtwerden. Die Mutter-Kind-Beziehung, Versorgung, Fürsorge oder deren nicht Vorhandensein prägen das Thema von Lac humanum. So entstehen psychische und körperliche Beschwerden nach der Trennung von der Mutter (oft nach dem Abstillen oder durch Nichtstillen), einer anderen geliebten Person oder eines Haustiers. Das Kind fühlt sich danach isoliert und verlassen und entwickelt Symptome. Es neigt zum Grübeln und Brüten und hat eine Abneigung gegen Gesellschaft. Bei aller Traurigkeit kann es nicht weinen und macht seinen stillen Kummer mit sich aus.

## Einsatzgebiete

Beschwerden seit der Stillzeit, durch Nichtstillen oder zu frühes Abstillen. Mittel für Frühgeborene und Brutkastenkinder. Erkältungsneigung und chronische Tonsillitis. Allergische Konstitution, z.B. Heuschnupfen, Milcheiweißallergie, Hausstaubmilben- oder Pollenallergie. Kuhmilchunverträglichkeit oder -allergie, Laktoseintoleranz, Weizenunverträglichkeit, Zöliakie, Malassimilation; Mukoviszidose. Suchtprobleme bei Jugendlichen wie Nikotin oder Alkohol, Ernährungsstörungen. Verfrühte Menses bei Mädchen. Neurodermitis und autoaggressive Züge, verletzt sich selbst. Hautausschläge mit starkem Juckreiz, atopisches Ekzem, das meistens nach dem Abstillen oder durch Nichtstillen beginnt. ADS (Verträumtheit), Schlafstörungen und schwieriges Einschlafen.

Vielfältige Entzündungen und Allergien. Größere Kinder und Jugendliche, die sich verhalten wie unreife kleinere Kinder. Babysprache und übertrieben kindliches Verhalten.

# Ledum

## Sumpfporst

## Das Seelenwesen

Wer hat dir eingeredet, dass du noch so klein bist? Auch wenn du noch ein Kind bist, hast du das Recht, dich zu wehren, wenn dir ein Unrecht geschieht oder wenn du etwas nicht möchtest. Deine Eltern lieben dich, und sie wissen manchmal nicht, dass sie dir unrecht tun, weil sie ja selbst einmal Kinder waren. Notfalls denke bitte an die vielen Elfen und Engel, die unsichtbar immer in deiner Nähe sind, und an die tapferen Krieger, die du dir zu Hilfe rufen kannst, wenn du dich schützen möchtest. Sie sind für dich da, trau dich ruhig und glaube an sie. Wenn du vor etwas Angst hast, dann stelle dir vor, wie das liebevolle Wesen ganz eng bei dir steht und alles zurückschlägt, was dich piesacken möchte, ob eine kleine Mücke oder jemanden, vor dem du Angst hast. Du bist gut geschützt.

*Ich weiß,*
*wie ich mich gut schützen kann.*

## Substanz

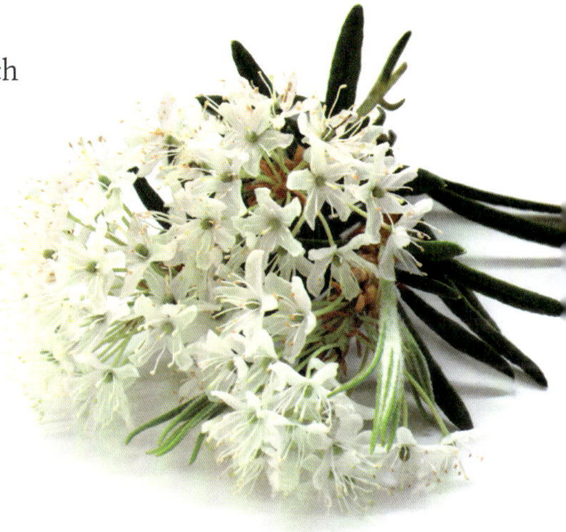

Der Sumpfporst ist ein immergrüner Strauch aus der Familie der Heidekrautgewächse. Er enthält ätherische Öle und verströmt einen angenehmen, kampferartigen Duft, der beim Einatmen Schwindel- und Rauschzustände auslöst. Diese Wirkung wurde bereits im 15. Jahrhundert zur Verstärkung der alkoholischen Wirkung beim Bierbrauen genutzt. Später fand Sumpfporst Einsatz als Mittel gegen Ungezieferbefall, Krätze und Gelenkbeschwerden.

## Charakter

Ledum ist nach Arnika eine der besten Mittelideen, wenn es um die Folgen von Verletzungen geht, bei dem berüchtigten »blauen Auge durch Faustschlag« überholt es Arnika sogar, nur weiß das fast keiner. Auch wenn nach Verletzungen immer noch Probleme trotz des Einsatzes von Arnika bleiben, kann Ledum durchgreifen und das Thema zu einem guten Abschluss bringen. Bei Kindern, die anfällig sind gegen Insektenstiche aller Art, sich rostige Nägel eingetreten haben, von einem Tier gebissen wurden oder nach einer Impfung Beschwerden haben (»kleiner Piks«) ist Ledum immer eine gute Wahl.

## Einsatzgebiete

Üble Folgen von Insektenstichen, Tierbissen, Zecken usw.; Wundinfektionen, auch bei Stichverletzungen. Insbesondere bei Zeckenbissen ist das Mittel sowohl als Soforthilfe als auch zur weiterführenden Behandlung angezeigt. Gequetschte, geschwollene und durch die Verletzung blaurot verfärbte Haut; beschleunigt das Abklingen »blauer Augen«. Nach Meinung der Autoren erübrigt sich bei einer Wunde des Kindes im »Dreck« mit nachfolgender Angst der Eltern vor einer Tetanusinfektion die Impfung, wenn Ledum in einer Akutpotenz von C30 oder C200 gegeben und die Wunde nach der Reinigung *nicht* luftdicht abgeschlossen wird.

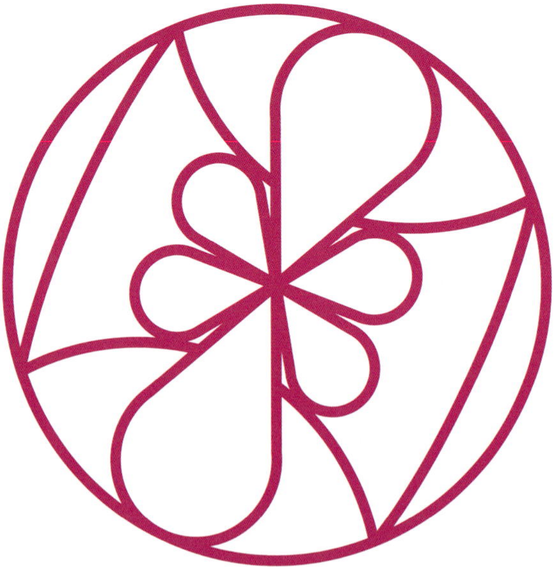

# Lithium phosphoricum

Lithiumphosphat

## Das Seelenwesen

Oft weißt du nicht, was du willst – neue Freunde sind ganz toll, werden aber schnell langweilig. Dann suchst du dir wieder etwas anderes, was du noch spannender findest. Eigentlich bist du ständig am Suchen und nie ganz zufrieden. Mit dir nicht und auch nicht mit den anderen. Aber sei dir gewiss, sie tun, was sie können, um dir ein guter Freund oder eine wunderbare Freundin zu sein. So wie du auch dein Bestes tust, bei dem, was du eben geben kannst. Das ist doch ganz in Ordnung. Gräme dich nicht darüber und sei nicht frustriert. Auch Erwachsene wissen oft nicht, was richtig ist. Es ist gut für dich und alle zu vertrauen, dass es immer auch Hilfen gibt und du getrost größer werden kannst. So sei etwas nachsichtiger mit dir, deinen Freunden und deinen Eltern, und spüre dich selbst.

*Ich verbinde mich und werde groß.*

## Substanz

Mit Lithium und Phosphor verbinden sich zwei homöopathische Elemente, die jedes für sich auf seine eigene Weise durch Instabilität gekennzeichnet sind. Lithium wird allopathisch oft bei manischer Depression verabreicht, also dem Symptom von »Himmelhochjauchzend und zu Tode betrübt«, wenn keine natürliche Balance mehr gefunden werden kann. Dazu gesellt sich bei Lithium phosphoricum das homöopathisch sehr bekannte Phosphor mit seinem »Schnell entzündet, aber auch schnell wieder abgebrannt«-Thema.

## Charakter

Der Charakter des Lithium-phosphoricum-Kindes könnte als impulsiv, unruhig, instabil und völlig aus der Balance geworfen beschrieben werden. Eigentlich sind sie sehr kommunikativ, sozial und empathisch, aber auch total abhängig und hilflos. Babys bzw. Kleinkinder sind kaum dem Schnuller, Fläschchen oder Daumenlutschen zu entwöhnen. Auch ältere Kinder oder Schulkinder zeigen oft noch dieses babyhafte Verhalten. Auf der anderen Seite verlangt das Phosphorische in diesem Kind danach, neugierig und offen zu sein und Freundschaften zu schließen. So kommt es zu einem permanente Hin und Her mit schlechter Balancierungsfähigkeit. Es ist ein gutes Mittel, wenn die Kinder nicht nur zappelig und ablenkbar sind, sondern wenn Kontakte und Freundschaften nur oberflächlich und flüchtig bleiben.

## Einsatzgebiete

Verhaltensauffälligkeiten und Schulprobleme mit Konzentrationsstörungen und Hyperaktivität bis hin zur ADHS. Ablenkbarkeit, Unkonzentriertheit, Zappeligkeit und Wechselhaftigkeit. Fehlende Impulskontrolle. Konzentrationsstörungen, nicht altersgerechtes Verhalten bei Kindern (wollen »Baby« bleiben), manisch-depressive Störungen. Kopfschmerzen, Kopfhautekzem, Tinnitus, Abszess im Gehörgang, Schnupfen, Sinusitis. Empfindliche Zähne, früh Karies, Zahnschmerzen, Beschwerden durch Heraustreten der Weisheitszähne. Bronchitis und Asthma bronchiale. Hypo- oder Hyperthyreose bei Kindern, Wachstumsstörungen.

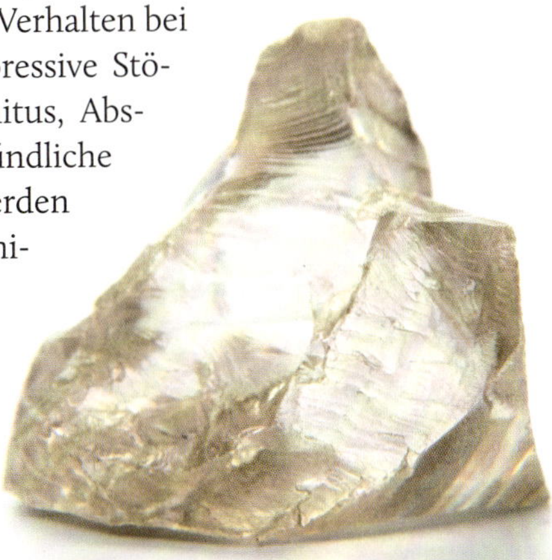

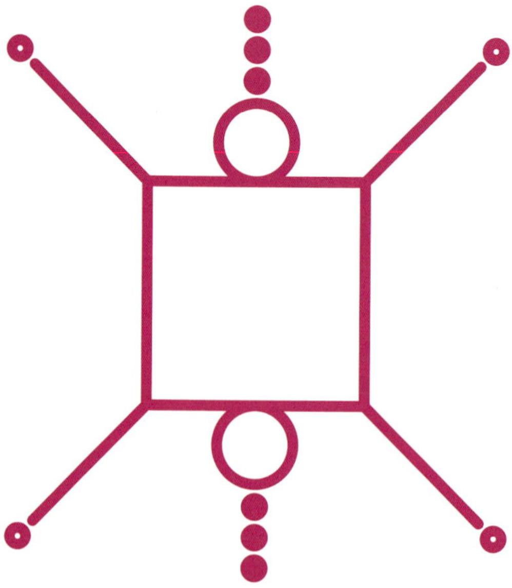

# Lycopodium

Bärlapp

## Das Seelenwesen

Weißt du, dass du ganz großartig bist, auch wenn dir mal ein Fehler passiert? Keiner von uns kann alles, egal ob Kind oder Erwachsener, denn wir sind Gott sei dank keine Roboter, sondern Menschen mit Schwächen und Stärken. Gut, dann fühlst du dich schlecht, aber niemand wird deswegen schlecht über dich denken oder reden. Uns allen geht es so, dass wir gern perfekt wären – aber die Menschen können gar nicht perfekt sein, jedenfalls nicht, indem sie sich weiter so anstrengen. Das Beste, was du in dir hast, kannst du in deiner Ängstlichkeit gar nicht erkennen, und darum ist es sehr schade. Jedes Kind hat einen regenbogenfarbenen glitzernden Diamanten in seinem Herzen, der nur ihm gehört. Finde ihn und putze ihn blitzeblank, sodass er noch mehr glitzert. Das ist dein echter Schatz!

*Ich bin innen so toll wie außen.*

## Substanz

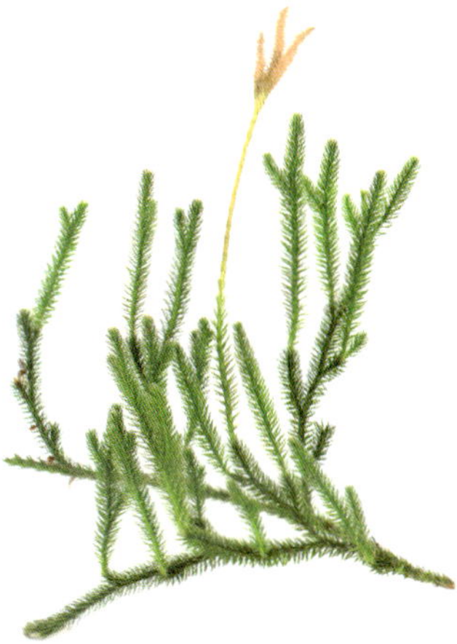

Lycopodium clavatum, der Keulen-Bärlapp, gehört zur Gattung der Gefäßsporenpflanzen. Einst war die Pflanze riesengroß, besteht jetzt aber nur noch aus einem etwa 0,5–4 Meter langem Bodenspross und bis zu 30 Zentimeter hohen Seitenstängeln. Er trägt auch den Beinamen »Wolfsklaue«. Keulen-Bärlapp bildet in kleinen gelben Ähren Sporen, die bei Kontakt mit Feuer explosiv sprühende Eigenschaften zeigen und daher von Pyrotechnikern gern als Effektmittel genutzt werden.

## Charakter

Das Lycopodium-Kind kann auftreten wie ein kleiner Tyrann, rechthaberisch, und tut im sicheren Umfeld der Familie so, als wäre er der Größte, auch weil er meint, immer zu kurz zu kommen. Nähe mag es nicht wirklich, aber alles ist super, wenn sich jemand im Nachbarzimmer aufhält! Wird das Umfeld unsicherer, wie in der Schule, zeigt sich sein Mangel an Selbstvertrauen. Lycopodium ist ein wichtiges Schulstressmittel, wenn das Kind stets meint, die Anforderungen nicht bewältigen zu können. Wo es gefährlich werden könnte und es nicht mehr den Helden spielen kann, zieht es sich dann gern aus der Verantwortung zurück und vermeidet, was unangenehm werden könnte. Fühlt sich das Kind wohl, sucht und liebt es die Gesellschaft anderer Kinder und »trumpft auf« bis hin zur Großspurigkeit.

## Einsatzgebiete

Verhaltensschwierigkeiten nach dem Schulanfang wie Stottern, Neurodermitis, Tics oder Esssucht. Konzentrations- und Gedächtnisstörungen. Kann alles, was Anforderungen stellt, schlecht »verdauen« – die entsprechenden Bauchsymptome sind Blähungen, Fettunverträglichkeit, Aufstoßen, Verstopfung, aufgetriebener Bauch, Völlegefühl, Sodbrennen. Dreimonatskoliken bei Babys. Hat Heißhunger vor allem nachts und ein großes Verlangen nach Süßigkeiten und Mehlspeisen. Gallen- oder Nierensteine sogar schon bei Kindern. Schlechte Laune, Ängste und Druck bei dem Gefühl, die täglichen Aufgaben oder neue Situationen nicht bewältigen zu können.

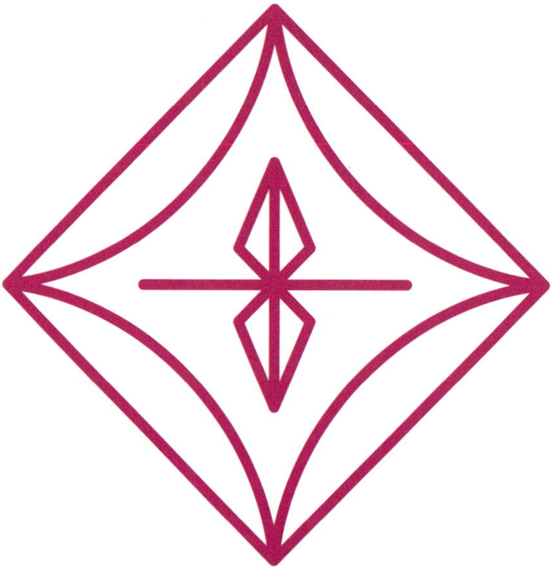

# Magnesium carbonicum

Magnesiumkarbonat

## Das Seelenwesen

Weißt du, was es bedeutet »klein beizugeben«? Es bedeutet nicht, dass du klein und hilflos oder gar schwach bist. Es bedeutet, dass man nicht alles so furchtbar ernst nehmen muss und auch nicht auf alles sauer sein braucht, was einem so »aufstößt«. Wenn du alles so furchtbar persönlich nimmst, was vielleicht von den anderen nur so dahingesagt war, dann bleibt dir das im Magen liegen, und du fühlst dich krank. Wenn dich mal wieder etwas so richtig aufgeregt hat, dann setze dich fünf Minuten ruhig hin, lege beide Hände auf deinen Bauch und atme sanft an die Stelle, an der deine Hände liegen. Das wird dir richtig guttun, und du siehst gleich viel freundlicher und entspannter aus. Das hilft deinem Körper, und du ziehst glückliche Umstände an. Also entspanne dich in die Freude und die Liebe hinein.

*Ich gebe auch mal klein bei und entspanne mich.*

## Substanz

Magnesium carbonicum ist die lateinische Bezeichnung für Magnesiumcarbonat, auch bekannt unter dem Namen Magnesia alba. Das Mineralsalz lässt sich in kaltem Wasser kaum lösen, umso besser jedoch in verdünnten Säuren. Wie alle Arzneien der Magnesium-Gruppe reduziert auch Magnesium carbonicum die Übersäuerung im Körper. Es entspricht Menschen mit einer Harnsäurekonstitution und ist oft bei Kindern angezeigt, deren Mütter unter Magenübersäuerung leiden oder litten und diese Tendenz auch bei den Kindern zu finden ist.

## Charakter

Ein oft verkanntes Mittel, das sehr wertvoll gegen den Stress, die Verkrampfung und deren Folgen in unserer modernen Gesellschaft ist. Zorn wird oft zurückgehalten und hinter Überaktivität versteckt. An Magnesium carbonicum denkt man bei schwierigen, streitsüchtigen und aggressiven Kindern mit ablehnendem Gesichtsausdruck. In der Vorgeschichte findet man evtl. einen zu strengen, aggressiven oder gewalttätigen Vater, der die Grenzen des Kindes verletzt hat, oder auch »verzogene Einzelkinder«. Der unterdrückte Zorn des Kindes, gepaart mit dem natürlichen Bedürfnis nach Liebe und Anerkennung, ergibt einen ungelösten Zwiespalt, der zu Ängstlichkeit, Nervosität, Müdigkeit und Krämpfen führt.

## Einsatzgebiete

Krampfartige Verdauungsbeschwerden, stechende Kopfschmerzen nach der Schule durch Erschöpfung. Kopfhautekzeme, Schnupfen, verstopfte Nase, Sinusitis. Empfindliche Zähne, früh Karies, Zahnschmerzen. Halsschmerzen, krampfartiger Husten, Bronchitis.

Saures Aufstoßen und Sodbrennen, saures Erbrechen, Übelkeit, Rumoren und Kollern im Darm. Blähungen bei Säuglingen, Dreimonatskoliken. Durchfall während der Zahnung, während Bronchitis oder nach Milchgabe. Kuhmilch- oder Kohlenhydratunverträglichkeit. Bläschenartige Hautausschläge, trockene Haut mit Juckreiz, Windeldermatitis. Krampfartige Menstruationsbeschwerden bei jungen Mädchen, Muskelkrämpfe, v.a. Wadenkrämpfe. Auch »verkrampftes« psychisches Verhalten.

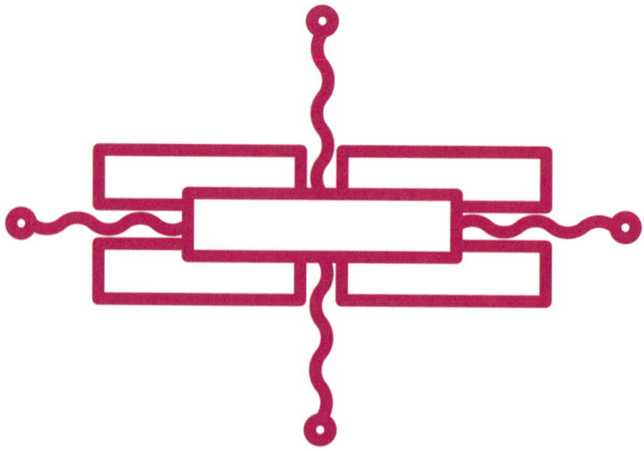

# Magnesium phosphoricum

### Phosphorsaures Magnesium

## Das Seelenwesen

Schau dir mal die bunten Schmetterlinge an und die kleinen Vögelchen, die so fröhlich zwitschern. Einfach so! Sie flattern so fröhlich umher und machen sich keine Sorgen, was wohl morgen kommt, sondern fliegen einfach los. Wenn sie sich so viel überlegen würden wie du manchmal, so würden wohl alle diese wundervollen Geschöpfe immer auf dem gleichen Ast sitzen bleiben. Wie langweilig wäre das denn! Also schau dir mal ab, wie sie das machen – es ist gar keine Kunst. Sie tun es einfach, und du kannst das auch. Überlege nicht so viel, ob es richtig ist. Tu's einfach. Und dann genieße deinen Flug!

*Ich bin mutig und wachse.*

## Substanz

Magnesiumhydrogenphosphat findet sich zwar im menschlichen Körper und in verschiedenen Lebensmitteln, weist aber keine natürlichen Vorkommen auf. Als sogenannte unedle Verbindung kann es nur künstlich bzw. industriell erzeugt werden und wird u.a. als keramischer Rohstoff oder Flammenschutzmittel verwendet. In der Nahrungsmittelindustrie kommen Magnesiumphosphate als Säureregulatoren oder Trennmittel zum Einsatz.

## Charakter

Das Magnesium-phosphoricum-Kind sucht die Harmonie in der Familie. Es ist sehr feinfühlig, und Streit, zum Beispiel zwischen den Eltern, belastet es sehr. Tief im Herzen fühlt es sich unverstanden oder sogar ungelitten und versucht, alles richtig zu machen, damit der Frieden wieder einkehrt. Man kann sich gut vorstellen, dass so ein Leben im Fluss schwer möglich ist, wenn man stets krampfhaft und angespannt darauf bedacht ist, ja nichts falsch zu machen. Letztendlich ist das Kind hilflos und weiß nicht, für wen oder was es sich entscheiden soll. Immer in Übergängen, wenn die »Zugehörigkeit« noch nicht geklärt ist, z.B. noch Kind oder schon Jugendlicher in der Pubertät, entstehen Krämpfe psychischer und körperlicher Art.

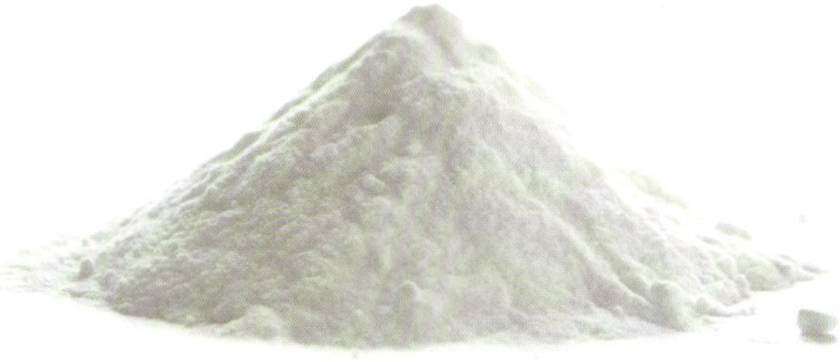

## Einsatzgebiete

Muskulär oder nervlich bedingte Krämpfe aller Art. Typische Einsatzgebiete sind Wadenkrämpfe, Muskelkrämpfe und Krämpfe, die durch einseitige Belastungen wie Schreibarbeiten auftreten. Bauchkoliken, Anspannung und Kopfschmerzen bei Schulkindern oder Krämpfe nach körperlicher oder geistiger Überanstrengung. Nervosität, Unruhe und Schlaflosigkeit während der Zahnungszeit. Bauchschmerzen und kolikartige Menstruationsbeschwerden in der Pubertät: Schmerzen beginnen vor der Periode und werden schwächer, wenn die Blutung einsetzt. Keuchhusten oder spasmodischer erstickender Husten.

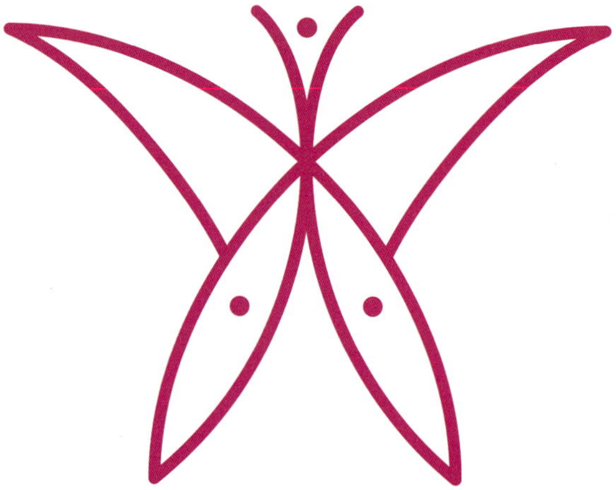

# Medorrhinum

Trippernosode

## Das Seelenwesen

Du willst ein intensives Leben mit Freiheit und Abenteuer. Es soll möglichst jeden Tag etwas Neues und Spannendes los sein. Das sollst du haben! Aber immer, wenn du mal stehen bleibst, merkst du, dass du es kaum selbst mit dir aushalten kannst. Oder in der Nacht, wenn du schläfst oder eigentlich mal Ruhe bräuchtest – dann lässt du nicht zu, dass du dir mal das anschaust, was dir früher so viel Angst gemacht hat. Die Gespenster kommen immer wieder und halten dich auf Trab. Sie treiben dich voran. Wohin? Das weißt du manchmal selbst nicht. Du bist eigentlich wahnsinnig stark, und der größte Mut bestünde darin, stehen zu bleiben und dir deine Verfolger von Angesicht zu Angesicht anzuschauen. Wenn es jemand aushalten kann, dann DU. Schau sie an, dann sind sie weg!

*Ich lebe mein intensives Leben in Freiheit.*

## Substanz

Medorrhinum ist eine homöopathische Nosode, das heißt aus infektiösem Material hergestellt. In diesem Fall stammt die Ausgangsbasis aus infiziertem Gewebe von an Gonorrhö (Tripper) erkrankten Patienten. Wie alle Nosoden in der Homöopathie ist auch Medorrhinum eine sehr tiefgreifende Arznei bei zum Teil heftigen körperlichen und psychisch-seelischen Zuständen. Die Kinder bringen ein nicht unerhebliches »Paket« mit auf die Welt, zum Beispiel als erstes lebendes Kind nach mehreren Fehlgeburten der Mutter.

## Charakter

Medorrhinum gehört zu den »heftigen« Mitteln. Die Kinder sind oft ziemlich extrem in ihren Reaktionen und ständig auf der Suche nach neuen Abenteuern. Alles ist langweilig, außer schnell unterwegs zu sein, auf Reisen und bei Abenteuern. Oft war in der frühen Kindheit nachts ein einschneidendes Ereignis, wie ein Missbrauchserlebnis, ein Einbrecher im Haus oder ähnlich Traumatisches. Seitdem kann das Kind nicht mehr schlafen oder nässt ein. Es können Kinder von drogensüchtigen Eltern sein oder von Alkoholikern. Das Kind ist durch und durch ein Nachtmensch – steht nachts auf und spielt. Jugendliche sind bis in die Puppen auf Partys unterwegs und holen sich schon früh den nächsten Kick in Form unterschiedlichster Drogen. Alles ist exzessiv.

## Einsatzgebiete

Der wichtigste Einsatzbereich von Medorrhinum liegt »unter der Gürtellinie«. Bettnässen, chronisch wiederkehrende Blasenentzündungen oder andere Infekte im Bauchbereich. Bereits der Säugling hat feuerrote Windeldermatitis, kleine Mädchen schon Ausfluss oder Pilzinfektionen in der Vagina. Sexuelle Frühreife ist ein häufiges Thema bei Medorrhinum, und Drogenmissbrauch schon als sehr junge Menschen. Die Kinder lieben Orangen. Die Kombination »Verlangen nach Orangen« und Erkrankungen im Genitalbereich reicht oft schon für eine vielversprechende Verordnung von Medorrhinum aus. Schuppenflechte, die aussieht wie Fischhaut. Bei aggressiven Auffälligkeiten mit Brutalität, Grobheit und Lügen. Das Verhalten des Kindes wirkt immer irgendwie ausschweifend, unkontrolliert wird alles exzessiv ausgelebt.

# Mercurius solubilis

Quecksilberoxid

## Das Seelenwesen

Hallo – wir sind auch für dich da, auch wenn du das nicht glauben kannst. Gut, du bist manchmal wütend, weil du nicht verstehst oder einsiehst, dass du nicht alles haben kannst. Dennoch sind viele Menschen für dich da! Wir wissen, wie wertvoll du bist und was du in deinen jungen Jahren schon so alles mitgemacht hast. Das ist nicht fair, und du hast ganz recht, wenn du es ihnen am liebsten heimzahlen möchtest. Aber leider triffst du mit jedem weiteren Schlag gegen andere nur dich selbst. Dein Körper leidet immer mit und macht dann etwas, was du nicht willst, und dann geht es dir noch schlechter. Du hast ein schönes Leben verdient, in dem du echte Freude finden kannst. Uns kannst du schlagen, wir lieben dich trotzdem. Bei den Menschen sei lieber vorsichtiger und lasse Gnade walten.

*Nein,*
*ich mache mich nicht selbst kaputt.*

## Substanz

Quecksilberoxid ist ein Schwermetall und das einzige bei Zimmertemperatur flüssige Metall. Früher wurde es in der Medizin innerlich und äußerlich gegen die Syphilis eingesetzt, allerdings mit der Folge schwerer Vergiftungen. Noch heute wird es manchmal in Zahnfüllungen (Amalgam) oder zur Desinfektion verwendet und zum Beispiel auch als Saatbeizmittel oder Konservierungsstoff, u. a. für Impfstoffe.

## Charakter

Mercurius ist ein »heftiges« Mittel. Es sollte keinesfalls gegen Quecksilbervergiftung oder zur Amalgamausleitung eingesetzt werden, das ist nicht homöopathisch. Mercurius-Kinder können sehr unruhig, destruktiv, gewalttätig oder grausam sein, zum Beispiel gegen Tiere. Kinder schlagen oder beißen, mal lustig aufgekratzt, dann grob und unberechenbar, benutzen gern Fäkalsprache. Sie fühlen sich ständig angegriffen und sind schwer in den Griff zu bekommen. Symptome setzen sich fest und machen zum Teil schwere Komplikationen. Auslöser der Symptome sind verletzter Stolz, Beleidigungen, Missverständnisse, Missbrauch, Enttäuschungen, Angst bis hin zum Mitansehenmüssen von Brutalität (Kriegsopfer).

## Einsatzgebiete

Mercurius sollte nicht am Anfang einer Erkältung oder Entzündung gegeben werden, es ist ein wichtiges Mittel für das Eiterstadium bzw. Erkrankungsverläufe, die rasch schwer und kompliziert werden. Grippale Infekte, schwere Erkältungen, Schnupfen, Halsschmerzen, Mandelentzündungen. Eiternde Wunden, Abmagerung und heftige Zahnschmerzen. Tränenkanalfisteln, Parodontose, Zahnfleischabszesse und Drüsenschwellungen. Das zerstörerische emotionale Thema zeigt sich auch bei den meisten körperlichen Symptomen bis hin zu Geschwürprozessen. Auch bei Selbstzerstörung – wie Suchtprobleme, Mord- und Suizidgedanken bei Jugendlichen.

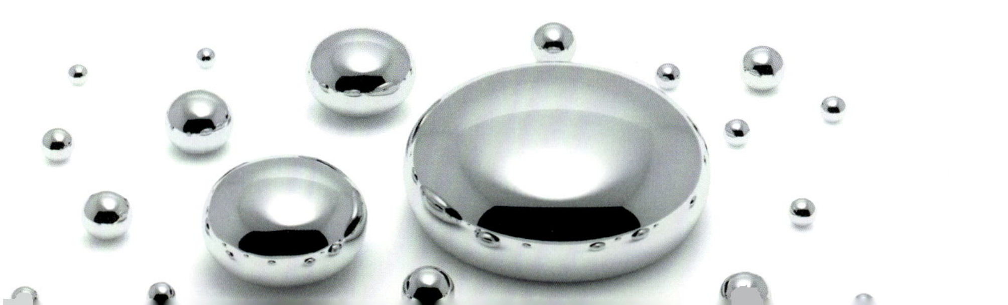

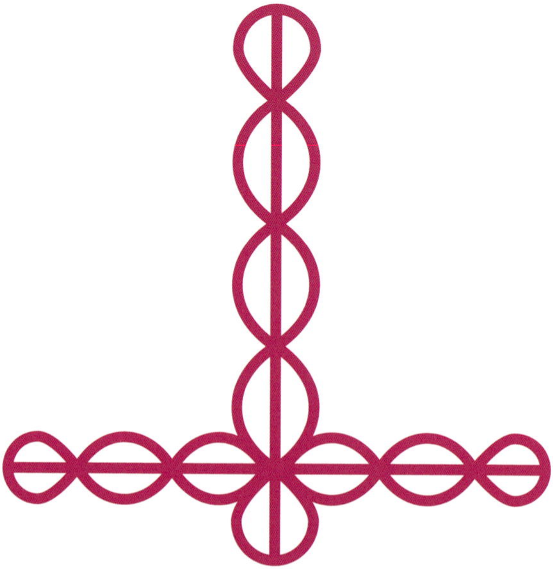

# Musca domestica

### Stubenfliege

## Das Seelenwesen

In deinem Kopf schwirrt es wie die Fliegen, und du kannst gar keinen klaren Gedanken mehr fassen. Da hilft es auch nichts, wenn du ständig herumrennst, deine Gedanken wirst du trotzdem nicht los. Wie könntest du sie mal sortieren ähnlich der Unordnung und dem Müll in deinem Zimmer? Und dann diejenigen Gedanken wegwerfen, die echt alt oder gar schon am Modern sind? Stelle dir deine Gedanken wie bunte und graue Stifte vor, die du aus deinem Kopf herausnimmst und nebeneinander vor dich auf den Tisch legst. Dann sieh genau hin, wo die grauen Stifte liegen, das sind deine alten Gedanken. Nimm die grauen aus der Reihe heraus und wirf sie weg. Du brauchst sie nicht mehr. Freue dich auf die bunten Stifte und dein schönes buntes Leben. Male dein eigenes schönes Lebensbild.

*Alles ist etwas wert.*

## Substanz

Die Stubenfliege Musca domestica gehört zu den Insektenmitteln in der Homöopathie. Die Stubenfliege kommt überall auf der Welt vor, außer in sehr trockenen Wüstengegenden und hochalpinen Landschaften. Fliegen können Fäulnis, Darmausscheidungen und Aas riechen, was sie magisch anzieht. Sie legen dort ihre Larven ab. Überhaupt haben sie sehr empfindliche Rezeptoren für chemische Stoffe. Mit ihrem Speichel können sie sogar feste Stoffe wie Zucker auflösen und als Nahrung aufnehmen. Das homöopathische Fliegenthema hat immer auch etwas mit »Dreck« und Unrat zu tun.

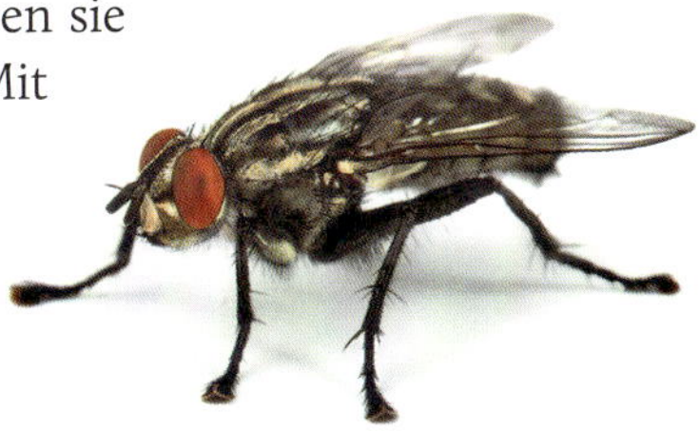

## Charakter

Musca-Kinder sind wie die Fliegen ... unruhige Geister. Ständig rennen sie herum, fassen alles an und nerven die Erwachsenen. Nicht selten haben sie Schulschwierigkeiten, weil sie sich überhaupt nicht konzentrieren oder auf eine Sache einlassen können. Sie können sich nichts merken, machen Fehler beim Schreiben oder lassen ganze Sätze aus. Schon kleinere Kinder sprechen nicht richtig oder nur undeutlich. Sauberkeitserziehung ist schwierig, weil sie schmutzige Windeln nicht stören. Irgendwie scheinen sie eine Vorliebe für Schmutz zu haben. Sie lieben das Matschen im Dreckwasser oder wälzen sich im Staub. Ältere Kinder neigen zu Chaos und Unordnung in ihrem Zimmer, und auch die drei Wochen alte, gammelige Pizza macht ihnen nichts aus.

## Einsatzgebiete

Hyperaktivität und Unkonzentriertheit, Entwicklungsverzögerung, spätes Sprechen lernen, undeutliches Sprechen, Legasthenie, Schwierigkeiten mit dem Schreiben. Ruhelosigkeit und motorische Unruhe, vor allem in den Armen der Erwachsenen. Kinder sind chaotisch und unproduktiv, fangen vieles an und beenden nichts. Musca kann unterstützen, wenn das Einnässen und Einkoten altersgemäß aberzogen werden sollte. Körperliche Ungeschicktheit und schwacher Muskeltonus. Musca erhöht die Sensibilität und Wachsamkeit für Gefahren und Schmerzen, damit das Kind nicht ständig wieder in Gefahrensituationen rennt. Hilft, das »Messie-Syndrom« bei Kindern und Jugendlichen zu verbessern.

# Natrium muriaticum

Kochsalz

## Das Seelenwesen

Kannst du dich erinnern an die wunderbaren Märchen, in denen auch Aschenputtel und das hässliche Entlein zur rechten Zeit zum blühenden Leben in wunderschöner Gestalt erwachten? Das Mauerblümchen verschwand plötzlich, und das Kind wurde zu etwas viel Schönerem. So kann es sein, dass du ständig das Gefühl hast, deine Freunde oder Eltern oder die Lehrer würden dich nicht verstehen. Sie können deine Schönheit aber nicht so einfach sehen, denn du versteckst sie. So ist es jetzt Zeit, dass du endlich aus deinem grauen Kleid heraushüpfst wie ein Schmetterling aus der Raupe entsteht. Früher ist früher – und jetzt ist JETZT! Du bist wunderschön, so, wie du bist, und alle deine Freunde warten schon auf dich. Die Zeit des Alleinseins ist zu Ende. Sei dabei!

*Ich verstecke mich nicht mehr,
sondern werde zum Schmetterling.*

## Substanz

Natrium muriaticum, auch bekannt als Natrium chloratum, ist das Salz der Salzsäure, das als Kochsalz verwendet wird. Es kommt in der Natur als Halit, Steinsalz oder im Meerwasser vor und wird in Bergwerken oder küstennahen Salzgärten gewonnen. Neben der Verwendung als Konservierungs-, Auftau- und Futtermittel oder dem industriellen Einsatz bei elektrolytischen und glasverarbeitenden Verfahren spielt Salz eine wichtige Rolle für den menschlichen Organismus.

## Charakter

Natrium muriaticum kommt bei Kindern zum Einsatz, die durch lange andauernden Kummer aufgrund von Trennungen Beschwerden entwickeln. Das Baby war unerwünscht oder musste gleich nach der Geburt in den Brutkasten oder wurde länger von der Mutter getrennt. Die geliebte Freundin ist weggezogen, auch häufige Trennungsängste bei Heimkindern. Der Kummer wird lange konserviert. Die Kinder sind stets bemüht, ihre Gefühle unter Kontrolle zu halten, neigen dadurch jedoch zu Launenhaftigkeit und verbergen sich häufig hinter einem emotionalen Schutzwall. Obwohl sie Beachtung wünschen und bei Nichtbeachtung reizbar und nachtragend reagieren, meiden sie soziale Situationen und ziehen sich lieber in ihr Zimmer zurück. Sie lieben Nudeln und bittere Schokolade und lachen unpassend über traurige Dinge.

## Einsatzgebiete

Alles, was an Gefühlen unterdrückt ist (Wasserelement), möchte ins Fließen kommen: Erkältungen mit starkem wässrigem Fließschnupfen, Niesattacken, Heuschnupfen, Pollenallergien. Das Natrium-Kind hat vielerlei Hautsymptome wie Schuppenflechte, Neurodermitis oder Lippenherpes. Natrium hilft bei Verstopfungen (Loslassthema), saurem Aufstoßen und Kopfschmerzen, auch bei Ängsten, Schlafstörungen oder Haarausfall aufgrund von Kummer, depressiven Verstimmungen, Essstörungen, Drogenmissbrauch, Nägelkauen, Bettnässen und starker Kurzsichtigkeit.

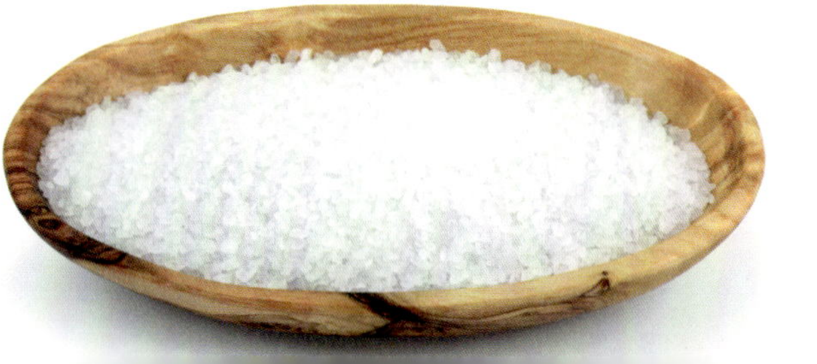

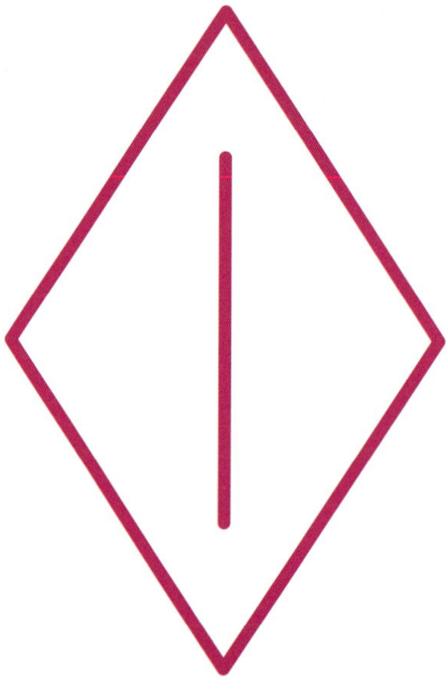

# Nux vomica

Brechnuss

## Das Seelenwesen

Macht es wirklich Spaß, immer nur allein zu spielen? Du hast ganz tolle Sachen und vielleicht schon viele Geschenke bekommen. Kannst du sie denn noch schätzen, wenn du sie immer nur eifersüchtig bewachst und nichts teilen magst? Mal ehrlich, am meisten Freude macht es doch eigentlich, wenn du richtig gute Freunde hast, die wissen, wie toll du bist, und denen es gar nichts ausmacht, wenn du mal einen Fehler machst. Sie lieben dich einfach! Wenn du aber immer nur alles für dich allein haben möchtest, wirst du viel weniger spannende Abenteuer erleben als zusammen mit anderen. Und glaube mir, da draußen in der großen Welt warten so viele Schätze auf dich wie in Alibabas Schatzhöhle. Viel Spaß beim Entdecken! Genieße das, was deines ist, es gehört dir. Und dann teile es!

*Prima,
da ist noch jemand für mich da.*

## Substanz

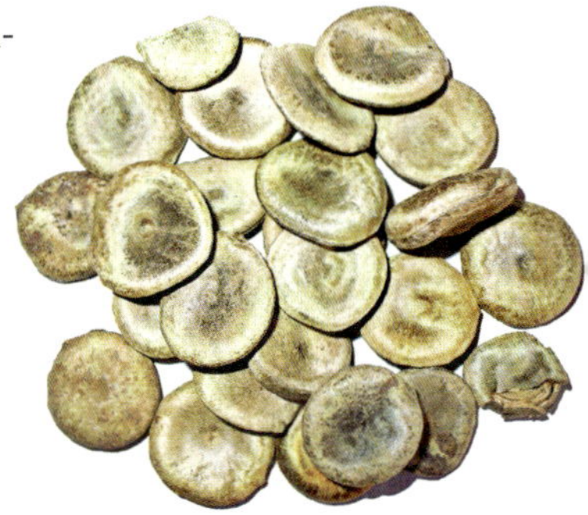

Die Brechnuss gehört zur Gattung der Strychnos-Pflanzen und wächst als Baum, der bis zu 20 Meter hoch werden kann. Wie der Name bereits verrät, enthält die Brechnuss Strychnin, das in hohen Dosen giftig ist. Vor 300 Jahren wurde Nux vomica daher benutzt, um kleine Tiere zu vergiften. In Indien wird es schon seit Jahrhunderten als Heilmittel gegen Übelkeit und Erbrechen eingesetzt, ebenso heutzutage in der Homöopathie.

## Charakter

Das Nux-vomica-Kind boxt sich in der Welt der Konkurrenz unerbittlich durch und duldet niemanden, der ihm das Feld des Erstplatzierten streitig machen könnte. Das ist natürlich schwierig, wenn es einem Geschwisterchen den Platz räumen muss. Es ist dann höchst eifersüchtig, niemand darf sein Spielzeug haben, und es wird missmutig und grantig, wenn jemand versucht, ihm etwas wegzunehmen. Seine latente Eifersucht gegen vermeintlich »Bessere« macht es anfällig für Wutausbrüche und Dramen, bei denen das Kind immer recht haben möchte. Seinen Stress versucht es, mit ungesunder Lebensweise und allerlei Ablenkungsmanövern zu unterdrücken. Mittelfristig lässt sich die Dauerspannung so aber nicht lösen, und es kommt zu den bekannten vielfältigen Verdauungsbeschwerden.

## Einsatzgebiete

Stress und dessen Folgen durch den Druck in Kindergarten und Schule und die »moderne« Lebensart mit dem vielen Sitzen vor der Spielkonsole und dem Handy, während Chips und Hamburger hineingestopft werden. Immer geht es um Besitz und Habenwollen, darum, besser zu sein als andere, und den Kampf, wenn dies gefährdet scheint. Da auch Impfungen und Medikamente »unterdrücken«, ist Nux vomica ein gutes Ausleitungsmittel für diese Gifte, auch bei Chemotherapie oder Alkoholabusus. Was zu viel ist, muss raus, deshalb wirkt es gut ableitend bei Überessen. Übelkeit, Erbrechen, Magen- und Darmkrämpfe, Verstopfung, Erschöpfungszustände, Nervosität, Reizbarkeit.

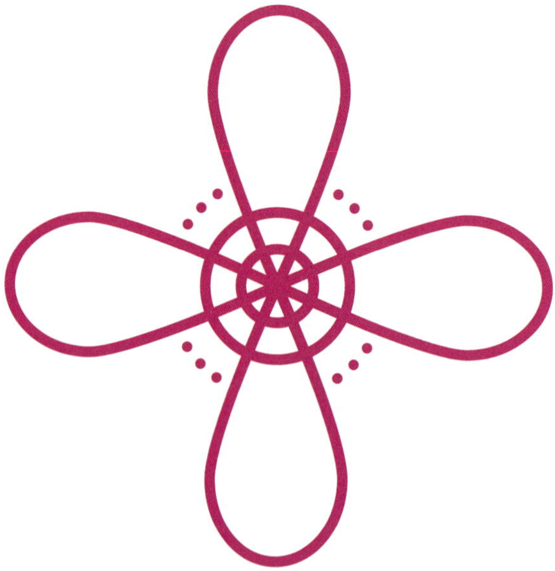

# Opium

## Schlafmohn

## Das Seelenwesen

Wache auf, damit du merkst, wer du wirklich bist, nämlich ein ganz wunderbares Wesen, auf das die Erde gewartet hat. Du bist ein Kind des Himmels und der Liebe, auch wenn du das im Augenblick nicht wirklich spüren kannst. Du bist aus anderen Welten gekommen und hast viele Sterne besucht. Von dort hast du ganz viel Sternenstaub mit auf die Erde gebracht. Eigentlich hast du es aber nur vergessen, weil du in deinen jungen Jahren schon so viel Schreckliches erlebt hast. Aber das muss sich nicht wiederholen. Du bist jetzt in Sicherheit. Deine Engel, alle Feen und Naturwesen und alle deine persönlichen geistigen Begleiter sind ab jetzt immer bei dir. Vertraue uns! Wir erlösen deinen Schmerz, und du kannst leicht wie ein bunter Schmetterling durch deine Welt fliegen.

*Ich öffne mich*
*und komme auf der Erde an.*

## Substanz

Opium, der Schlafmohn oder auch Papaver somniferum, wächst vor allem in Kleinasien (Türkei, Irak, Afghanistan) und wird als Substanz zur Herstellung von schmerzstillenden Arzneimitteln (Morphium, Codein) verwendet. Als »Droge des Vergessens« wird Opium weltweit auch als Rauschgift konsumiert. Der Saft des Schlafmohns wird aus den unreifen Fruchtkapseln gewonnen und getrocknet. Er enthält zu 25 Prozent Alkaloide, vor allem Morphin, Papaverin, Codein und Narcotin.

## Charakter

Opium ist ein wichtiges Schockmittel, gerade dann, wenn man das erschreckende Ereignis vermeintlich gut verdaut hat (typische Äußerung: »Mir fehlt nichts.«). Es ist jedoch nur tief vergraben worden und macht das betroffene Kind »gefühllos«, apathisch oder teilnahmslos. Die dramatischen Ereignisse haben das Opium-Kind erstarren lassen und können zu allerlei Verhaltensauffälligkeiten bis hin zur Drogenabhängigkeit führen. Auffällig ist die fast völlige Schmerzlosigkeit von körperlichen Symptomen. Das Kind »spürt nichts«, ebenso wie auf der mentalen und emotionalen Ebene. Das Kind oder der Jugendliche fühlt sich nicht in der Lage, sich den Verletzungen zu stellen. Optisch auffällig: Es sind Kinder mit faltiger Haut, die aussehen wie alte Menschen. Opium kann die Grenze zwischen Bewusstem und Unbewusstem öffnen und das Trauma verdauen helfen.

## Einsatzgebiete

Folgen von Schock und Schreck. Apathische, schläfrige Zustände, Bewusstlosigkeit. Beschwerden durch Kopfverletzungen des Säuglings wie schwierige Geburt mit Zange oder Saugglocke. Beschwerden nach Medikamentengabe wie Anästhetika und Psychopharmaka, z.B. Ritalin oder Paracetamol. Verhaltensauffälligkeiten nach einem Schock. Dumpfe Kopfschmerzen, Schwindel, hängende Augenlider. Röchelnde oder schnarchende Atmung, Atemaussetzer (v. a. während des Schlafs). Krampfartiger Husten mit Atemnot, Asthma bronchiale, Neugeborenenasphyxie, Zyanose, Hyperventilation durch Schreck. Extreme Verstopfung durch Inaktivität des Darms, v. a. bei Neugeborenen, Harnverhalt nach Schreck.

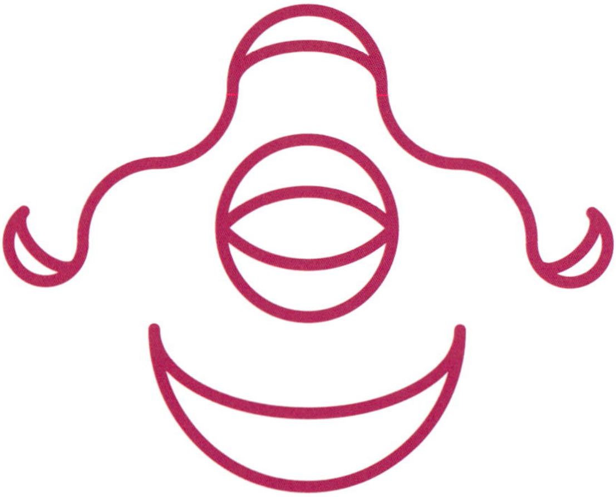

# Passiflora incarnata

### Passionsblume

## Das Seelenwesen

Du hast manchmal Angst, vom Leben nicht das zu bekommen, was du dir eigentlich gewünscht hast, und manchmal bist du auch neidisch auf andere, denen es vermeintlich besser geht oder die mehr haben als du. Innerlich bist du sehr unsicher und musst viel darüber nachdenken, wie du aus deiner Misere herauskommen könntest. Du kannst aber nichts erzwingen, so sehr du auch darüber nachdenkst. Das macht dich nur nervös und schlaflos. Bitte erinnere dich – den wahren Schatz findest du in deinem Inneren. Er ist gar nicht so tief verborgen. Golden und glitzernd leuchtet er in dir. Finde ihn, denn du bist ja selbst ein wahrer »Goldschatz«. Stelle dir vor, wie du diesen Schatz in eine schöne Kiste packst und zu Hause an einen guten Platz stellst, der dir gefällt und dich froh stimmt.

*In mir finde ich das,
was wirklich wertvoll ist.*

## Substanz

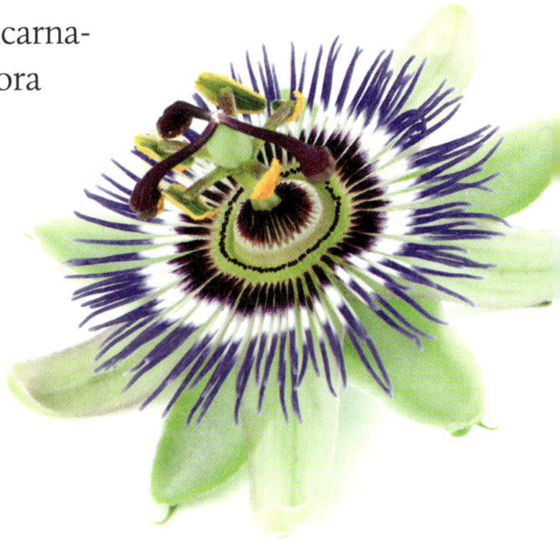

Das homöopathische Arzneimittel Passiflora incarnata wird aus der Tinktur der Passionsblume (Passiflora incarnata L.) hergestellt. Ihre Anwendungsgebiete entstammen Hinweisen aus der Volksmedizin und der Pflanzenheilkunde (Phytotherapie). Die Arznei besitzt eine besondere Wirkung auf das Gehirn und das Nervensystem. Passiflora incarnata wird in homöopathischer Form vor allem bei körperlichen und seelischen Schwächezuständen oder bei Folgen von erschöpfenden Krankheiten sowie Schlafstörungen eingesetzt.

## Charakter

Passiflora-Kinder wirken erschöpft, müde und nervös. Sie können sehr unruhig sein und besonders ältere Kinder und Jugendliche machen sich viele Sorgen, welche sich sogar bis hin zu ausgeprägten Ängsten steigern können. Durch zum Teil schwierige Lebensumstände oder viele Sorgen in der Familie fühlen sie sich körperlich oder geistig erschöpft. Die Kinder können aufgrund dieser geistigen Erschöpfung oder auch wegen körperlicher Überanstrengung nur schwer einschlafen. Der Schlaf ist unruhig, und die Betroffenen wachen häufig während der Nacht auf. Passiflora ist ein gutes Mittel bei innerer Unruhe mit Schlaflosigkeit, es wirkt entspannend auf das ganze System.

## Einsatzgebiete

Schlaflosigkeit, wenn die Kinder aufgrund von geistiger oder körperlicher Erschöpfung oder nervöser Unruhe nicht zur Ruhe kommen können. Das Mittel hat sich bei unterschiedlichsten Krämpfen bewährt, wenn diese als Begleitbeschwerde während der Zahnungsperiode auftreten. Lindert nervöse Unruhe und Reizbarkeit. Kann das Einschlafen am Abend unterstützen (trotzdem nicht als Dauergabe verwenden!) und bei Einschlafstörungen im Zusammenhang mit Herzklopfen und innerer Unruhe nützlich sein. Hilft bei krampfartigen Unterleibsschmerzen bei jungen Mädchen während der Menstruation, wenn die psychischen Anzeichen zum Mittel passen.

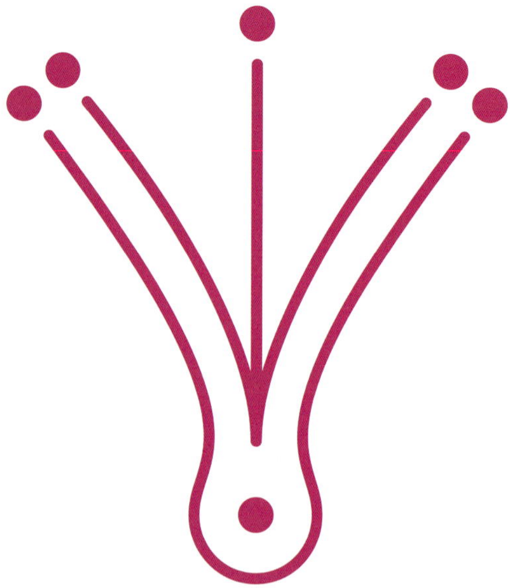

# Phosphorus

### Gelber Phosphor

## Das Seelenwesen

Deine Begeisterung ist wundervoll und ansteckend. Ständig fällt dir etwas Neues ein, das du unbedingt ausprobieren musst. Du hast viele Freunde und bist viel beschäftigt. Das ist super, es macht dir Spaß. Wenn der eine toller ist als der andere, vergisst du vielleicht manchmal, dass du jemanden enttäuscht hast, weil du dich gar nicht mehr um ihn kümmerst. Nun ja, so bist du halt. Hab kein schlechtes Gewissen, du lernst in deinem Leben noch so viele spannende Menschen und Engel und Feen kennen, dass du es gar nicht jedem recht machen kannst. Wenn es dir zu viel wird und du dich erschöpft fühlst oder plötzlich Angst hast, dann nimm dir einfach deinen vertrauten Teddybär, deinen allerbesten Freund oder deine Eltern und lasse dich mal so richtig in den Arm nehmen und trösten.

*Ich bin niemals allein.*

## Substanz

Phosphor kommt in der Natur ausschließlich in Form von Phosphaten (Salzen) vor, die an andere Mineralien gebunden sind. Das ab 1.400 °C austretende Gas wird zu weißem Phosphor kondensiert. Ihre hauptsächliche Verwendung finden Phosphate als Dünge-, Trocken- und Flammschutzmittel, als Munition und Streichholzköpfe. In biologischen Organismen ist Phosphor für den Aufbau von Muskeln und Knochen zentraler Bestandteil und für die Aufrechterhaltung ihrer Funktion verantwortlich.

## Charakter

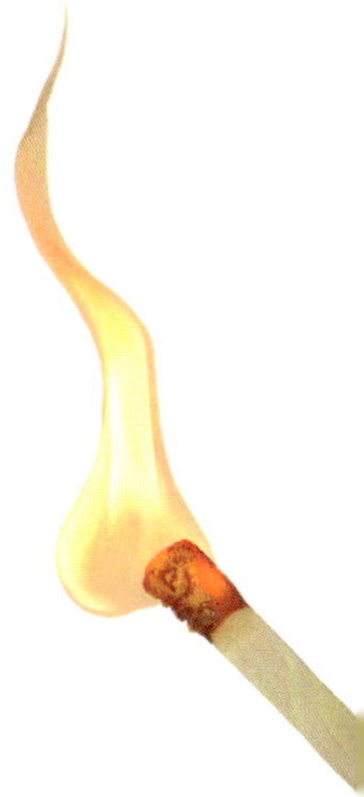

Entsprechend der Leuchtkraft des Phosphors »strahlen« auch typische Phosphorus-Kinder. Sie sind angenehme, offene und liebenswürdige Wesen, die überall gut ankommen und viele Freunde haben. Da sie gern ihre Gefühle zeigen, sind sie leicht zu verletzen und verlangen dann viel Trost. Sie sind Gruppenmenschen und wollen nicht allein sein. Äußerlich fällt Phosphorus durch einen hohen, feingliedrigen Körperbau und rötliches oder rot-blondes Haar auf. Das Kind leidet unter diversen Ängsten und fürchtet sich vor Gewitter, Dunkelheit, Alleinsein oder Gespenstern, da es sehr sensibel ist und alle Eindrücke (z.B. Filme), auch die der »unsichtbaren Welten«, leicht aufnimmt. Als besonders typisch gelten eine ausgeprägte Blutungsneigung und die rasche Ausbildung von blauen Flecken.

## Einsatzgebiete

Gefühl von Brennen bei vielen Beschwerden, »brennt wie Feuer«, z.B. bei Bronchitis, Krupphusten, Lungenentzündung. Viele Ängste, Nasenbluten, Schlafstörungen, Erschöpfungszustände, Heuschnupfen, Magen- und Darmbeschwerden. Lang anhaltende, schwer zu stillende Blutungen. Erbrechen durch warme Speisen oder Getränke. Schmerzhafte Heiserkeit bis zur Stimmlosigkeit. Trockener, harter Reizhusten. Überempfindlichkeit gegen Licht, Geräusche, Filme und sonstige Eindrücke. Menstruationsbeschwerden mit hellroten, lang anhaltenden Blutungen. Unruhig, hibbelig, unkonzentriert; Schwindel, Nervosität, ADHS und Erkrankungen des Nervensystems, wenn der Typus passt. Vielerlei Knochen- und Wirbelsäulenbeschwerden bei Kindern.

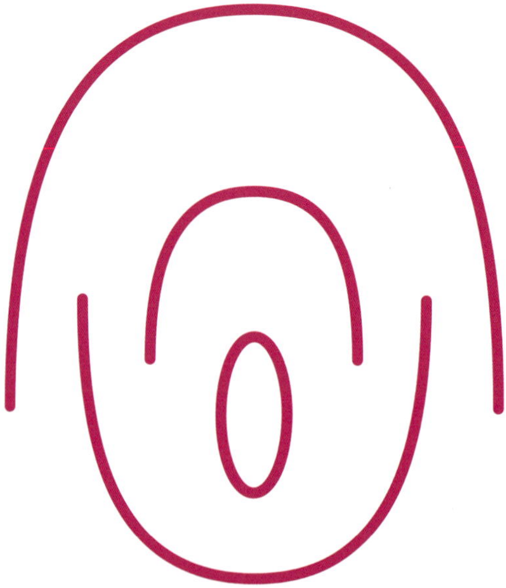

# Primula veris

### Schlüsselblume

## Das Seelenwesen

Wäre das nicht manchmal schön, ganz frei zu sein? Ohne diese lästigen Verpflichtungen, Aufgaben und Anweisungen, die du dauernd befolgen sollst? Einfach irgendwo hinfliegen, das wäre wirklich wunderschön. Am liebsten möchtest du denen da draußen »was husten« und alles weghaben, was dir Druck und Stress macht. Wie wär's mit einem Frühjahrsputz? Ja, den kannst du auch einfach in deiner Vorstellung machen, und du wirst spüren, dass es dir dann gleich viel besser geht. Stell dir vor, dass der frische Wind des Frühlings alles aus deinem Körper herauspustet, was dir zu viel geworden ist. Anschließend lasse die milde Sonne des Frühlings in dich hineinleuchten und fülle dich ganz mit ihrem wunderbaren Licht auf. Fertig! Jetzt bist du frei und wieder ganz du selbst.

*Ich lasse los, was nicht zu mir gehört.*

## Substanz

Primula veris, auch Wiesenschlüsselblume, Arzneiprimel, Fastenblume, Marienschlüssel oder gelbe Zeitlose genannt, ist vom östlichen Asien bis Westeuropa beheimatet. Der Blütenstand ist schlüsselartig angelegt, weshalb die Blume auch Schlüsselblume genannt wird. Primula, die »Erste«, steht für den Frühling, die Blütezeit liegt im April und Mai. Die Drüsenhaare scheiden eine ölige Substanz aus, auf die manche Menschen bei Kontakt mit Hautausschlägen reagieren. Primula veris wurde bereits im Mittelalter bei Gicht, Harnsteinen oder Erkältungen eingesetzt.

## Charakter

Primula veris ist ein gutes Mittel für Kinder und Jugendliche, die leicht unter seelischen Druck geraten und sehr empfindlich sind gegen Zwang, Einengung und Bevormundung. Unter Anspannung reagieren sie mit Blutandrang zum Kopf und Hitzewallungen oder roten Flecken im Gesicht. Auch Herzklopfen, Schwindel und Ohrensausen können Symptome bei nervlicher Anspannung sein. Lösen sich jedoch die einengenden Situationen auf, macht das Kind auch schnell wieder einen fröhlichen und entspannten Eindruck. Es ist ein gutes Mittel bei Ausdruck der Stauung bzw. des Drucks über die Atemwege.

## Einsatzgebiete

Die Hauptwirkorte sind das Nervensystem, das Herz, die Lunge und die Haut. Primula kann sowohl auf der nervlichen Ebene einiges an »zu viel« ausleiten als auch »echte« Toxine, da es die Ausscheidungsorgane öffnet. Hilft bei Angst, Anspannung, Nervosität mit Zittern. Bei Hautausschlägen, Ekzemen und Nervenschmerzen, Kreislaufstörungen oder nervlich bedingten Kopfschmerzen bei seelischem Druck. Zur Unterstützung des gesamten Immunsystems. Starker Schwindel, Schwindelanfälle, Angst zu fallen. Migräne und Schwindel bei jungen Mädchen in der Pubertät. Krampfanfälle bei Kindern, die unter Druck stehen. Gute entzündungswidrige und schleimlösende Wirkung bei Atemwegserkrankungen, Bronchitis, Asthma, chronischem Husten usw.

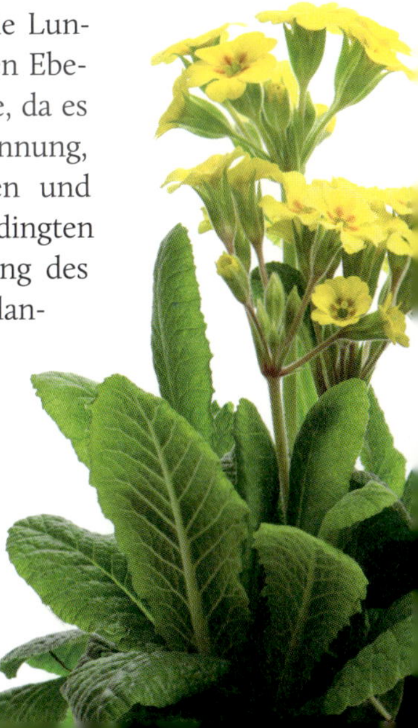

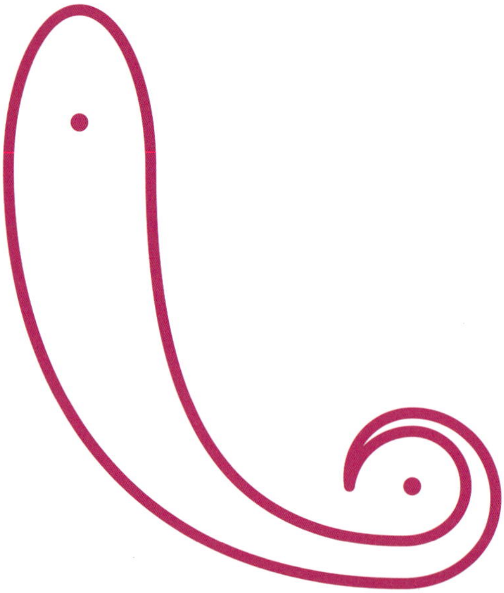

# Psorinum

Krätze

## Das Seelenwesen

Bitte, liebes Kind, beende jetzt deine ständigen negativen Gedanken über dich und die Welt. Denn mit diesen unschönen und belastenden Gedanken sendest du ständig Strahlen aus, die noch mehr Mangel anziehen. Eigentlich ist doch alles da, was die Menschen zum guten Leben brauchen. Und auch wenn du meinst, dir würde nichts davon gehören, so stimmt das ganz und gar nicht. Alles, was da ist, ist für alle gedacht. Aber suche zunächst nicht in deiner Umgebung, sondern lausche einmal in dich selbst hinein. Dort findest du dich selbst, und wenn du weißt, dass du gut genug und noch besser bist, als du jemals gedacht hast, dann kommen die Fülle des Lebens und alle Geschenke wie von selbst zu dir. Du gehörst dazu, und wir freuen uns auf dich! Also lasse los, was dich noch »juckt«, aber dich eigentlich nichts angeht.

*Ich gehöre selbstverständlich dazu.*

## Substanz

Psorinum ist in der Homöopathie einer der grundlegenden sogenannten Nosoden. Nosoden sind Arzneimittel, die aus Erregern oder Ausscheidungen infektiöser Krankheiten gewonnen werden bzw. in nicht potenzierter stofflicher Form Symptome einer infektiösen Krankheit hervorrufen können. Die Nosode Psorinum wird aus den Pusteln der Krätze (Skabies) hergestellt. Es ist ein gutes Mittel, wenn Krankheiten aufgrund unterschiedlichster Unterdrückungen zyklisch wiederkehren oder bei ständigen Rückfällen trotz gut gewählter Mittel.

## Charakter

»Mangel« ist das Hauptstichwort für Psorinum-Kinder. Schon früh hat in der Familie des Kindes alles Mögliche gefehlt: Geld, (materielle) Sicherheit, Gesundheit, Versorgung und Wohlergehen. Schon die Eltern oder Großeltern waren dauernd krank, oder es gab Insolvenzen oder andere »Pleiten«. So sieht das Kind, geprägt durch diese Erlebnisse, grau oder schwarz, es ist eher ein Pessimist und alles andere als lebensfroh. Anhaltende Einsamkeit fördert das Gefühl des Mangels noch. Psorinum-Kinder besitzen einen Mangel an Lebensenergie, der sich sowohl in ihrem Wesen als auch in der schlechten Reaktionsfähigkeit ihres Immunsystems zeigt. Sie sehen blass, kränklich und abgemagert aus und wirken verzweifelt, deprimiert und ängstlich. Ihre Haut sieht oft ungesund und ungewaschen aus.

## Einsatzgebiete

Generell Hautprobleme, schlecht heilende trockene Haut, Hautausschläge aller Art mit starkem Juckreiz. Erkältungsneigung, schlechter Ernährungszustand, allergische Konstitution, Heuschnupfen, Krätze (akut, rezidivierend oder in der Familiengeschichte). Bei Kindern indiziert, bei denen die Entstehung der langwierigen Krankheit darauf zurückzuführen ist, dass akute Krankheiten nicht vollständig ausgeheilt wurden, zum Beispiel durch unterdrückende Medikamente (Cortisonsalben) oder Impfungen. Hautausschläge, die nicht auskuriert wurden, führen z.B. zu Atemwegs- oder Magen-Darm-Beschwerden. Zahnfleischgeschwüre, Aphthen, fauliger Mundgeruch, Schnupfen mit übel riechendem Sekret, allergische Rhinitis, chronische Otitis media, stinkende Ohrsekrete, Juckreiz im Gehörgang, Tinnitus. Husten mit Atemnot.

# Pulsatilla

### Küchenschelle

## Das Seelenwesen

Auch wenn nicht immer gleich jemand da sein kann, der dich in den Arm nimmt und tröstet – du brauchst keine Angst zu haben, denn deine Familie hat dich sehr lieb. Du bist genau in die richtige Familie hineingeboren worden, darauf darfst du dich getrost verlassen. Du gehörst dazu, sogar wenn jemand gar nicht mehr da sein kann wie ein liebes Haustier, das irgendwann sterben musste so wie wir alle. Sie sind nicht einfach weg, sondern schauen liebevoll auf dich, behüten und beschützten dich. Wenn du dann ein Gebet sprichst, vielleicht mit deiner Mama oder deinem Papa zusammen, oder auch nur für dich allein, dann rufst du deine große Familie zu dir und alle sind wieder für dich da, wenn auch unsichtbar! Das mag ein Trost sein für dich, denn du bist niemals wirklich allein.

*Meine Familie ist riesengroß und immer für mich da.*

## Substanz

Pulsatilla, die Kuh- oder Küchenschelle, ist ein Hahnenfußgewächs. Ihre rosettenförmig angeordneten Blätter erscheinen gleichzeitig mit der purpurfarbenen Blüte. Trotz der beinahe liebevollen Namensgebung betrachtete man die Pulsatilla in früheren Zeiten mit Unbehagen. Die zusätzlichen volkstümlichen Bezeichnungen Teufelsbart und Bocksbart zeugen von der widersprüchlichen Abneigung, die man der Pflanze entgegenbrachte.

## Charakter

Das Verhalten des sanft, weich und sehr anhänglich wirkenden Pulsatilla-Kindes ist vor allem widersprüchlich. Das Mittel findet deshalb Anwendung bei Beschwerden mit äußerst sprunghaften Symptomen. Schmerzen tauchen an verschiedenen Stellen auf und verschwinden dann wieder. Die Haut ist blass, dann wieder gerötet. Erst hat das Kind Durchfall, dann wieder Verstopfung usw. Erwachsene finden die Babys und Kleinkinder sehr »süß«. Das wetterwendische Temperament zeigt sich auch im Psychischen mit Schüchternheit, Weinerlichkeit, abwechselnd mit Zorn oder Sturheit. Familie, Liebe und Zuwendung ist das Wichtigste überhaupt. Es hat keinen Durst und verträgt fettes Essen schlecht.

## Einsatzgebiete

Gut geeignet für Kinder, die weinerlich und anhänglich sind. Wichtiges Babymittel, auch für Schwangere. Hebammen nutzen es, damit sich das Kind im Bauch in die richtige Lage dreht, und während des Stillens. Dreimonatskoliken, Zahnungsprobleme, Mumps, Scharlach, Masern. Erkältungen mit dickem gelbgrünem Ausfluss, Kopfschmerzen, Ohrenentzündungen. Magenverstimmung durch Überessen und zu viel Fett (z.B. bei Feiern, Kindergeburtstag), Blasenentzündung. Menstruationsbeschwerden und Akne bei Teenagern. Alle Beschwerden »seit der Pubertät«. Bindehautentzündung, verklebte Augenlider. Ohrenentzündungen oder das Gefühl, das Ohr sei verstopft, mit Schwerhörigkeit.

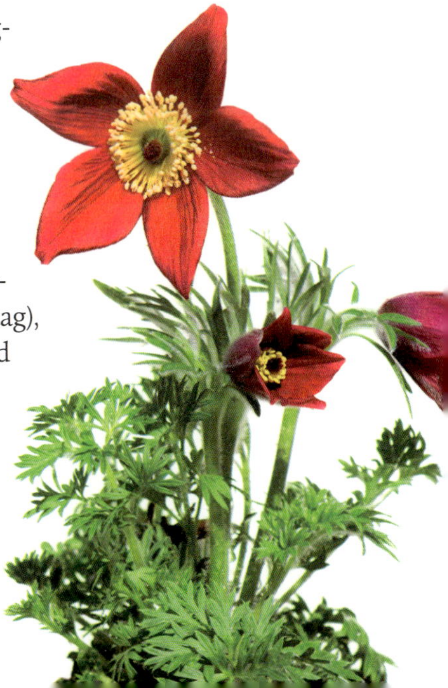

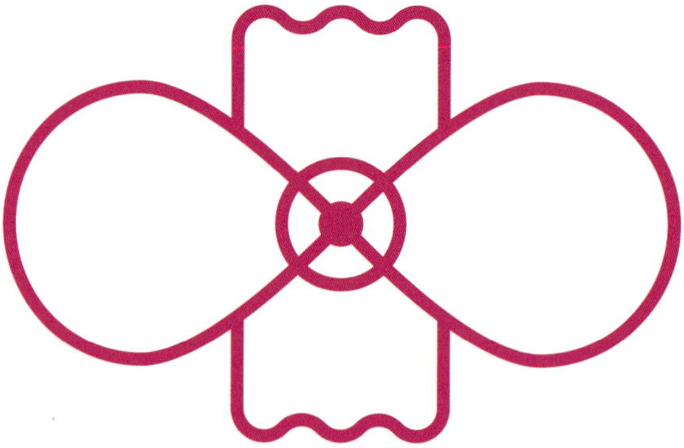

# Saccharum officinarum

Weißer Rohrzucker

## Das Seelenwesen

Du liebst Süßigkeiten, aber eigentlich könntest du den Genuss nicht nur durch das Essen dieser süßen Sachen haben. Süß schmeckt nicht nur die Süßigkeit, sondern dein ganzes Leben, wenn du dir den wahren Genuss einfängst und den verborgenen Ort kennst, an dem alle deine Schätze liegen. So fliege mit uns mit, mit deinen Engeln, allen deinen wunderbaren Eltern aus dieser und vergangenen Zeiten, mit den Schutz- und Kuscheltieren, die für dich da sind, und mit den Feen und Zauberern, die wissen, wo die geheime Welt des Zauberlandes sich befindet. Wo du alles sofort haben kannst, was sich wirklich bezaubernd für dich anfühlt. Steige jetzt auf den fliegenden Teppich, wir warten schon alle auf dich und machen dir Platz – und los geht's! Du wirst so viel Freude finden, das ist genug Süßigkeit!

*Ich hole mir die Liebe.*

## Substanz

Saccharum officinarum, das Zuckerrohr, gehört zur Familie der Gramineae, der Gräser. Es wird bis zu 4 Meter hoch, die Halme bis zu 5 Zentimeter im Durchmesser. Das Zuckerrohr ist innen nicht hohl, sondern enthält ein faseriges süßes Mark, aus dem mittels Auspressen und Raffination brauner und weißer Rohrzucker gewonnen wird. Die Ausbeute beträgt je Hektar durchschnittlich 10 Tonnen Zucker und 90 Tonnen Bagasse (Faseranteil der Grashalme), welche ca. 30.000 Liter Erdöl an Energie ersetzen kann.

## Charakter

Zucker hat als Thema die Energie: zu viel bei Hyperaktivität oder zu wenig bei Energiemangel, chronischen Infekten etc. Saccharum-Kinder lieben Süßigkeiten, reagieren darauf aber mit Verhaltensauffälligkeiten, werden zappelig, unkonzentriert, gereizt oder aggressiv. Die Kinder nehmen alles in den Mund, vor allem die Finger, nuckeln und lutschen daran, beißen Finger- und Zehennägel und sind kaum vom Schnuller zu entwöhnen. Im Mittelpunkt steht die verzweifelte Suche nach Liebe, Zuneigung und Aufmerksamkeit, die durch die Sucht nach Süßem kompensiert wird. Auslöser können ein zu frühes Abstillen oder Abnabeln von der Mutter bzw. ihre Abwesenheit sein oder einfach ein Mangel an liebevollem, körperlichem Kontakt mit den Eltern.

## Einsatzgebiete

Verhaltensauffälligkeiten durch Zucker und Süßigkeiten. Je mehr Süßes sie essen, desto mehr gerät ihr Zuckerhaushalt durcheinander. Hypoglykämische Zustände mit Schwäche, Zittern und Reizbarkeit. Das Saccharum-Kind ist in der Schule sehr unkonzentriert, die Aufmerksamkeitsspanne ist kurz und das Kind zappelig und kann nicht still sitzen bleiben (ADHS). Fehler beim Schreiben und im Diktat, lassen Worte aus. Periodische Kopfschmerzen, trockene Schleimhäute, chronischer Schnupfen, allergische Rhinitis, Sinusitis oder Otitis media, Aphthen und Mundsoor. Atopisches Ekzem, allergische Konstitution, Heuschnupfen, Adipositas oder Malassimilation mit Abmagerung. Darmmykosen und Soor, entzündeter After, Juckreiz am Anus, Fruktoseintoleranz.

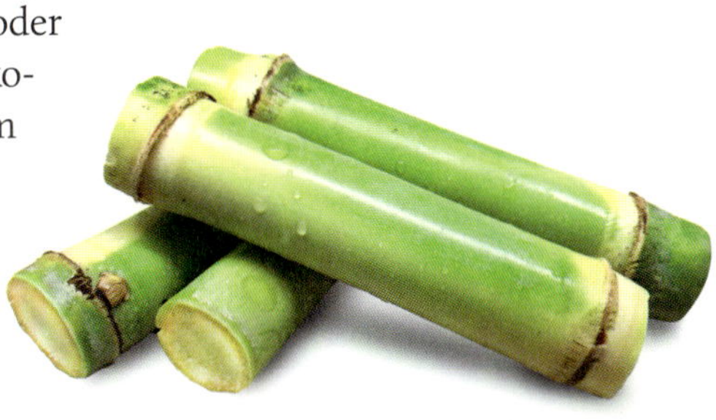

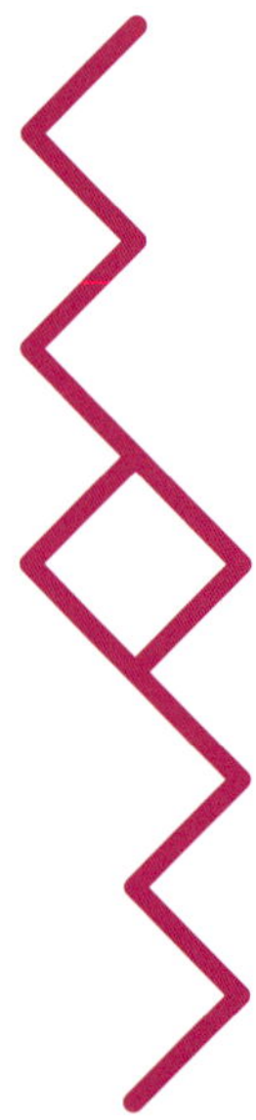

# Sepia

Tinte des Tintenfisches

## Das Seelenwesen

Du bist so empfindlich gegen Ungerechtigkeiten, und wenn andere nicht freundlich zu dir sind. Schnell magst du dann am liebsten gar nichts mehr mit ihnen zu tun haben. So wie der Tintenfisch möchtest du dann am liebsten viel dunkle Tinte versprühen und für alle anderen unsichtbar, unerkannt sein. Du hast ganz recht, wenn du dann deine Ruhe haben willst. Aber irgendwann ist das vielleicht auch zu langweilig oder du fühlst dich einsam. Dann bleibt nichts anderes übrig, als dass du wieder aus deinem Schneckenhaus hervorkommst und den Freunden, Lehrern oder Eltern noch mal eine Chance gibst. Sie sind doch auch nur Menschen wie du. Und ich glaube, sie wollen auch nur ihr Bestes geben, auch wenn das manchmal nicht so bei dir ankommt. Das Verstecken hat ein Ende, und du siehst selbst wieder klar.

*Ich darf mein eigenes Leben leben, aber mit den anderen.*

## Substanz

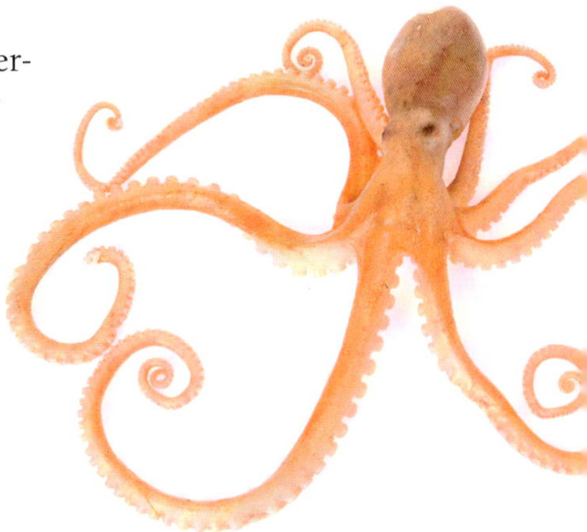

Sepia wird aus der Tinte des Tintenfisches hergestellt. Hahnemann hatte die Substanz einer homöopathischen Arzneimittelprüfung unterzogen, nachdem ihm der Verdacht gekommen war, dass die Krankheitssymptome eines Kunstmalers durch dessen regelmäßiges Pinselablecken bedingt sein könnten. Sepia enthält hauptsächlich Calcium carbonicum, Magnesium carbonicum, Natrium sulfuricum, Kochsalz und einen schwarzen Farbstoff.

## Charakter

Sepia-Kinder sind eher scheu, haben Angst vor Fremden und wollen lieber zu Hause bleiben. Wenn die Mutter das Kind beruhigen will, wird es oft noch schlimmer. Sie sind nervös und unzufrieden und wissen nicht, was sie wollen. Sepia-Mütter hatten Angst vor der Geburt, was die Geburt oft schwierig macht und sich auf das Kind auswirkt. Säuglinge verweigern die Muttermilch. Ältere Kinder sind eher Einzelgänger und wollen nicht gern berührt werden. Verbindlichkeiten haben sie nicht gern. Oft tragen sie eine lieblose Erziehung oder Beziehungsprobleme der Eltern aus. Die Kinder sind sehr gereizt und empfindlich in der Pubertät mit vielen Unterbauchbeschwerden.

## Einsatzgebiete

Bauchkoliken durch Milch bei kleinen Kindern. Der ganze psychische Druck geht nach unten in die Bauch- oder Harnregion, z.B. Bettnässen oder Nabel- und Leistenbruch. Häufige Blasenentzündungen oder Vaginalausfluss schon bei kleinen Mädchen. Chronische Hauterkrankungen wie Schuppenflechte oder Neurodermitis. Emotionale Distanziertheit und Kühle, Gereiztheit und Depressionen. Akute Erkrankungen der oberen und unteren Luftwege wie Nasenrachenkatarrh oder Bronchitis. Starkes prämenstruelles Syndrom bei pubertierenden Mädchen mit Senkungsgefühlen im Unterbauch und dem Gefühl eines Pflocks in Vagina oder Rektum.

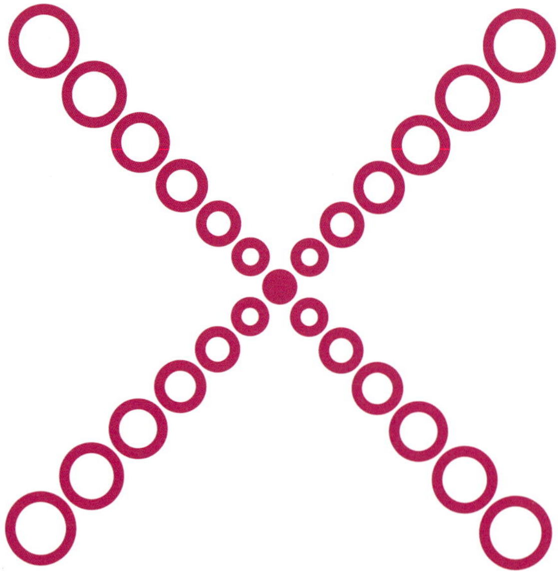

# Silicea

### Kieselerde

## Das Seelenwesen

Du bist wie die Schneekönigin, die in ihrer eigenen Welt lebt mit allen ihren Freunden und diese Welt am liebsten gar nicht mehr verlassen möchte, denn sie kennt ihre Welt sehr gut, und wer weiß, wie es da draußen so ist. Vielleicht ist es dort laut, dreckig oder voller Ungeheuer. Aber so wie in jedem Leben wird sich die Zeit wohl einmal ändern, und in ihrem Schneeland taut es vielleicht, der Schnee tropft, und die Flüsse werden reißender. Jetzt kannst du vielleicht nicht mehr hierbleiben, auch wenn du ein König oder eine Königin bist. Suche dir vielleicht jetzt ein wärmeres Plätzchen. Halte Ausschau, wo ein Feuer brennt, und du wirst merken, wie schön auch das sein kann. Wärme dich daran, und fülle dich auf mit neuem Wohlbefinden. Das löst deine Starre und macht dich wunderbar flexibel.

*Ich bin König oder Königin in meiner Welt.*

## Substanz

Silizium ist ein Halbmetall, das in der Natur nur in Verbindung mit Sauerstoff vorkommt. Diese Siliziumdioxide finden sich als Kieselerde (Silicea terra) in mineralischen Vorkommen wie Seesand oder Quarz sowie in Organismen wie Gräsern oder Algen. Kieselsäure ist in allen natürlichen Gewässern sowie in Pflanzen und Tieren enthalten. Auch im menschlichen Körper können Spuren von Silizium im Knorpel-, Stütz- und Bindegewebe sowie in Haut und Knochen nachgewiesen werden.

## Charakter

Silicea-Kinder sind zarte und schwache Konstitutionen, schüchtern und scheu in der Öffentlichkeit, aber auch stur bis hin zur Starrheit. Sie hängen lange am Elternhaus und sind wenig flexibel. Sie haben eine zarte, blasse Haut und vielerlei Knochen- und Wachstumsprobleme. Auffällig ist die Abneigung gegen spitze Gegenstände wie z.B. Spritzen oder Nadeln. Beschwerden treten nach geistiger Überanstrengung und Erwartungsspannungen sowie nach Kälte und Zugluft auf. Sie verstärken sich durch Licht, Geräusche und Neu- oder Vollmond. »Fremdes« kann das Kind schlecht integrieren, weshalb Silicea ein Hauptmittel zur Austreibung von Fremdkörpern ist – auch von Impfungen.

## Einsatzgebiete

Entwicklungsverzögerungen bei Kindern. Infektanfälligkeit, Akne, Knochen- und Zahnprobleme. Wirbelsäulenverkrümmungen. Silicea kann Fremdkörper wie z.B. Splitter aus dem Gewebe heraustreiben und Eiter zum Abfließen bringen. Bei unreiner Haut, wenn sich die Aknepickel langsam entwickeln, zur Eiterung neigen und nur langsam abheilen. Bei Narben und Problemen mit den Nägeln. Drüsenschwellungen, Nebenhöhlen-, Ohr- und Mandelentzündungen sowie Impfschäden. Mangelernährung durch ungenügende Verwertung der zugeführten Lebensmittel. Erkältungsneigung und Nervenschwäche. Äußere Kälte mit klebrigem Schweiß an Füßen und Händen.

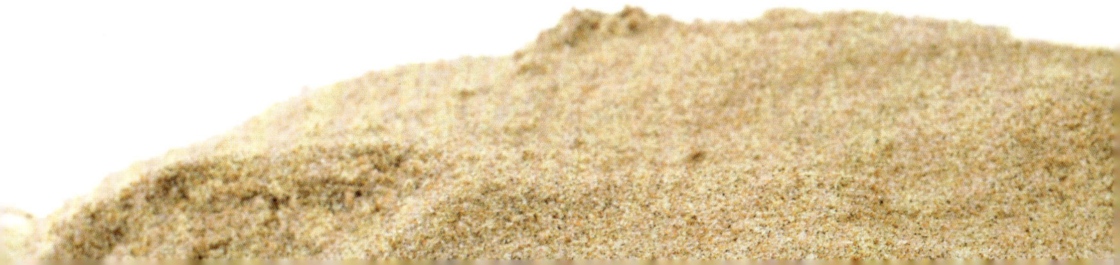

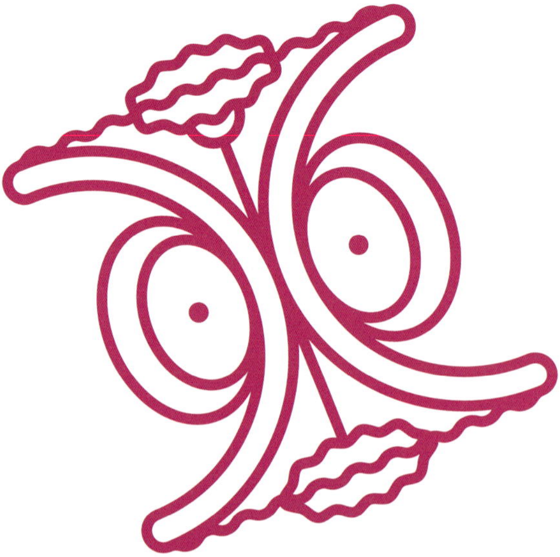

# Spongia tosta

Meerschwamm

## Das Seelenwesen

Als du ganz klein warst, hast du deinen Papa als Beschützer und Behüter gewählt. Du hast vielleicht alles ungefiltert aufgenommen wie ein Schwamm, der sich mit allen möglichen Eindrücken vollsaugt. Du wolltest gern in Sicherheit sein, so wie wir das alle wollen. Du hattest oft Angst, dass dein Vater dich nicht mehr mag oder dich schutzlos zurücklässt, wenn du ihm nicht folgst. Aber Kinder werden größer, und sie müssen selbst Dinge ausprobieren, die den Vätern vielleicht nicht so gut gefallen. Du kannst es nicht jedem recht machen, auch wenn du das oft versucht hast. Sei dir sicher, dass du ein sehr geliebtes Kind bist, auch wenn du mal rebellieren oder Widerspruch anmelden möchtest. Deshalb wird die Liebe nicht kleiner! Sauge alles auf, was dir guttut. Den Rest lasse los.

*Ich bin gut beschützt*
*und verbunden mit dem Starken.*

## Substanz

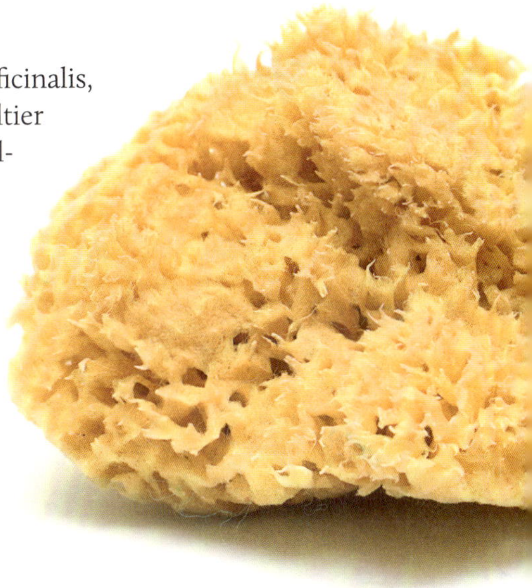

Spongia, der Meerschwamm, Euspongia officinalis, ist ein unbewegliches, fest sitzendes Hohltier mit einem netzförmigen Skelett aus Kieselsubstanz. Es lebt im östlichen Mittelmeer und in der Adria. Es ist als Badeschwamm in Gebrauch und wurde früher auch als saugfähiges Material in der Chirurgie und wegen seines hohen Jodgehalts zur Behandlung von Schilddrüsenvergrößerungen (»Kropfschwamm«) verwendet. Das homöopathische Mittel Spongia wird aus dem gerösteten Gerüst des Schwammes hergestellt.

## Charakter

Spongia-Kinder sind oft blond und blass, und die Stimme ist rau, oder sie neigen zu Hustenanfällen, die bis zum Erstickungsgefühl gehen können. Auffällig ist der Zwang zum Räuspern. Überhaupt hat das Spongia-Kind vielerlei beschwerliche Themen in der Halsregion, was als Mangel an Ausdrucksmöglichkeiten gegenüber den Erwachsenen gedeutet werden könnte. Überanstrengung verursacht pfeifende oder bellende Hustenkrämpfe. Nachts kommt es zu Atemnot mit kruppartigen Hustenanfällen. Die Kinder erwachen nach Mitternacht mit Angst durch Erstickungsgefühl, Herzschmerzen oder Brustenge.

## Einsatzgebiete

Spongia gilt als bewährtes homöopathisches Mittel bei nächtlichen Hustenanfällen von Babys und kleineren Kindern. Typisch ist ein Beginn des Hustens direkt nach dem Hinlegen. Bronchitis, Husten, Krupphusten, Keuchhusten, Pseudokrupp-Anfälle mit Erstickungsanfällen. Das Kind hat einen bellenden Husten und ist heiser, die Atmung klingt pfeifend oder fauchend. Die Halslymphknoten sind schmerzhaft geschwollen. Besonders dann, wenn die Erstickungsängste und Unruhezustände eher leicht ausgeprägt sind, könnte Spongia den Anfall unterbrechen.

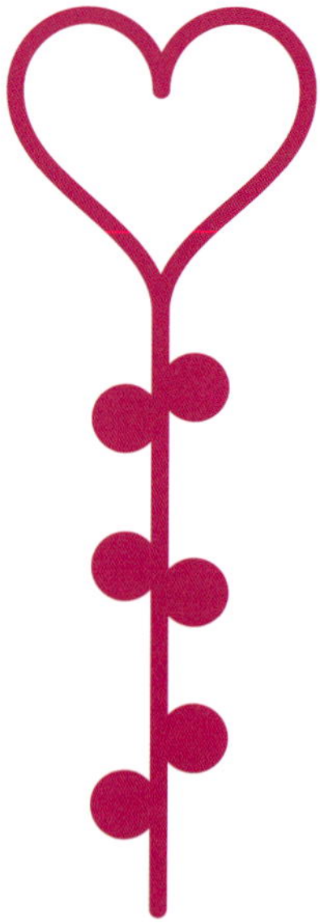

# Staphisagria

### Stephanskraut

## Das Seelenwesen

Das Leben ist eigentlich ein spannendes Abenteuer. Jeder Tag kann etwas Neues bringen, und du kannst so vieles ausprobieren und lernen, selbst wenn es in manchen Momenten wehtut. Erinnere dich daran, wenn du mal wieder unverdient gekränkt wurdest. Willst du den Erwachsenen wirklich so viel Macht über dich geben, dass du ihre unfairen Angriffe so übel nimmst? Erwachsene sind manchmal einfach so, und Kinder können ja auch manchmal richtig ungerecht sein. Wische diese Kränkungen weg und schau dich um, wer deine Freunde sind. Habe Vertrauen zu ihnen, auch wenn sie dir nicht immer alles recht machen können, denn niemand kann das. Sei mutig und lebe dein spannendes Leben! Dazu gehört auch, dass du nach jedem Fallen wieder aufstehst.

*Das Leben ist spannend.*
*Ich mache mit!*

## Substanz

Staphisagria, das Stephanskraut bzw. der Rittersporn, gehört zur Familie der Hahnenfußgewächse. Ihre Samen enthalten das giftige Alkaloid Delphinin. Diese Wirkung setzte man im antiken Griechenland gegen Kopfläuse, juckende Hautbeschwerden und Warzen sowie als Brechmittel zur Darmreinigung ein. In der westlichen Kräuterheilkunde hat Staphisagria die Bedeutung als Maßnahme gegen Parasiten beibehalten; davon zeugen Beinamen wie »Läusepfeffer« oder »Läusesamen«.

## Charakter

Stephanskraut ist ein wichtiges Mittel, wenn Kinder in ihrer Familie Kränkungen und Demütigungen verbaler oder körperlicher Art erfahren haben und den Zorn darüber hinunterschlucken mussten. Auch sexuelle Grenzverletzungen gehören dazu. Darüber sind sie sehr entrüstet und vergessen das nie. Im Grunde sind es sehr sensible und romantische Menschen, die jedoch aufgrund schlechter Erfahrungen oft Angst vor Nähe entwickeln, in der Pubertät speziell dem Partner gegenüber. Dies kann sich in lokalem Juckreiz und Überempfindlichkeit im Geschlechtsbereich äußern. Bei sexuellem Erstkontakt kommt es häufig zur Blasenentzündung.

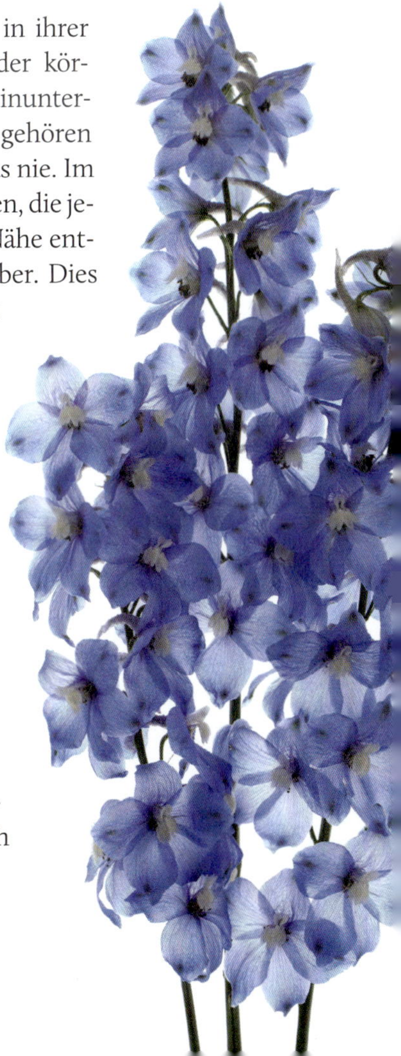

## Einsatzgebiete

Gutes Mittel nach glatten Schnitten wie Messerschnitt oder auch OPs. Schlecht heilende Schnittwunden und Folgen von Stichverletzungen. Gerstenkörner oder Ekzeme an den Augenlidern, Nagelbettentzündungen, Hautausschläge. Auffällig sind schlechte Zähne mit schwammigem Zahnfleisch. Blasenbeschwerden und Blasenentzündungen, vermehrter Harndrang. Auslöser sind psychische Belastungen, Streitigkeiten und Demütigungen. Gedächtnis- und Konzentrationsschwäche durch unverdiente Kränkungen.

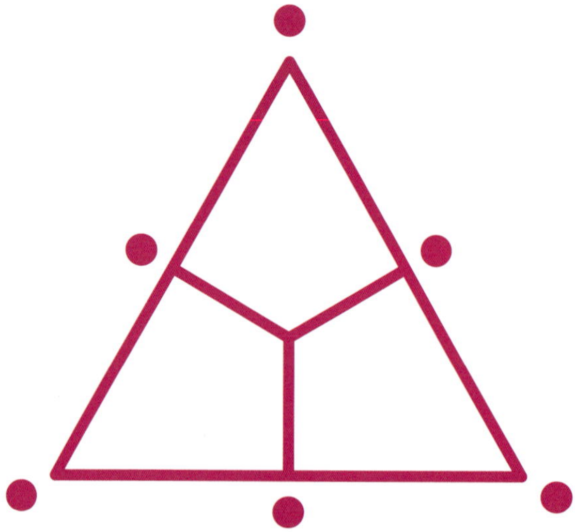

# Sulfur

Schwefel

## Das Seelenwesen

Du bist ein neugieriges Kind, und recht hast du! So vieles an interessanten Dingen gibt es zum Ausprobieren. Aber verzettele dich nicht, denn dann wird vielleicht alles zu viel, was du angefangen hast, ohne es zu beenden. Pass ein bisschen auf, dass du lange genug bei einer Sache bleibst, denn dann zeigt sich manchmal erst das Geheimnis, und es wird noch spannender für dich, genau das zu ergründen. Fantastische Dinge können sich dir offenbaren. Manchmal ist es aber auch wichtig, dass du siehst und hörst, wofür sich andere Menschen, zum Beispiel deine Freunde oder deine Familie, interessieren. Guck doch auch dort mal ein bisschen genauer hin. Dann hast du auch länger was von deinen Freunden, denn wenn sich immer nur alles um eine Person dreht, wird das auch irgendwann langweilig.

*Ich bin neugierig*
*und probiere schöne Dinge aus.*

## Substanz

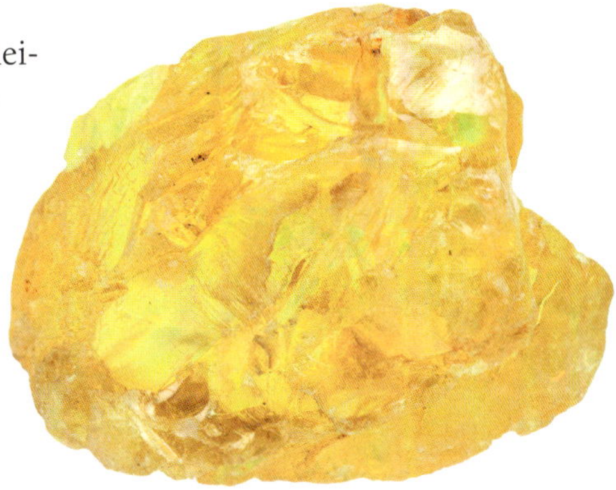

Der Schwefel kommt weltweit in der Nähe heißer Quellen oder Vulkankrater vor. In der Antike war Schwefel als »der Stein, der brennt« bekannt; seine Dämpfe reinigten Raumluft und Atemwege gleichermaßen. Heute wird der Stoff für Schwefelsäure, Farbstoffe, Insektizide, Fungizide oder Kunstdünger sowie in der pharmazeutischen Industrie genutzt. In der Nahrungsmittelverarbeitung kommt Schwefel als Konservierungsstoff für Wein und Trockenobst zum Einsatz.

## Charakter

Das Sulfur-Kind ist ein fantasievolles, kreatives und interessiertes Kind, das jedoch manchmal unfähig ist, seine Kreativität in zielführende Bahnen zu lenken. Da es sich grundsätzlich nur für die Dinge interessiert, die ihm wichtig erscheinen, kann es zuweilen auch lustlos und faul wirken. Die Aufmerksamkeit soll sich am besten nur um das Sulfur-Kind drehen, und es steht gern im Mittelpunkt. Das äußere Erscheinungsbild ist von hängenden Schultern, einer laschen Körperhaltung und nachlässiger Kleidung geprägt. Das Kind liebt Süßigkeiten. Trotz seiner ausgeprägten Abneigung, sich zu waschen oder Ordnung zu halten, ekelt es sich vor dem Schmutz und den Gerüchen anderer.

## Einsatzgebiete

Schmerzen mit brennendem Charakter. Alle Formen von juckenden und trockenen Hautveränderungen wie Akne, Ekzeme, Schuppenflechte, Herpes oder Furunkel. Verdauungsstörungen mit brennenden Schmerzen, Aufstoßen, Blähungen, Erbrechen und Durchfall. Menstruationsstörungen und Blasenentzündungen. Erkältungen mit zähem, übel riechendem Schleim, die sich zur Bronchitis ausweiten – mit Schmerzen im Brustraum. Neigung zu Erkältungen und Katarrhen der oberen Luftwege. Übel riechende Ausscheidungen. Sehr wichtiges Mittel bei Folgen von Unterdrückungen von Krankheiten wie Masern, Scharlach oder Hautausschlägen durch Impfungen und Medikamente.

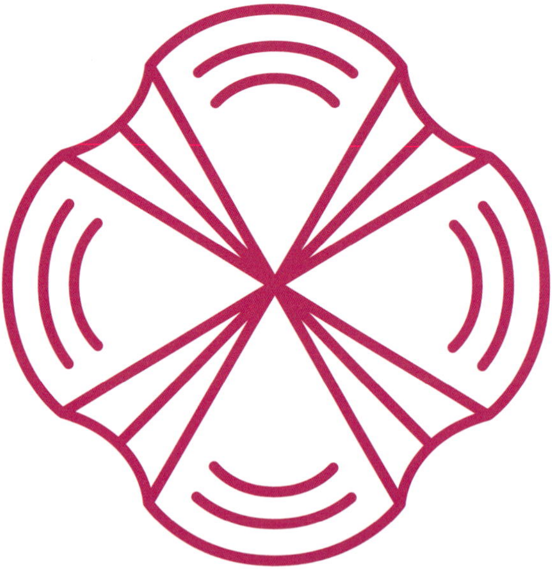

# Tarantula

Wolfsspinne

## Seelenbotschaft

Du bist ein ganz schön wilder Geselle, immer zu einem Tänzchen bereit und schnell unterwegs, wenn es etwas Neues zu entdecken gibt. Du hast sehr viel Energie in dir und möchtest am liebsten alles auf einmal machen. Manchmal rennst du weg, und die anderen können dir nicht folgen, sie sind einfach nicht so schnell wie du. Oder du versteckst dich, um aus einem Hinterhalt heraus dann andere zu erschrecken. Du kannst dir gar nicht vorstellen, dass es auch einen ruhigen Pol gibt, so wie in der Mitte eines Wirbelsturms. Wenn du magst, begleiten wir dich einmal dorthin, es ist ein wahres Erlebnis. Komm, wir nehmen dich an der Hand und führen dich durch den tosenden Sturm in das ruhige Innere. Das ist das wahre Wunderland. Du wirst staunen. Erlebe es!

Ich bewege mich freundlich.

## Substanz

Tarantula ist eine homöopathische Arznei, die aus der spanischen Wolfsspinne Tarantula hispanica hergestellt wird. Sie affektiert in erster Linie das zentrale Nervensystem und das Herz-Kreislauf-System. Der Begriff »Tarantismus« wird auch für den »wahnsinnigen Tanz« verwendet, den die von der Spinne gebissenen Menschen hinlegen. »Wie von der Tarantel gebissen«, wild und ungestüm, gebärden sich Personen, die das Mittel brauchen können.

## Charakter

Tarantula-Kinder sind sehr nervös bis hin zur Hysterie. Sie sind ständig in wilder Bewegung, ungeduldig, unzufrieden und schnell erregbar. Die Kinder lieben es zu springen, zu klettern und zu tanzen, sie lieben Musik! Manchmal sieht es so aus, als hätten sie keine Kontrolle mehr über ihre Gliedmaßen. Die Kinder sind sehr energiegeladen, äußerst impulsiv, dabei widerspenstig, misstrauisch, streitsüchtig und eigensinnig. Sie sind anfällig für unkontrollierte, plötzliche und heftige Wutausbrüche oder hysterische Weinanfälle, und auch Epilepsie ist nicht fern. Das Tarantula-Kind schläft ruhelos und hat in der Schule durch seine große Ruhelosigkeit Probleme, bei der Sache zu bleiben. Auffällig ist das Verlangen nach Sand und anderen unverdaulichen Dingen.

## Einsatzgebiete

Hyperaktivität und Konzentrationsprobleme, ADHS, motorische Ruhelosigkeit, panische Angst vor Spinnen (oder es liebt sie)! Trockene Schleimhäute, Gefühl von Enge im Hals oder in der Brust (Herzangst). Beschwerden kommen sehr plötzlich, Schmerzen sind oft brennend, z.B. bei Blasenentzündung oder stechend bei Kopfschmerzen. Wenig Appetit und Neigung zur Magersucht, zwanghafte Sucht nach Sport oder Tanzen. Neurologische Beschwerden mit unkontrollierbaren Bewegungen. Zystitis mit brennendem Wasserlassen, schmerzhafter Harndrang, Harnverhaltung. Dysmenorrhö, zu starke Regelblutung, frühe Sexualität. Muskelkrämpfe, Parästhesien, Schwäche und Taubheit der Beine, Multiple Sklerose im Kindesalter. Meningitis, Muskelzuckungen, Zittern, Epilepsie, Chorea Huntington.

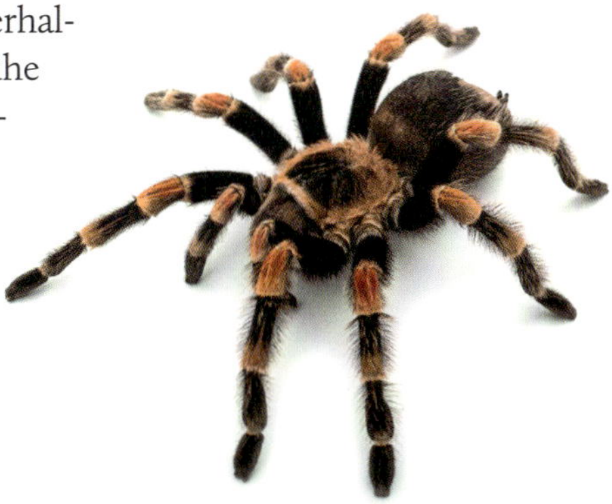

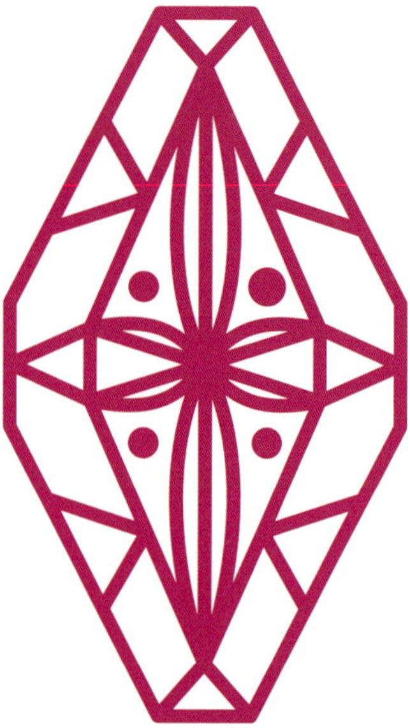

# Teucrium marum verum

### Katzengamander

## Das Seelenwesen

Nervt dich das ständige Schlautun der Erwachsenen und dass sie immer wissen, was angeblich das Beste für dich ist? Woher sollen sie das wissen, du bist doch ein ganz eigener Mensch. Nun ja, manches können deine Mutter, dein Vater oder auch deine Lehrer auch nicht ahnen, denn sie können ja nicht in dich hineinschauen. Da gibt es nur eine Chance, nämlich dass du deutlich ausprichst, was dich nervt und was du nicht mehr haben möchtest. Auch Erwachsene können lernen, aber auch sie brauchen Zeit. Sage ab jetzt öfter deine Meinung, auch wenn es dir am Anfang vielleicht schwerfällt.

*Ich bin ich, und ich habe das Recht, Nein zu sagen.*

## Substanz

Teucrium marum verum ist ein homöopathisches Heilmittel pflanzlichen Ursprungs. Die Ausgangssubstanz liefert das Amberkraut, ein mediterraner Strauch der botanischen Gattung Gamander. Durch besonders hohen Terpengehalt verströmt die Pflanze einen charakteristischen, dem Thymian ähnlichen Geruch, der besonders auf Katzen anziehend wirkt. Deswegen hat sie auch den Namen Katzengamander erhalten. Früher wurde Teucrium marum zu Niespulver verrieben und ähnlich Schnupftabak verwendet, um Nasenpolypen zu behandeln.

## Charakter

Das Kind im Teucrium-Zustand ist ziemlich leicht zu beeindrucken und passt sich möglichst seiner Umgebung an. Dadurch werden jedoch auch oft seine Grenzen überschritten, und es dient als unfreiwilliger Wirt für alle möglichen »Besetzungen«, wie zum Beispiel durch Würmer, gegen die Teucrium ein wichtiges homöopathisches Heilmittel ist. Symbol der unterdrückten Aggression sind eingewachsene schmerzende Finger- und Zehennägel, die Krallen können nicht »ausgefahren« werden. Die kleinen Patienten mimen gern fauchende Katzen oder Löwen, haben ansonsten ziemliche Abneigung gegen körperliche und geistige Anstrengung.

## Einsatzgebiete

Teucrium marum wird bei Kindern vor allem bei Parasitosen (Wurmbefall) und dem damit verbundenen heftigen Juckreiz in der Analregion verordnet. Askaridenbefall, psychische Störungen, Reizbarkeit, Unruhe oder Bauchkoliken bei Wurmbefall. Der After juckt quälend. Beschwerden wie Schmerz und Druckgefühle im Enddarm und Rektalbereich. Das Mittel verschafft umgehend Entlastung bei lokalen Reizungen und Afterjucken. Bei einer solchen Erkrankung sind die Stühle oft von übel riechenden Gasen begleitet. Nasenpolypen und Verstopfung der Nase auf der Seite, auf der das Kind liegt. Viel Schleim im Mund. Der Nagel der Großzehe ist eingewachsen und schmerzt. Es sticht am ganzen Körper wie nach Flohbissen. Die Augenoberlider sind rot aufgeschwollen, es »quietscht« in den Ohren.

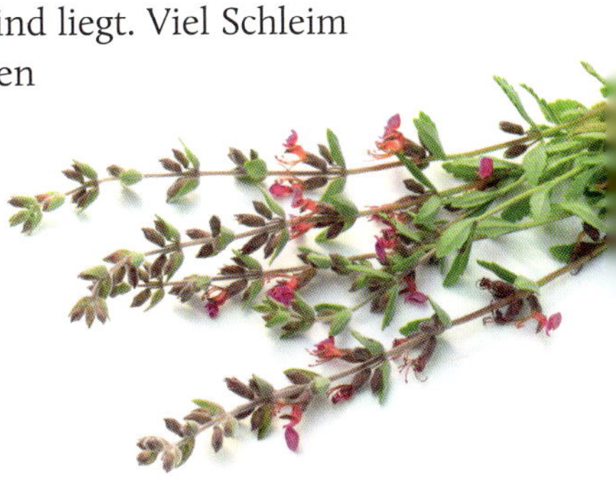

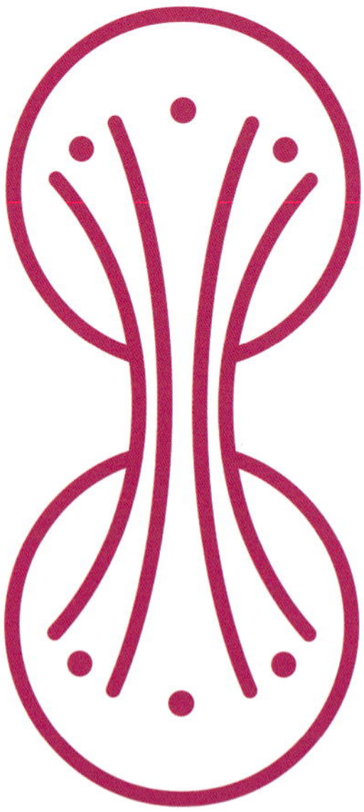

# Thuja

Lebensbaum

## Das Seelenwesen

Du kannst es nicht jedem recht machen, auch wenn du das vielleicht schon oft versucht hast. Der eine sagt dies, der andere das. Verwirrt dich das und möchtest du dann am liebsten gar nichts mehr tun? Pass auf, wir helfen dir, dass du dich von all dem Zeug ganz freimachen kannst, damit du wieder spürst, was du eigentlich möchtest. In dir drin ist die Wahrheit, und da spürst du ganz genau, was richtig ist für dich. Höre also mehr auf dich selbst und vertraue dir. Du bist ganz wunderbar, so wie du bist. Da fehlt gar nichts, und da ist auch nichts falsch! Bitte setze keine Maske auf, und tu nicht so, als wärst du ein anderer. Dir tut es auch nicht gut, andere, die vermeintlich besser sind, nachzuahmen. Du bist am besten so, wie du bist! Die Menschen wissen deine echten Qualitäten zu schätzen.

*Ich weiß, dass ich wunderbar bin,
so wie ich bin.*

## Substanz

Thuja, der Lebensbaum, ist ein Zypressengewächs. Die einzelnen Arten verströmen einen sehr markanten Duft. Der in Deutschland häufig als Hecke anzutreffende Abendländische Lebensbaum (Thuja occidentalis) bildet an Holz, Zapfen und Zweigspitzen ein stark giftiges Öl, das bei Berührung Hautreizungen verursachen und bei Verzehr tödlich sein kann. Genau diese Zweigspitzen werden für homöopathische Behandlungen vor der Frühjahrsblüte gesammelt und zu Tinktur verarbeitet.

## Charakter

Das Thuja-Kind ist im Grunde ein sehr unsicherer Charakter, das sich hinter einer Maske verbirgt, von wo aus es aus sicherem Abstand andere beobachten kann. Es lässt sich nicht gern in die Karten schauen. Oft kommt das Kind aus einer Familie, wo die Erziehung streng oder gar rigide moralinsauer war (kann auch von der Großelterngeneration vererbt worden sein), deren Ansprüchen und Kontrolle es nicht genügen konnte. Daraufhin hat es starke Schuldgefühle und immense Selbstzweifel entwickelt und weiß im Prinzip nicht mehr, was richtig und falsch ist. Diese Verunsicherung kann sogar bis hin zu Persönlichkeitsspaltungen führen. Die unterdrückten Gefühle bringen einen stark aufgeblähtem Bauch mit vielen Blähungen und anderen Verdauungsbeschwerden hervor.

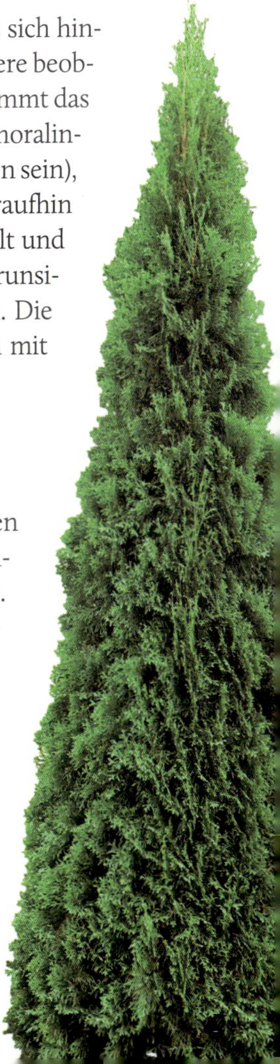

## Einsatzgebiete

Ausgeprägte Beziehung zu Haut, Schleimhäuten, Geschlechtsteilen und Luftwegen. Warzen, Ekzeme, Papeln oder Knötchen. Wichtig bei Beschwerden nach Impfungen, hartnäckige Erkältungen. Der Bereich zwischen Nasenflügeln und Wangen ist häufig entzündet. Das Haar ist bei schuppiger Kopfhaut trocken und spröde. Übel riechender, süßlicher Schweiß, der sich fettig anfühlt. Sehr weiche, abblätternde, splitternde Nägel mit Querfurchen, Längsrillen oder Dellen. Polypen in Nase, Dickdarm oder Gebärmutter. Das Kind bekommt bei nasskaltem Wetter leicht eine Erkältung. Weißlicher bis gelber, stark riechender Ausfluss bei älteren Mädchen.

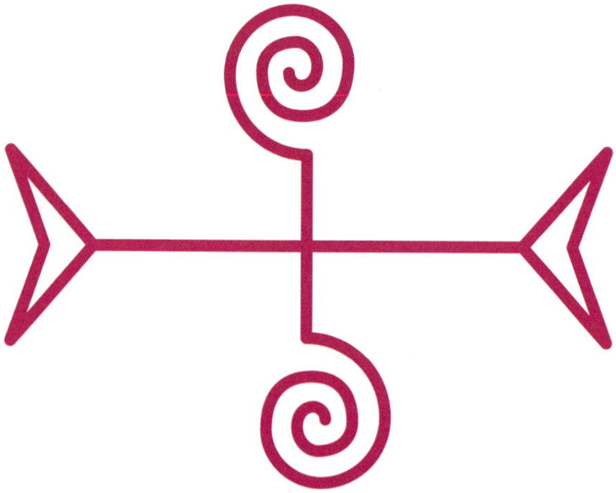

# Tuberculinum

Nosode aus einem tuberkulösen Abszess

## Das Seelenwesen

Du möchtest am liebsten keine Party auslassen und hast ständig Angst, irgendetwas zu verpassen. Dein Leben kommt dir jetzt schon zu kurz vor, obwohl du noch so jung bist? So wie die Stars auf der Bühne bist auch du ganz großartig und ständig in Aktion. Aber es wäre schade, wenn das Streichholz, das du bist, zu schnell herunterbrennt. Dann bist du erschöpft oder wirst vielleicht krank von zu viel Herumflitzen. Also, auch wenn es schwerfällt: Ruhe dich zwischendurch aus, wenn es dir zu viel wird. Dann kommst du wieder zu neuer Kraft und dann: Auf geht's! Probiere vieles aus und habe Spaß daran. Und wähle sorgfältig daraus aus, was wirklich das Deine ist. Um dieses kümmere dich ganz besonders. Es wird sich für dich lohnen. So kann dein Leben leicht sein, ohne dass du den Boden unter den Füßen verlierst.

*Mein Leben ist leicht,*
*so wie der Wind.*

## Substanz

Tuberculinum ist ein homöopathisches Heilmittel aus dem Reich der Tiere. Kulturen von humanen oder bovinen Tuberkel-Bazillen, nämlich Mycobacterium tuberculosis, bilden die Ausgangssubstanz für dieses Homöopathikum, das somit zu den Nosoden zählt. Hauptsächlich empfohlene Anwendungsgebiete sind psychische und somatische Störungen. Es lassen sich aber auch verschiedene akute und chronische Infektionen mit der Nosode Tuberculinum behandeln.

## Charakter

Tuberculinum passt für Kinder, die keine Ruhe finden, ständig nach Veränderung verlangen und daher oft unzufrieden und boshaft sind. Es drängt sie nach Ortswechsel und Reisen. Sie sind sehr hyperaktiv und oft frühreif, dabei blass, nervös und auffallend schlank. Sie haben ein schwaches Immunsystem, sind anfällig für Herpesinfektionen, Allergien und Erkältungen, extrem witterungsempfindlich und geraten bei Anstrengung schnell an ihre körperlichen oder geistigen Grenzen. Tuberculinum-Kinder neigen zu Psoriasis, Neurodermitis und anderen Hautekzemen, die oft durch Nahrungsmittelunverträglichkeiten oder Impfungen hervorgerufen werden. Schulische Anstrengungen äußern sich vermehrt in »Schulkopfschmerzen«. Generell mangelt es ihnen an Selbstvertrauen.

## Einsatzgebiete

Psychische Verhaltensauffälligkeiten wie Nervosität, Hyperaktivität, ADHS, Enuresis nocturna, Selbstverletzung (»Ritzen«), Angst und Zähneknirschen im Schlaf. Kinder wachen nachts auf und schreien anhaltend. Große Erkältungsneigung und oft allergische Konstitution mit Heuschnupfen, Nasenpolypen, Tierhaarallergien (v. a. Katzenhaarallergie) und Folgen von Impfungen. Unverträglichkeit von Milch. Tuberkulose in der Familiengeschichte, »nie wieder gesund« seit Keuchhusten, Masern oder Ringelröteln. Bronchitis von Geburt an. Ekzeme, Schuppenflechte, Neurodermitis. Sinusitis, chronische Otitis media, chronische Otorrhö. Skoliose und Trichterbrust. Abwechselnd Heuschnupfen mit Rheuma, degenerative Erkrankungen, Assimilationsstörungen, Kind nimmt nicht zu. Impulsivität, Säuglinge beißen aus Wut in die Brustwarzen, streitet selbst mit Stärkeren.

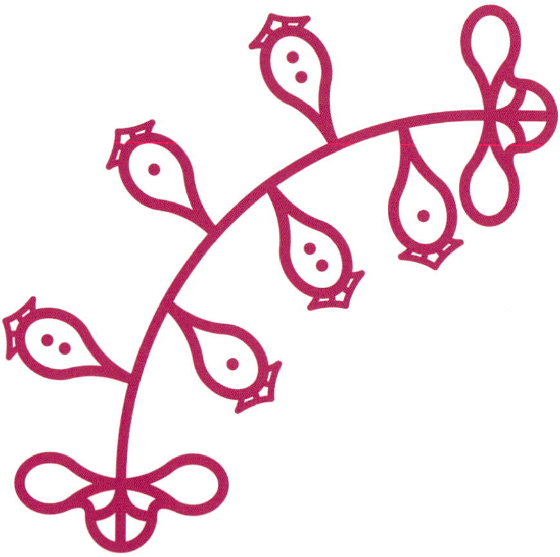

# Vanilla

Vanille

## Das Seelenwesen

Eigentlich genießt du das Leben auf deine eigene feine Art und Weise mit all deinen zarten Sinnen. Du kannst wie ein schöner Schmetterling deine bunten Flügel ausbreiten und den Duft des Lebens einfangen und genießen. Halte zwischendurch einmal inne und schnuppere den Duft der Umgebung, in der du dich gerade befindest. Er ist wie Vanille, zart und einhüllend. Wenn du daran denkst, kann dich das entspannen und beruhigen. Aber immer ist da wieder etwas, das dich herausreißt aus deinem Genießen. Das Laute dort draußen und all die Anforderungen und Verpflichtungen. Das ist wirklich hart, und du fällst in die sogenannte Realität zurück. Dann warte wie der Schmetterling, wenn es regnet, bis die Sonne wieder scheint und du deine Flügel wieder ausbreiten kannst.

*Ich genieße das Leben*
*mit allen Sinnen.*

## Substanz

Die Echte Vanille (Vanilla planifolia bzw. Vanilla fragrans) gehört zur großen, etwa 18.000 Arten umfassenden Familie der Orchideengewächse. Sie ist die einzige Nutzpflanze innerhalb dieser Pflanzenfamilie und enthält u. a. Vanilloisid, Vanillinsäure, Harze, Schleimstoffe, Gerbstoffe und Enzyme. Vanille ist eine mehrjährige Kletterpflanze, die pro Tag nur eine grünlich-gelbe Blüte entwickelt. In der Natur werden die Blüten durch Kolibris und Hummeln bestäubt, damit sich die bis 25 Zentimeter langen, dünnen Früchte (»Schoten«) mit ihren kleinen schwarzen Samen bilden. Der Hauptanteil der Ernte geht in die Süßwarenindustrie oder kommt als duftendes Gewürz in den Handel.

## Charakter

Am besten passt zu Vanilla das Bild der »Instabilität« bis hin zur Unsichtbarkeit. Das Kind wirkt ätherisch und durchlässig und hat dadurch manchmal das Problem, nicht wirklich wahrgenommen zu werden. Sie wirken (phasenweise) unauffällig, werden leicht übersehen und haben das Gefühl, als wären sie nicht wirklich vorhanden. Das kann zu Frustrationsgefühlen führen bis hin zu Einsamkeit, Isolierung und einem vermehrten Schlafbedürfnis. Die andere Seite dieser Instabilität ist jedoch die Euphorie, die solche Kinder ebenfalls zeigen können. Die Überheblichkeit als »Prinzessin« oder »Pascha« und (zeitlich begrenzte) Souveränität, wenn sie sich gerade in einer Hochphase befinden.

## Einsatzgebiete

Kinder, die sich mit Vanillepudding trösten, wenn sie frustriert sind. Schwäche und Kollapsthematiken, Kreislaufprobleme, schwaches Bindegewebe, instabiles Nervensystem bis hin zum Zusammenbruch. Ausgeprägte Hautreizungen. Vanilla ist bei jungen Mädchen menstruationsfördernd und kann die Menses verlängern. Psychische Beschwerden durch seelischen Schock, wie Schwermut nach dem Tod eines geliebten Menschen. Weinen bei Kindern und Säuglingen, wenn sie ihren Willen nicht bekommen. Innerer Druck, viele Versagensängste und Selbstzweifel. Geistige Hochleistung wird von starker Erschöpfung gefolgt. Vanilla kann Endorphine freisetzen, wirkt beruhigend und entspannend.

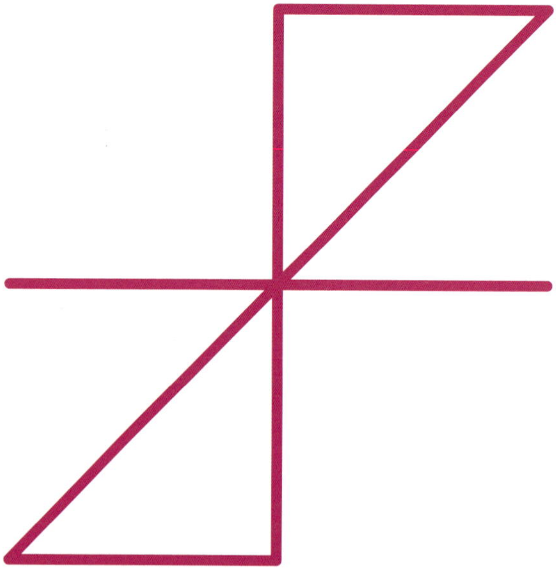

# Zincum metallicum

Zink

## Das Seelenwesen

Auch wenn du noch ein Kind bist, so hast du wahrscheinlich schon viele Leben als Erwachsener gelebt. Nicht immer war das besonders schön. Oft musstest du fliehen vor Räubern oder anderen dunklen Gestalten, die dir nicht unbedingt etwas Gutes wollten. Du hast dich oft in Sicherheit bringen müssen und bist durch diese Erlebnisse vielleicht ziemlich schreckhaft geworden. Jetzt aber kannst du dich beruhigen. Das ist jetzt ein ganz neues Leben, und die Dunkelheit ist endgültig vorbei. Es ist Licht. Wir beschützen dich, und wir sind stark. So stark und so groß, dass keine Feinde jemals mehr zu dir gelangen können. Wir sind wie ein Lichtball um dich herum, in dem du dich ausruhen und sicher schlafen kannst. Keine Sorge, wir passen gut auf dich auf! Also, trau dich, und los geht´s!

*Ich schüttele alles ab,*
*was zu viel für mich ist.*

## Substanz

Zink ist ein lebenswichtiges Spurenelement, das auf den Stoffwechsel einwirkt. Es regt die Enzyme an und übernimmt eine Schlüsselrolle im Eiweiß-, Kohlenhydrat- und Fettstoffwechsel. Als Bestandteil oder Aktivator zahlreicher Enzyme und Hormone ist Zink für den Körper unverzichtbar, es steigert die geistige Leistungsfähigkeit und die Konzentration. Zink sollte man weder überdosieren noch dauernd geben, sonst können Übelkeit, Erbrechen und Vergiftungserscheinungen die Folge sein.

## Charakter

Kinder, die Zincum benötigen, haben eine so starke innere Unruhe, dass sie schier gezwungen sind, sich ständig zu bewegen. Nicht nur Beine und Füße sind dauerhaft in Bewegung, auch das Nervensystem ist so angespannt, dass es sich ständig entladen muss in Tics, Zucken, Zittern, Zuckungen oder Zähneknirschen. Auf Krankheiten reagiert es sehr empfindlich, oft über das Nervensystem und Unterdrückungen jeglicher Art (Impffolgen oder unterdrückte Hautausschläge) führen zu leichten bis schweren Störungen im Nervensystem. Die Kinder können nicht wirklich loslassen, weder körperlich noch geistig-seelisch. Meist liegt ein länger zurückliegendes, unverarbeitetes Trauma (auch karmisch, z.B. Flucht) zugrunde. Es hat viel Schulstress und kann sich nichts merken, fühlt sich abgespannt und matt, und kann sich auf nichts konzentrieren.

## Einsatzgebiete

Bei körperlichen und geistigen Erschöpfungszuständen mit Beeinträchtigung anderer Körperfunktionen. Nervöse Verdauungsbeschwerden, neuralgische Erkrankungen, Restless-legs-Syndrom, Kopfschmerzen, Schlafstörungen, Zähneknirschen. Arme und Beine kribbeln, als würden Ameisen darüberlaufen, fühlen sich taub und gelähmt an. Extreme Geräuschempfindlichkeit, Gereiztheit, depressive Verstimmungen. Schwache Lernkapazität, Konzentrations- und Merkprobleme. Nachwirkungen von geistiger Überanstrengung. Folgen von Enzephalitits, z.B. Epilepsie, Folgen von Hirnerschütterung oder zu häufigen Zink-Gaben!

**Wichtig:** Nach Zincum-Ausscheidungsreaktionen wie Durchfall oder Hautausschlag die Behandlung nicht unterbrechen!

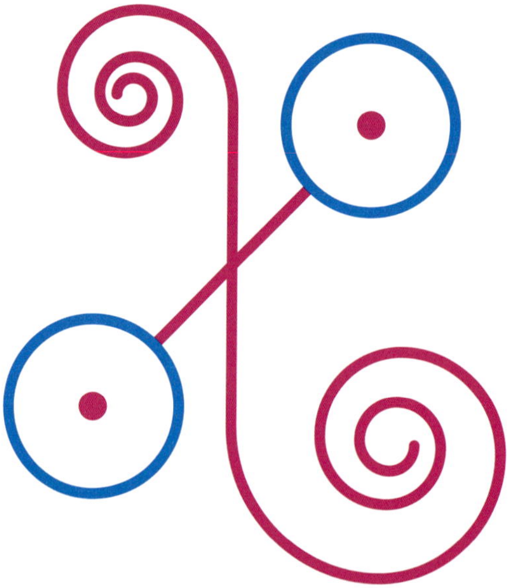

# Element Calcium

Ca

## Das Seelenwesen

Sei dir gewiss, dass du auch in schwierigen Lebenssituationen Wesen um dich herum hast, die dich beschützen. Das kann dein Schutzengel sein, deine Mutter, eine Freundin oder selbst ein fremder Mensch, der dir wohlgesonnen ist. Du musst nur hinschauen, dann wirst du viel Wohlwollen in deiner Umgebung entdecken. Trau dich, Blockaden und Leiden loszulassen und auf deiner stabilen Grundlage einen Neuanfang zu machen. Dazu musst du aus deinem Schneckenhaus herauskommen. Die Belohnung ist der frische Wind und der leuchtende Regenbogen dort draußen. Du bist ein Bindeglied zwischen dem Alten und dem Neuen. Du kannst es! Das Element Calcium hilft dir, Erstarrtes loszulassen und dennoch stabil zu bleiben, ohne an den Herausforderungen des Lebens zu zerbrechen.

*Ich bin stabil*
*und gehe den neuen Weg.*

## Substanz

Calcium ist in der Erdhülle nach Sauerstoff, Silicium, Aluminium und Eisen das fünfthäufigste Element. Aufgrund seiner starken Reaktivität kommt es nur chemisch gebunden als Bestandteil von Mineralien vor, z. B. in Calcit, Aragonit und Dolomit in Kalkstein, Marmor und Kreide sowie Gips. Calciumphosphat ist ein wesentlicher Bestandteil von Knochen und Zähnen und wichtig für die Reizübertragung in Nerven- und Muskelzellen. Die calciumreiche Verbindung Hydroxylapatit verleiht ihnen Stabilität und Festigkeit. Die Calciumkonzentration ist im Körper äußerst eng kontrolliert. Eine erhöhte Calciumkonzentration wird als Hyperkalzämie, eine erniedrigte als Hypokalzämie bezeichnet.

## Charakter

Das Element Calcium hat eine sehr schützende, bewahrende und behütende Energie. Es befreit uns von unserer harten Schale, veralteten Überzeugungen und unserer Sturheit. Durch offene und flexible Selbstbeobachtung kommen wir immer stärker zur ehrlichen Innenschau und lernen uns selbst und den Mitmenschen auf einer anderen Ebene zu begegnen. Calcium steht für Durchsetzungsvermögen, Selbstwertgefühl und Belastbarkeit, aber immer mit einer gehörigen gesunden Portion an Flexibilität, innerem Frieden und der Befähigung, freigiebig zu teilen. Es ist ein Bindeglied zwischen dem Alten und dem Neuen. Du kannst es!

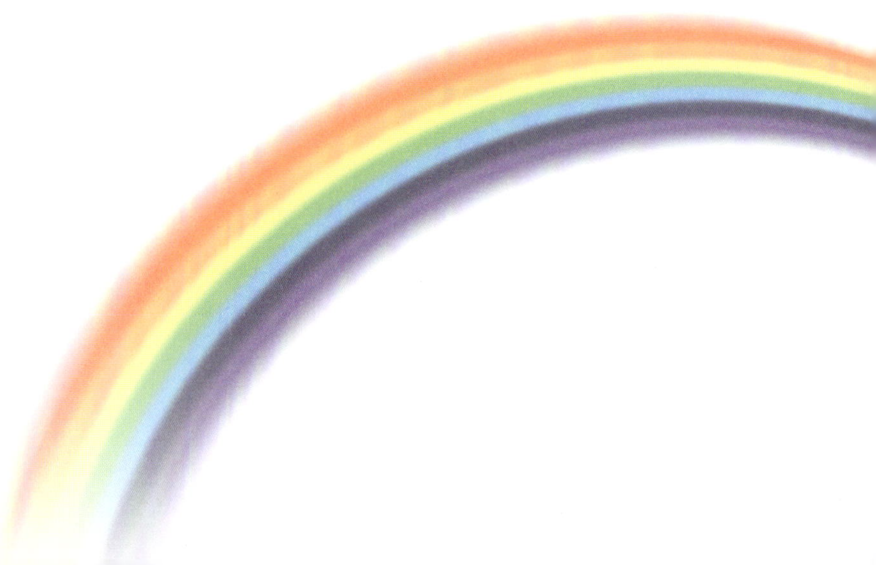

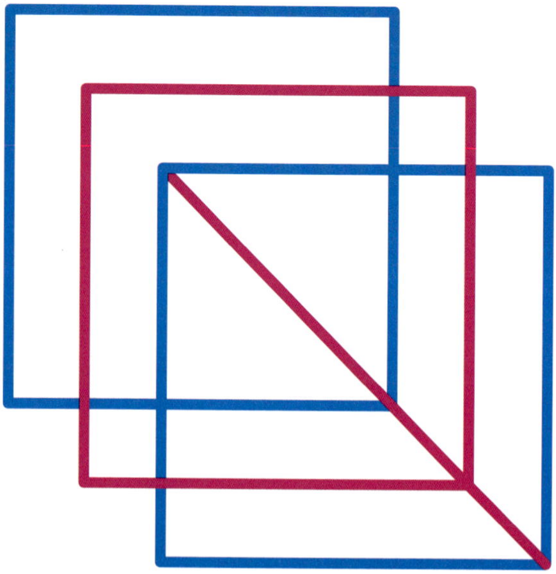

# Element Gold

Au

## Das Seelenwesen

Große Projekte, Pflichten und Aufgaben mögen vor dir liegen, und du bist aufgefordert deine Verantwortung dafür zu übernehmen, denn du schaffst es und sollst auch deine Führungsposition einnehmen. Deine Seele möchte diesen verantwortlichen Weg gehen und anderen Menschen ein Vorbild sein. Du kannst Großes vollbringen und ein Segen für die Menschheit sein. Auch in dieser Position bist du nicht allein, denn deine kosmischen Helfer sind immer mit dir. Das Element Gold sorgt dafür, dass du behalten kannst, was dir wirklich wertvoll und wichtig ist, sodass alles beständiger ist, für das du einstehst und worauf du wirklich stolz sein kannst! Besinne dich auf deine wahren Werte, und gib sie nicht leichtfertig auf. Du selbst bist aber das Allerwertvollste, was du hast. Pflege dich gut!

*Ich gehe meinen lichtvollen Weg mit Stolz.*

## Substanz

Gold wurde wegen seines Glanzes, seiner Seltenheit und seiner scheinbaren Unvergänglichkeit in vielen Kulturen vor allem für besondere rituelle Gegenstände und Schmuck verwendet. Es zählt zu den ersten Metallen, die von Menschen verarbeitet wurden. Die Goldgewinnung ist seit der frühen Kupferzeit nachgewiesen. Die leichte Verarbeitung machte Gold als Werkstoff attraktiv. Die Goldgewinnung und -reinigung erfolgte durch Goldwäscherei, Amalgamation und Kupellation (Oxidieren unedlerer Metalle mit Blei, auch Läuterung genannt) oder in Kombination der Verfahren. Die Gier nach Gold wurde mit der Vormachtstellung der europäischen Seemächte Spanien, Portugal, England und Italien zu einem maßgeblichen Grund für Kriege und Eroberungszüge der Neuzeit. Immer wieder lockten Goldfunde große Scharen von Abenteurern an.

## Charakter

Beim Wesen des Gold-Elements geht es um die Beständigkeit der Werte, um den Umgang mit Macht und Autorität und um den Aufbau von Werten, auf die Verlass ist. Gold sorgt dafür, dass gute Dinge mehr Dauerhaftigkeit erhalten. Für Menschen, die geborene Führer sind, ist es ein Mittel, um der großen Verantwortung und auch dem Druck standzuhalten, der sich aus einer solchen Führungsposition ergibt. Goldene Werte behalten ihren Wert, und besitzt man schon einen solchen Schatz, dann macht die Energie des Goldes ihn noch wertvoller und beständiger. Es ist ein gutes Mittel, um Passendes und Wertvolles in dieser Existenz vollständig zu integrieren.

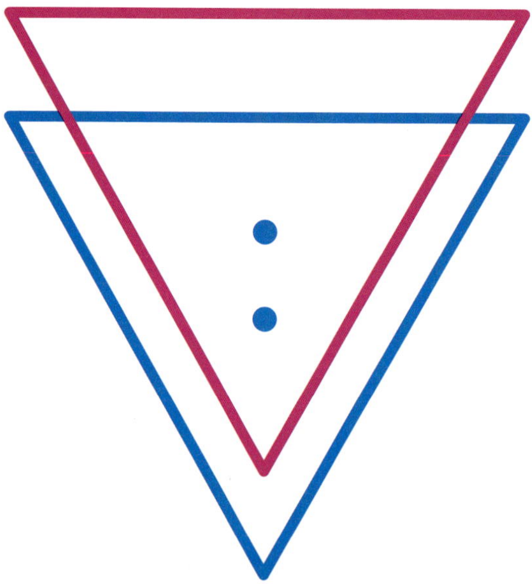

# Element Kohlenstoff

C

## Das Seelenwesen

Entrümple jetzt alles, was es loszulassen gilt, auch alle vererbten Lasten oder Rucksäcke der Vergangenheit, die nicht zu dir gehören. Wirf sie ab und sei frei für deinen eigenen Weg. Verleihe deinem eigenen Leben wieder Geschmack. Es ist wie eine Wiedergeburt, ein Neubeginn, wo du mit den gegenwärtigen Energien bestens zurechtkommst, ohne dich immer wieder im gleichen Kreise zu drehen. Alles, was nicht zu dir gehört, lässt du jetzt komplett los. Finde eine neue Struktur und einen guten Zusammenhalt. Bleibe selbstständig, bleibe dir und deiner Mission treu und erhalte frische Energie auf einer höheren Schwingungsebene. Kohlenstoff ist das universelle Heilmittel, das dich von unnötigem Ballast befreien und reinigen kann. Sogar von erblichen Lasten. Also verabschiede dich jetzt von allem, was nicht mehr passt.

*Ich finde meine eigene beste Struktur.*

## Substanz

Kohlenstoff oder Carbon kommt in der Natur sowohl in reiner Form als Diamant, Graphit oder Chaoit vor als auch chemisch gebunden in Form von Carbiden, Carbonaten, Kohlenstoffdioxid, Erdöl, Erdgas und Kohle. Alle Feststoffe auf Kohlenstoffbasis lassen sich auf die beiden Grundtypen Diamant und Graphit zurückführen. Alles lebende Gewebe ist aus organischen Kohlenstoffverbindungen aufgebaut, es ist die Grundlage des Lebens auf der Erde. Kohlenstoff hat die Fähigkeit, komplexe Moleküle zu bilden. In der Biosphäre liegt es in Form von anorganischem Carbonatgestein vor und bildet zum Teil unsere Gebirge. Die fossilen Rohstoffe Kohle, Erdöl und Erdgas entstanden durch Umwandlung pflanzlicher und tierischer Überreste unter hohem Druck.

## Charakter

Die Essenz von Kohlenstoff ist der »Aufbau«. Es hat die Kraft, organisches Gewebe zu strukturieren, und kann deshalb als universelles Heilmittel für unser Leben angesehen werden. Es ist ein vielseitiges antimikrobielles Mittel, hilft, sich von Unnötigem zu befreien, auch von Karma und erblichen Lasten. Es hilft, sich von der Frequenz von Parasiten oder »Blutsaugern« zu befreien und aus manipulierenden, unterdrückenden Situationen.

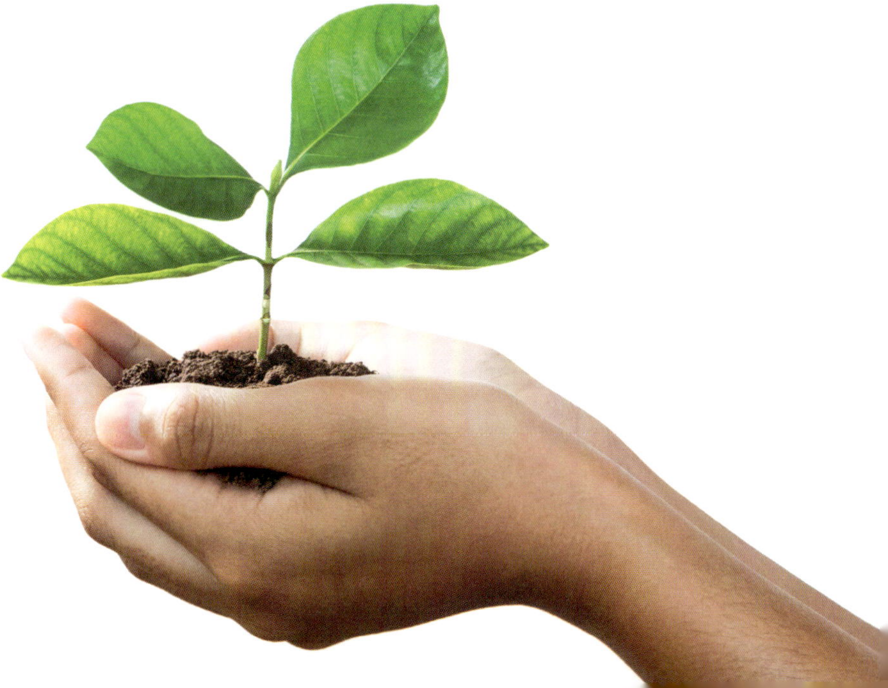

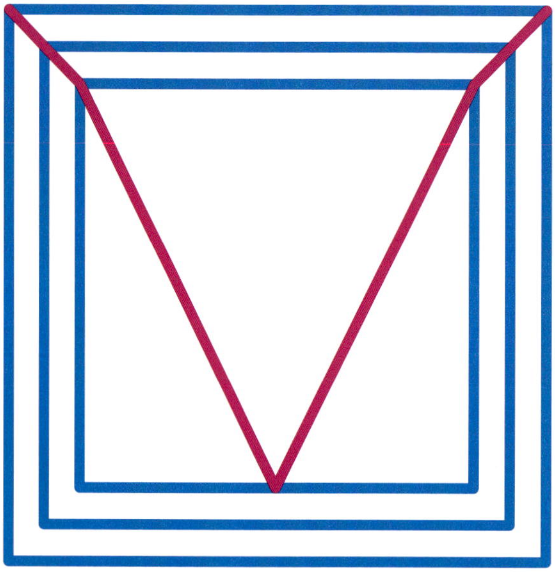

# Element Kupfer

Cu

## Das Seelenwesen

Kupfer fördert die Entwicklung des Bewusstseins und verhilft dir zu echtem spirituellem Fortschritt auf der Basis des Plans deiner Seele. Du hast aus deinen Erfahrungen gelernt, jetzt geht es um die Heilung der letzten unerlösten Reste aus der Vergangenheit, denn diese brauchst du nicht für deinen weiteren freien und liebevollen Weg. Überwinde jetzt dein Ego vollständig und entdecke deine grundsätzlichen Werte wieder. Alle Schattenbereiche und alle einschränkenden Überzeugungen, selbst jene, an die du lange geglaubt hast, wollen jetzt gelöscht und durch inneren Frieden ersetzt werden.

Kupfer kann ein wertvoller Impulsgeber sein und dir neue wichtige Informationen zur Verfügung stellen, es zeigt dir wichtige Verbindungen und beendet unwichtige. Kümmere dich von nun an nur um deine Essenz.

*Ich entdecke, was wirklich echt ist.*

## Substanz

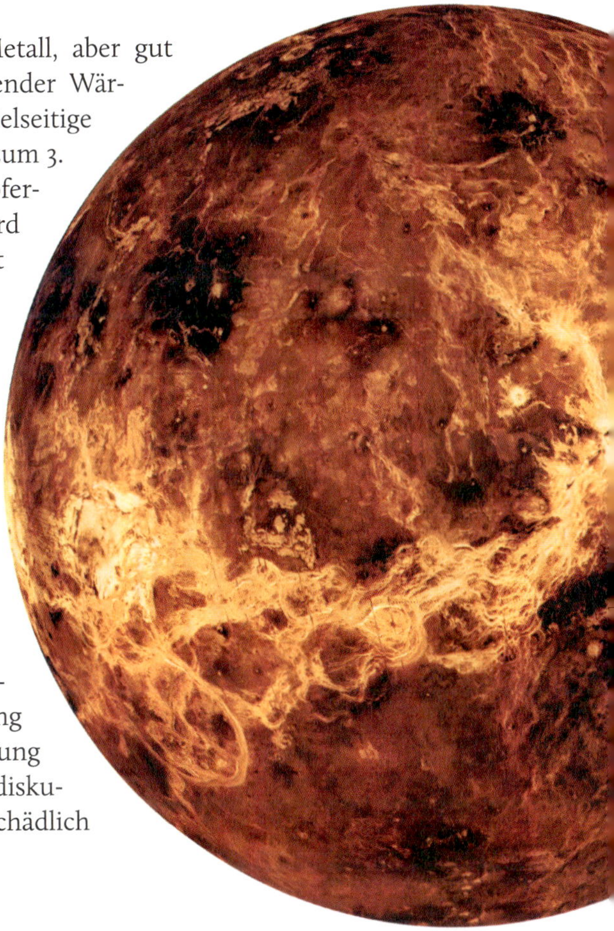

Kupfer ist ein relativ weiches Metall, aber gut formbar und zäh. Als hervorragender Wärme- und Stromleiter findet es vielseitige Verwendung. Die Zeit vom 5. bis zum 3. Jahrtausend v. Chr. wird auch Kupferzeit genannt. In der Alchemie wird Kupfer mit Venus und Weiblichkeit assoziiert. Kupfererze kommen recht häufig vor. Weltweit sind über 3000 Fundorte für gediegenes Kupfer bekannt. Es ist für viele Mikroorganismen bereits in geringen Konzentrationen toxisch. Bei den meisten Mehrzellern ist Kupfer Bestandteil von Enzymen und daher ein lebensnotwendiges Spurenelement. Kupfer ist in Schokolade, Leber, Getreide, Gemüse und Nüssen enthalten. Der Zusammenhang zwischen Kupfer und der Entstehung der Alzheimer-Krankheit wird diskutiert, da Kupfer für das Gehirn schädlich sein kann.

## Charakter

So wie der »Kupferplanet« Venus die Liebeskraft auf die Erde bringt, so stellt Kupfer als Vermittlermetall neue Verbindungen her, erhält sie aufrecht oder beendet auch nicht mehr förderliche. Kupfer kann mit Leichtigkeit neue Verbindungen aufbauen, und alles, was gut und nützlich für den Seelenweg ist, stabil erhalten. Alte Verhaltensweisen, Blockaden, Traumata oder Schuldgefühle möchten jedoch mithilfe von Kupfer losgelassen werden.

»Kupfer befreie mich von allen Blockaden« wäre für dich eine sinnvolle Anweisung, wenn du endlich neue Wege gehen willst.

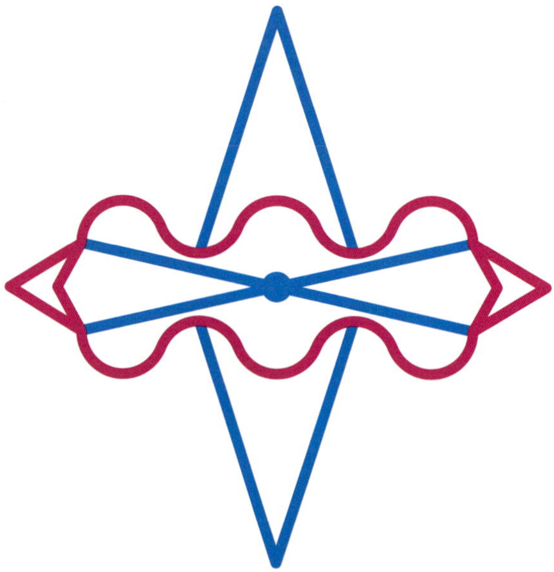

# Element Phosphor

P

## Das Seelenwesen

Dein Weg ist ein leichter, wenn du es verstehst, ähnliche Schwingungen und Frequenzen wie die deinen zu erspüren und sie wie einen Tanz um dich herum fließen zu lassen. Nichts musst du verändern und schon gar nicht erzwingen, denn das ist nicht deine Art. Du bist leicht und flüchtig, und das schöne flüchtige Umgarnen der anderen ist deinem Wesen angemessen. Es fühlt sich gut und beschwingt für dich an. Das Schwere lasse vollständig los, es ist nichts für dich, zu keiner Zeit. Phosphor hilft dir, dich mit gleichartigen Elementen zu verbinden, sodass es dir Spaß macht, deine und eure gemeinsamen Energien zu verbreiten und zu versprühen. Denn Menschen und Dinge, die die gleiche Schwingung haben, leben auch viel intensiver. Nutze jetzt deine volle Energie und lebe Freude!

*Beschwingt und leicht*
*tanze ich durchs Leben.*

## Substanz

Phosphor ist der »Lichtträger« wegen des Leuchtens des hochgiftigen weißen Phosphors bei der Reaktion mit Sauerstoff. Phosphor kommt in unterschiedlichen Modifikationen vor: dem giftigen und leicht entflammbaren weißen Phosphor, dem roten, schwarzen und violetten Phosphor. Phosphorverbindungen sind für alle Lebewesen essenziell und bei Aufbau und Funktion der Organismen in wichtigen Bereichen beteiligt, z.B. in der DNA oder der Energieversorgung mit ATP in den Zellen. Auf der Erde, insbesondere der Erdkruste, kommt Phosphor ausschließlich in gebundener Form vor, meist in Form der Phosphate. Durch Kunstdünger erhöht der Mensch den Phosphorgehalt im Boden.

## Charakter

Phosphor ist ein sehr »sprühendes« Element, leicht entzündlich und schnell niedergebrannt wie das Streichholz. Es verteilt sich und seine Energien großzügig. Gern gesellt es sich zu Gleichartigem und liebt Kontakt und Verbindung. Alle Dinge, welche die gleiche Schwingung haben oder ähnlich intensiv sind, ziehen sich magisch an und sind untereinander verbunden. Sie haben eine gemeinsame Schwingung, die ihnen guttut und aus der Neues und Kreatives entstehen kann.

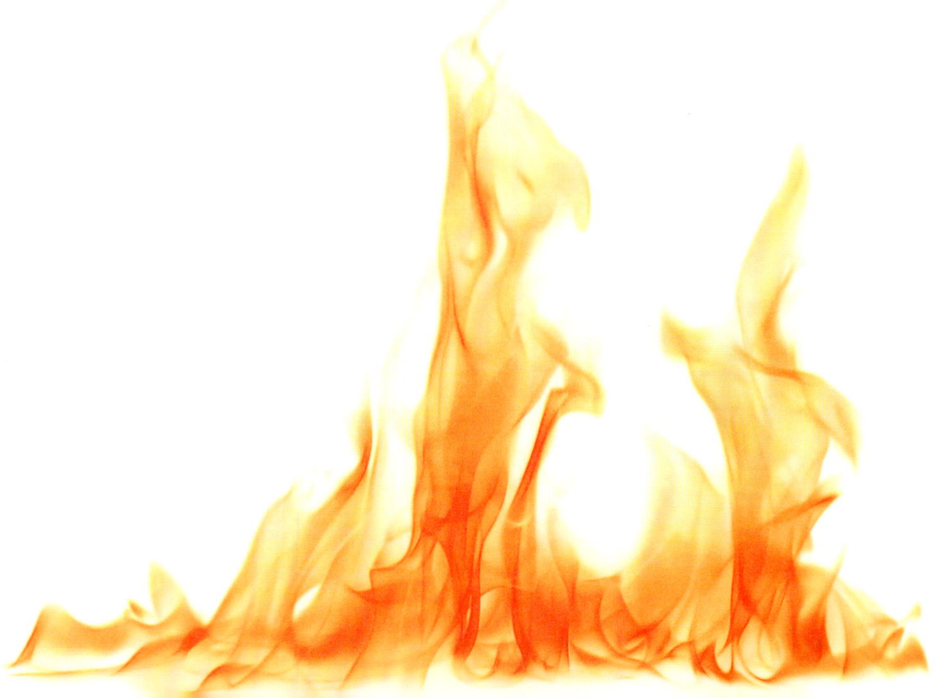

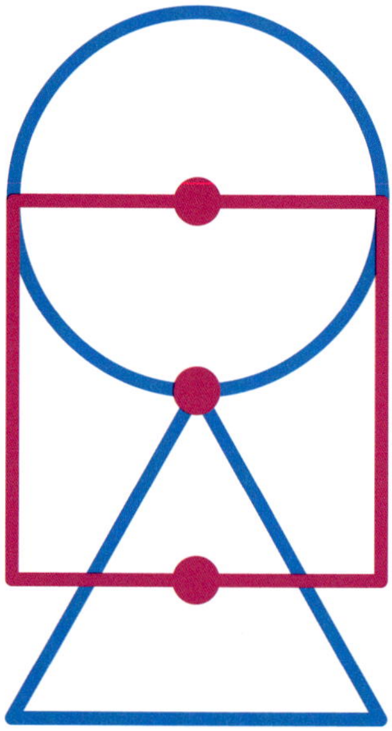

# Element Promethium

Pm

## Das Seelenwesen

Demaskiere jetzt die Blockaden der Vergangenheit, die sich vielleicht schon lange unterschwellig versteckt hatten. Promethium hilft dir bei der Deprogrammierung unnützer Programme. Überlebensinstinkte sind wie eingraviert in unseren ältesten Gehirnarealen, aber sie sind oft Verursacher von Leiden, weil sie Energien lostreten, die der tatsächlichen Situation überhaupt nicht gerecht werden. Lösche alle Spuren, die in deinen Zellen wie in eine Festplatte eingraviert sind. Deine darauffolgende Neutralität, Reinheit und Freiheit ermöglichen es dir, viele Stufen auf einmal zu erklimmen. Veränderung kommt Schritt für Schritt, aber oft auch schneller, als du denkst! Promethium hält die Seelenebene des Menschen mit dem physischen Körper zusammen, sodass du dich als Einheit fühlst.

*In Windeseile erklimme ich den höchsten Berg.*

## Substanz

Promethium wurde 1945 als Spaltprodukt von Uran entdeckt. Durch seine Entdeckung wurde die letzte Lücke im Periodensystem geschlossen. Den Namen Promethium wählten die Forscher in Anlehnung an den griechischen Titanen Prometheus, der den Menschen das Feuer brachte und so den Zorn der Götter erweckte. Dies war als Warnung an die Menschheit gedacht, die zu diesem Zeitpunkt mit dem nuklearen Wettrüsten begann. Promethium steht als chemisches Element im Periodensystem in der Gruppe der Lanthanoide, mit der sich der Homöopath Jan Scholten intensiv beschäftigt hat. Es zählt zu den Metallen der seltenen Erden. Alle Promethiumisotope sind radioaktiv, das heißt, sämtliche Atomkerne, die 61 Protonen enthalten, sind instabil und zerfallen. In der Natur findet sich Promethium meist als Produkt der Spontanspaltung von Uran.

## Charakter

Bei Promethium geht es um das Wiedererlangen der Erkenntnis, dass Ganzheit bedeutet, dass wir auf dieser Erde eine Einheit von Körper und Seelenwesen leben sollen und eine Spaltung dieser beiden wesentlichen Lebenselemente uns niemals zu voller Wirksamkeit bringen kann. Promethium hält den ganzen Menschen auch mit dem physischen Körper zusammen, so wie symbolisch der Reiter Prometheus und sein fliegendes Pferd eine untrennbare Einheit bilden, was beiden zusammen Flügel verleiht. Als Essenz der Wiedergeburt bringt uns Promethium ein neues Bewusstsein und ermutigt das Fortschreiten hin zu einer neuen Ebene auf dem Weg unserer Bestimmung.

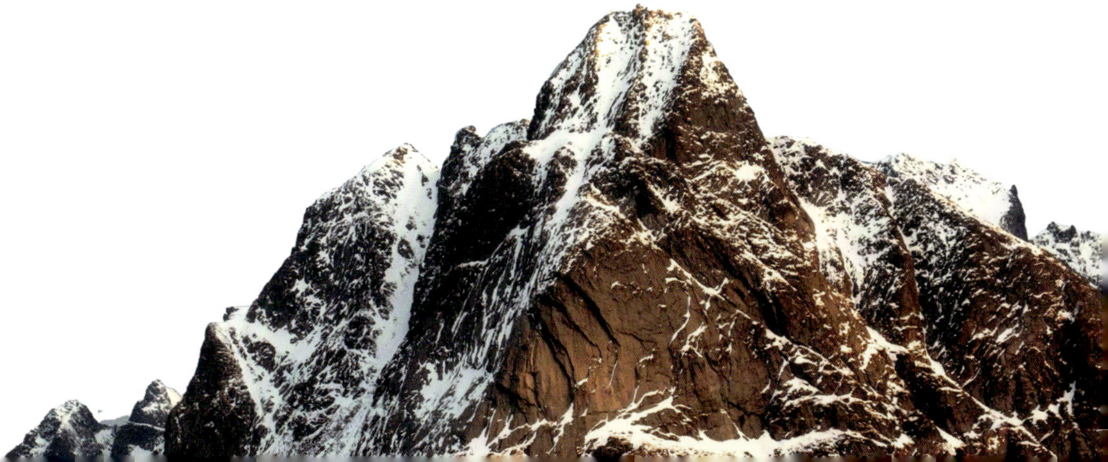

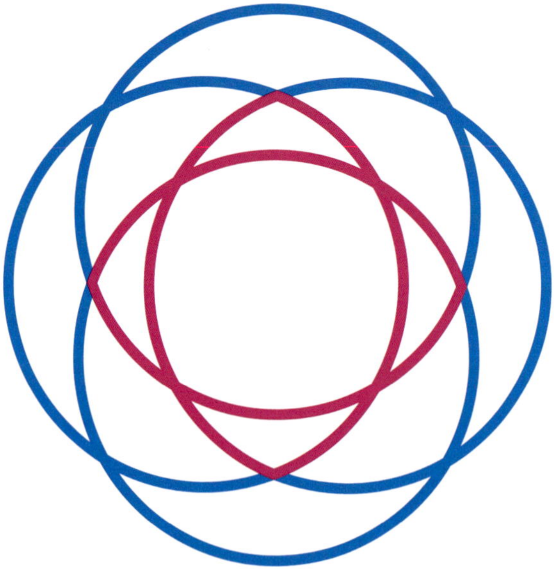

# Element Sauerstoff

O

## Das Seelenwesen

Atme mit dem Sauerstoff Lichtenergie ein, die zwischen dem Kosmos und den Zellen bis hinein in die Tiefen der DNA vermittelt. Das Element Sauerstoff ist dein Bote, der dir Informationen liefert, die dich voranbringen, und der DNA die ursprüngliche reine Energie des Göttlichen erteilt. Über deine bewusste Atmung und das Zirkulieren des Sauerstoffs bist du stets mit der Erde, deinen gesunden Wurzeln und den mit dir verbundenen Welten vereint. Sauerstoff hilft dir die Vergangenheit durch die Gegenwart zu ersetzen und deinen Blick nach vorne ins Licht zu richten. Sauerstoff bietet uns spirituellen Schutz bei psychischem Ungleichgewicht oder Phasen der Desorientierung. Du gewinnst neues Selbstvertrauen und eine bessere Verbindung zwischen den verschiedenen Aspekten deiner Persönlichkeit.

*Meine stofflichen und feinstofflichen Körper sind im Gleichgewicht.*

## Substanz

Sauerstoff (Oxygenium) ist ein chemisches Element mit dem Elementesymbol O. Es ist ein farb- und geruchloses Gas, das in der Luft zu ca. 20 Prozent enthalten ist. Es ist bezüglich seiner Masse das häufigste Element der Erdkruste, das häufigste Element der Erdhülle und mit rund 30 Prozent das zweithäufigste Element der Erde insgesamt. Unter Normalbedingung tritt Sauerstoff in einer Verbindung aus zwei Sauerstoffatomen und mit der Summenformel $O_2$ als molekularer Sauerstoff auf. Fast alle Lebewesen benötigen Sauerstoff zum Leben. Die energiereiche Form aus drei Sauerstoffatomen ($O_3$) wird Ozon genannt.

## Charakter

Sauerstoff steht symbolisch für die Balancierung im Leben, für das ausgewogene Einatmen und Ausatmen, für Leben und Sterben, für Regenerieren und Erneuerung. Ein ausgeglichenes harmonisches Leben, auch und vor allem auf der körperlichen Ebene, bringt dir neue Energie und das Gleichgewicht im Leben. Sauerstoff ist eine Brücke zwischen körperlicher und energetischer DNA.

Besteht ein Bedarf am Element Sauerstoff, haben die Menschen meist Schwierigkeiten, ein gutes Gleichgewicht zwischen Geben und Nehmen zu finden. Sie halten ängstlich an dem fest, was sie besitzen, und können schlecht loslassen oder etwas hergeben. Kinder können richtige Egoisten sein und erstaunlich geizig. Ursächlich ist eine starke Angst. Aber auch die andere Seite der Medaille ist möglich, nämlich scheinbare Gleichgültigkeit dem Besitz gegenüber, was aber in Wahrheit nicht stimmt. Sauerstoff schafft ein Gleichgewicht zwischen Geben und Nehmen.

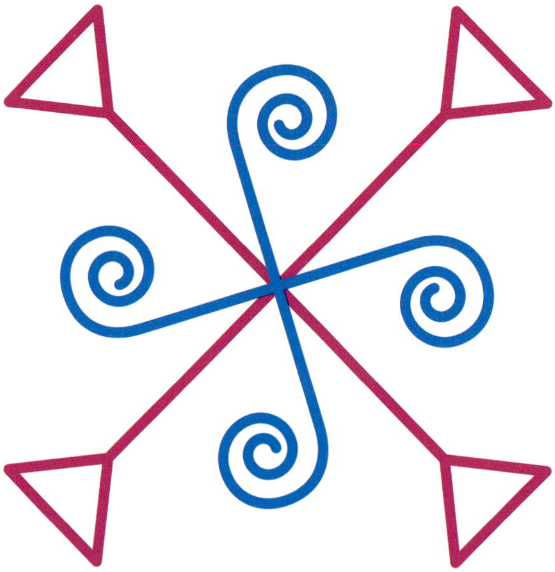

# Element Titan

Ti

## Das Seelenwesen

Titan ist die Energie, die dich über dich hinauswachsen lässt, sie ist eine Mutgeberin, und du kannst endlich den großen Sprung wagen. Vertraue dir selbst und höre weniger auf andere Menschen. Beende jetzt auf der Stelle, mit angezogener Handbremse durchs Leben zu fahren. Löse die Bremsen und lasse dich nicht mehr ausbremsen, von niemandem! Du hast ein so großes Potenzial in dir, das bis jetzt viel zu wenig genutzt wurde. Sieh dich um, was liegt dir? Was magst du? Wo kannst du dich einbringen? Engagiere dich, handle, gehe weiter, warte nicht länger auf andere. Sie werden dir folgen, und wenn nicht, dann halt nicht. Deine Botschaft und dein Umsetzungswille sind entscheidend für die Welt. Titan öffnet dir das große Spektrum des Lebens, das du sonst vielleicht nicht ausfüllen könntest.

*Ich gehe meinem Höchsten, dem Vollkommenen entgegen.*

## Substanz

Titan wird zu den Leichtmetallen gezählt. In der Erdkruste gehört Titan zu den zehn häufigsten Elementen, kommt jedoch fast ausschließlich chemisch gebunden als Bestandteil von Mineralien vor. Auch Meteoriten können Titan enthalten. In der Sonne, im Mond und in Sternen wurde ebenfalls Titan nachgewiesen. Auch in Pflanzen und im menschlichen Körper ist es enthalten. Titanlegierungen sind für Anwendungen geeignet, bei denen es auf hohe Korrosionsbeständigkeit, Festigkeit und geringes Gewicht ankommt. Es verleiht Stahl eine hohe Zähigkeit und Festigkeit und wird in der Medizintechnik für Zahnimplantate verwendet. Fast alle weißen Kunststoffe enthalten Titandioxid.

## Charakter

Titan trägt ein großes Potenzial in sich, das aber meist nicht ausgeschöpft wird. Es befähigt uns, gesunde dynamische Schritte zu gehen und die eigene Kreativität schöpferisch auszuleben. Was getan werden muss, möchte auch getan werden. Die Seele will vorankommen und sich verwirklichen.

Titan leistet gute Dienste bei Personen, die sehr unsicher sind, was sie denn bei einer neuen Aufgabe erwartet. Und sie haben deswegen Angst. Sie müssen aber einfach mit der Arbeit beginnen, damit sie spüren, dass der zu bewältigende Berg gar nicht so groß ist wie erwartet. Jede Schwelle und jede vermeintliche Schwierigkeit, die auch mit viel Unsicherheit genommen wird, führt zu größerem Mut und Selbstvertrauen. Die Erkenntnis, dass es keine Fehler gibt, sondern nur Lernaufgaben, die bewältigt werden können.

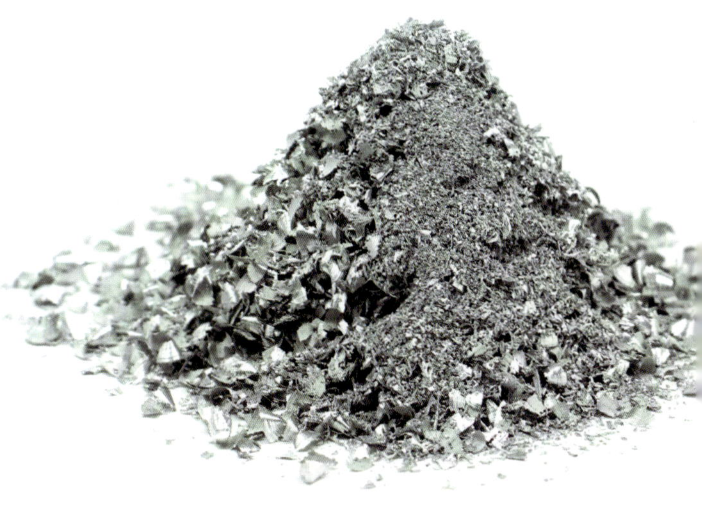

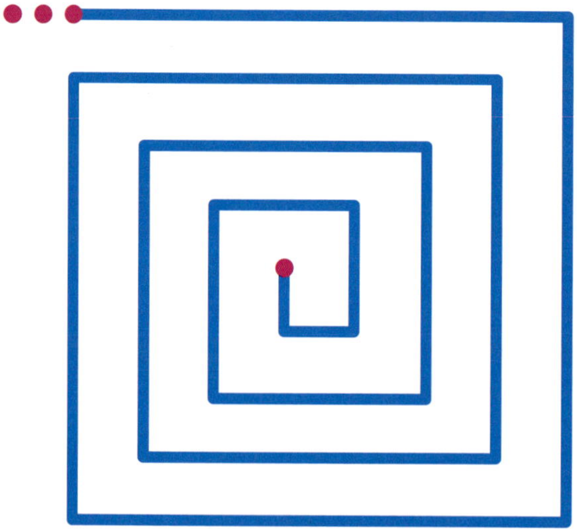

# Element Wismut

Bi

## Das Seelenwesen

Plötzlich ist wieder so viel möglich, und es entsteht nicht nur neue Hoffnung, sondern sogar Begeisterung, weil sich viele Türen öffnen und viele Möglichkeiten zeigen.

Die Leere des Wismuts ist Ausgangslage für jede Neuschöpfung. Wismut hilft dir, die belastenden oder schweren Energien soweit zu entfernen oder umzuwandeln, dass dich die wohlwollenden Energien durchdringen können. Du wirst bei Tag und bei Nacht geistige Botschaften empfangen, die deine Fähigkeiten unterstützen. Dein Aufblühen und die Verjüngung deiner Zellen sind veranlasst, und du gelangst zu deiner ursprünglichen Wahrheit, zu tiefem Verständnis und zu echter Freude. Wismut kann neue Hoffnung und Dynamik in innere Leere hineinbringen.

*Gereinigt finde ich zu echter Freude.*

## Substanz

Wismut oder Bismut (veraltet auch Wismuth) ist ein chemisches Element mit der Ordnungszahl 83 und steht im Periodensystem in der Stickstoffgruppe. Es ist ein silberweißes sprödes und grobkristallines Metall bzw. Halbmetall mit einem Stich ins Rosa. Das Rohbismut wird durch oxidierendes Schmelzen von anderen Elementen (Antimon, Arsen, Blei, Eisen und Schwefel) befreit. Bismut hat den stärksten Hall-Effekt aller metallähnlichen Elemente. Vor der Entwicklung von Hallsensoren und Feldplatten verwendete man es zur Messung von Magnetfeldern mithilfe der sogenannten Wismutspirale. Bismutverbindungen finden auch in der Medizin ihren Einsatz, z.B. als Bestandteil einer antibiotischen Therapie gegen den Erreger Helicobacter pylori, als Adstringentien oder Antiseptikum.

## Charakter

Wismut führt uns in die Leere, zum Ursprung aller Dinge und in die erwartungslose Meditation. Erst aus dieser reinen inhaltslosen Leere heraus kann das neue Werk entstehen, das sich in seiner reinsten Form darauf aufbaut. Innere Leere ist nicht Langeweile, das ist ein Irrtum. Wismut zeigt uns die Schöpfung und das Werk, das in der Leere bereits angelegt ist, es macht die Leere zugänglich und lässt uns in dieser Geisteshaltung bereits die Fülle wahrnehmen, die aus dieser Leere entspringen wird. Aus dem bewussten Hineingehen in die Leere mithilfe von Wismut wird plötzlich vieles klar, und die Idee wird geboren, die die Grundlage für das konkrete Werden ist.

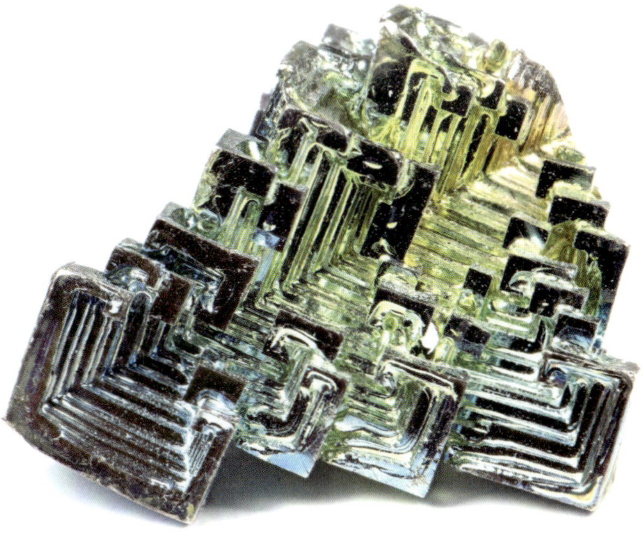

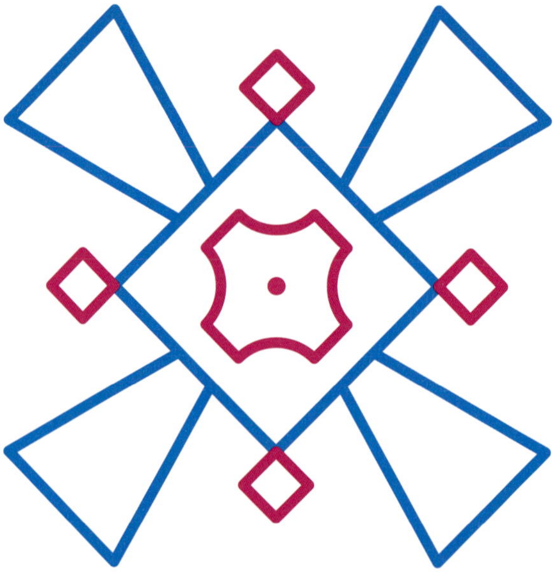

# Element Yttrium

Y

## Das Seelenwesen

Du bist ermutigt, die Verantwortung für dich selbst zu 100 Prozent zu übernehmen, deinen Schuldanteil an vergangenen Geschehnissen anzuerkennen, um ihn nun vollständig zu integrieren, damit er keinerlei Macht mehr über dein Leben hat. Alles, was du gelernt hast, wird nun in eine positive und für deinen weiteren Fortschritt förderliche Energie verwandelt. Dein Optimismus nimmt sich Raum. Das Yttrium-Wesen fördert, dass längst vergangenes, aber vielleicht noch auf der Informationsebene der Organe oder Chakren gespeichertes körperliches Leiden und Erbkrankheiten gelöscht werden. Yttrium kann die Brücke zwischen Vergangenheit und Zukunft sein. Es dient der Bewusstseinserweiterung und hilft, nicht Verdautes zu integrieren. Es ist die Tür zur Veränderung.

*Ich habe den Mut, das zu sagen, was zu sagen ist.*

## Substanz

Yttrium kommt in der Natur nicht im elementaren Zustand vor, es ist immer verschwistert mit anderen Seltenerdmetallen. Auch in Uranerzen kann es enthalten sein. Metallisches Yttrium wird in der Reaktortechnik für Rohre verwendet, außerdem als Material für Heizdrähte in Massenspektrometern. In der Metallurgie werden geringe Yttriumzusätze zur Kornfeinung eingesetzt, zum Beispiel in Eisen-Chrom-Aluminium-Heizleiterlegierungen, Chrom-, Molybdän-, Titan- und Zirconiumlegierungen. In Aluminium- und Magnesiumlegierungen wirkt es festigkeitssteigernd. Yttrium-Eisen-Granat dient als Mikrowellenfilter, Yttrium-stabilisiertes Zirconiumdioxid als Festelektrolyt in Brennstoffzellen. Die wichtigste Verwendung der Yttriumoxide ist ihr Einsatz in Leuchtstofflampen und Fernsehbildröhren.

## Charakter

Das Wesen von Yttrium ist die Fähigkeit, Unverdautes zu verdauen und zu integrieren. Nicht ausgesprochene Dinge, Familiengeheimnisse oder nicht verarbeitete Enttäuschungen liegen wie ein Klotz im Körper-Seele-Geist-Organismus. Yttrium öffnet die Tür zur Veränderung und verhilft uns zu einer neuen Art, das Erlebte wahrzunehmen. Yttrium ist ein Wesen, das als Essenz die Fähigkeit zu wahrer Befreiung hat! Es beseitigt die Leiden der Vergangenheit, indem es uns befähigt, die in uns gespeicherte Verbitterung vollständig loszulassen. Emotionale Lasten wie Scham, Schuld usw. dürfen gehen.

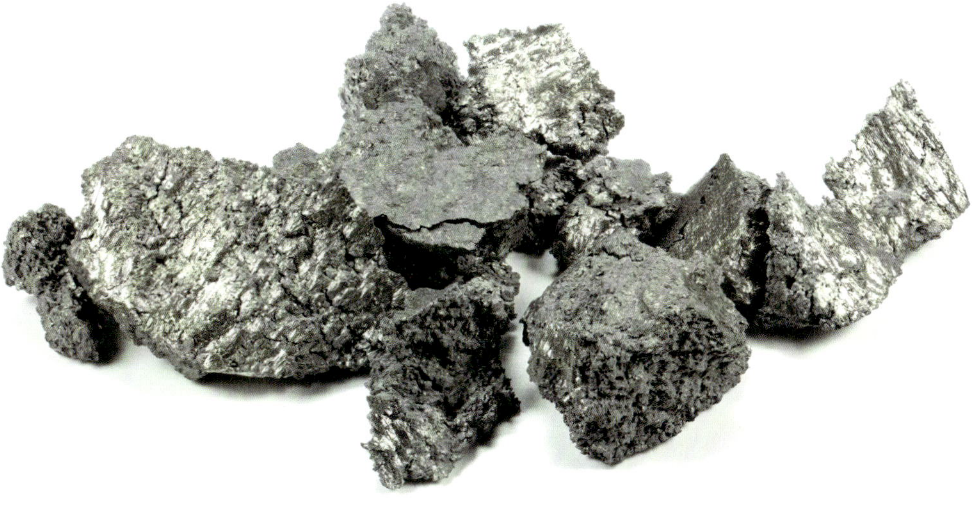

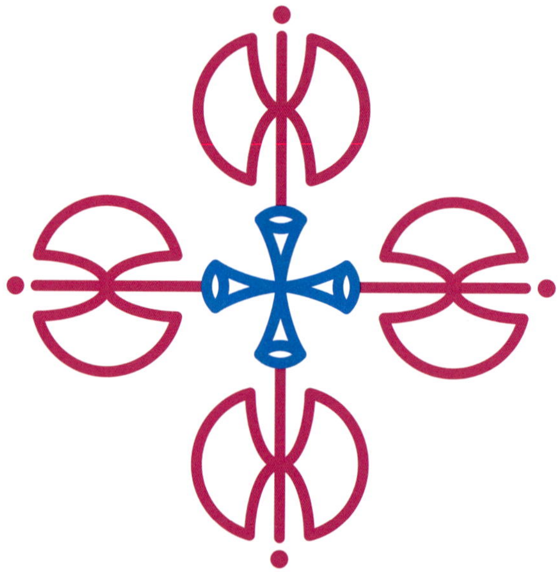

# Entfremdung

## Das Seelenwesen

In deinem Lebenskreis ist es wacklig geworden. Keinem kannst du mehr so richtig vertrauen. Du bist verunsichert und bist eingenommen von deiner immerwährenden Angst. Als würdest du verfolgt werden, blickst du immer noch prüfend über deine Schulter. Nur um zu erkennen, dass niemand dich verfolgt, geschweige denn dir etwas Böses will. Lass deine Brust und dein Herz sich öffnen wie mit einem explosiven Knall. Deine Energie möchte lebendig sein und auch andere nähren! Du gibst und gibst und das wird dich anderen immer näherbringen. Denen, die dich kennen, auch in betrübten Augenblicken. Dann stehst du wieder aufrecht, bist mit deiner Urkraft verbunden und in engem Kontakt mit dem, was dich ganz ICH sein lässt. Du darfst jetzt erkennen: Was dich einzigartig macht, lässt dich vielleicht sichtbar werden, doch es wird dich niemals von anderen Menschen trennen.

*Ich blicke zu meinem Kern
und erlaube ihm zu strahlen.*

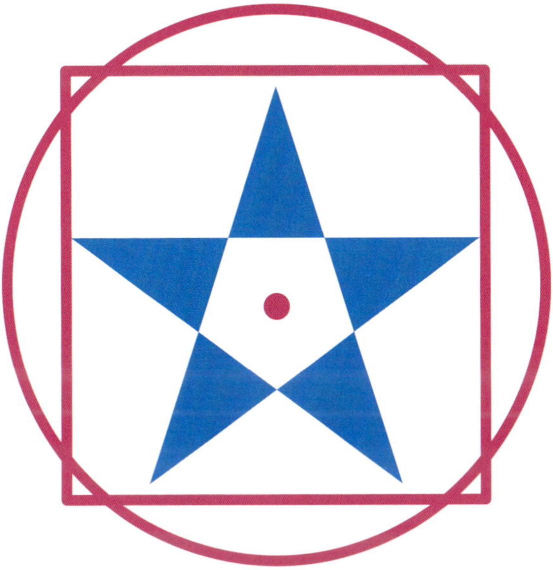

# Gefühle

## Das Seelenwesen

Deine Gefühle sind dir als Gaben gegeben. Achtsam wollen sie angenommen und behandelt werden. Doch manchmal deckelst du sie und erkennst dadurch nicht ihren wahren Sinn und Wert. Sie wollen frei fließen! Sie wollen dich mitreißen und in neue Abenteuer stürzen, viel schneller, als es dir manches Mal lieb ist und du bereit bist mitzugehen. Sie zögern kein bisschen, um dir die wahren Freuden des Lebens bewusst zu machen. Jedes Mal, wenn du versucht bist, dich zurückzuziehen, kommen sie auf körperlichem Weg zu dir. Du sollst sie wahrnehmen, dich in ihrem hellen, intensiven Licht sonnen. Denn sie kommen und sie werden gehen. Darin liegt ihr Naturell und das Naturell des Lebens. Das ist es, was dich Menschsein lässt in all seinen wohltuenden Wonnen. Liebe die Gefühle selbst und alles, was sie ausdrücken. Gib dich unverblümt hin, schäme dich für keines von ihnen. Sie sind wie du.

*Ich sammle Gefühle wie Erinnerungen an Abenteuer und lasse sie vergehen.*

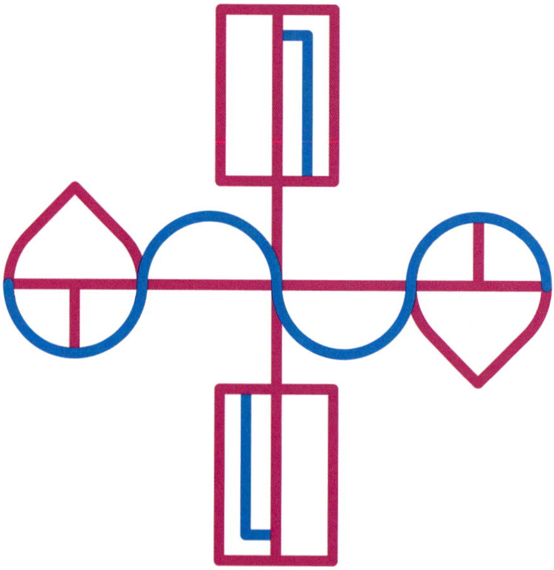

# Hyperaktivität

## Das Seelenwesen

Du verbirgst in deinem Inneren, was eigentlich nach außen gegeben werden möchte. Deinen wertvollen Kern hütest du wie ein kostbares goldenes Ei, dessen Wert niemand mitbekommen soll. Du versteckst aus tief liegender Angst, nicht zu genügen, was wirklich in dir steckt. Doch daraus entsteht kein Gewinn. Im Inneren bist du klar, doch nach außen hin explosiv und zerstreut. Du versuchst, dein Umfeld zu verwirren, damit niemand deinen wahren Kern verletzen kann. Für etwas getadelt zu werden, das du nicht wirklich bist, scheint erträglicher als Lob für deinen Wert. Du rügst dich für jede falsch gemachte Kleinigkeit und erleidest Druck, den du dir selbst machst. Kostbar, so kostbar ist dein Inneres, niemand soll es sehen, damit es dir auch keiner wegnehmen kann. Dabei wäre das Geben deines Inhaltes ein Segen für deine Mitmenschen und für dich. Keiner von ihnen will dir etwas Böses.

*Ich stoße meinen Lichtstab in die Erde und entfalte meine Kraft.*

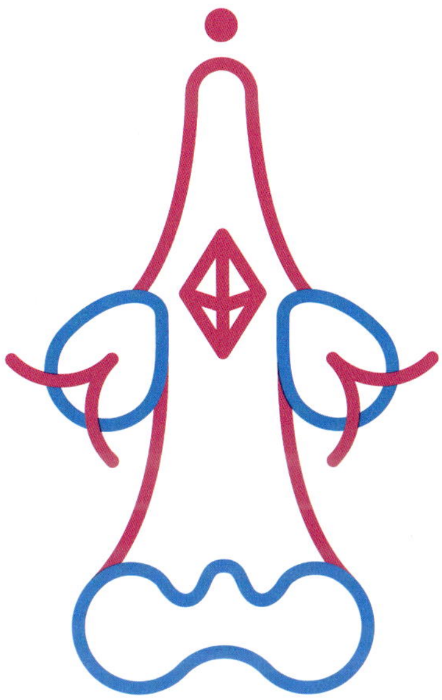

# Impfausleitung

## Das Seelenwesen

Ein Stern ist geboren und implodiert. Er hinterlässt eine dunkle Masse, die unbewegt bleibt. Du trägst sie mit dir wie einen Klotz am Bein. Nicht ahnend, wie betrübt er dich macht. Dir wird nun eine Hand gereicht, die dich aus diesem Schlamassel befreit. Aus der lichten Kraft entsteht eine neue, strahlende Welt. Also gib das in dir gefangene Licht nach draußen. Das befreit deinen inneren Trott und bringt in Bewegung, was längst bewegt werden mag. Gib dich dem hin, gib deine alten Anstrengungen des Zurückhaltens auf. Du darfst dich erneuert in die Arme der großen Mutter legen, die dich von hier an auf deinem Weg begleitet. In dir wird es nun ruhig und still. Keine Träne wird geweint, dort oben, wo deine geistigen Begleiter sind. Dort wie jetzt auch bei dir gibt es keine Verschmutzungen und Fremdenergien, und alles, was fremd in dir ist, wird nun fließend aus dir hinausbefördert.

*Mein inneres Licht fließt nach draußen,*
*und das erneuert mich.*

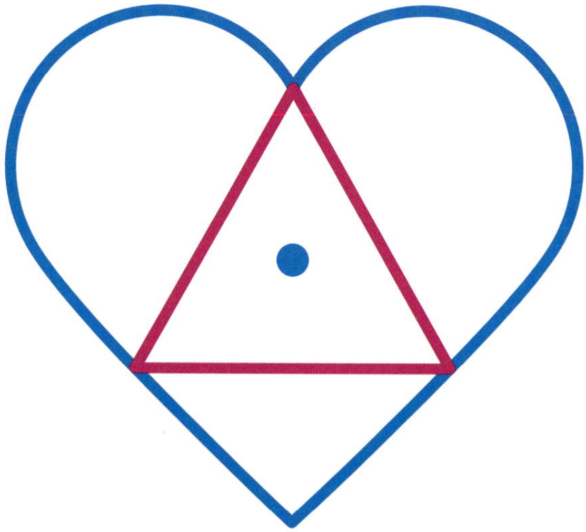

# Mutter/Geborgenheit

## Das Seelenwesen

Spürst du mütterliche Geborgenheit, so bist du in der Lage, auch Geborgenheit in dir selbst zu erfahren. Wenn nicht, dann windest du dich ein Leben lang aus der Geborgenheit deiner Lebensumstände und -situationen heraus, versuchst, ihnen zu entfliehen und dir selbst zu beweisen, dass du der Geborgenheit nicht würdig bist. Du versuchst dann nur das bereits Bekannte als ein Muster zu wiederholen. Es ist nun an dir, dieses Muster zu lösen, ihm von Angesicht zu Angesicht zu begegnen und nicht mehr zurückzuweichen. Die mütterliche Geborgenheit kannst du nicht nur durch deine leibliche Mutter, sondern auch durch die große geistige Mutter erfahren. Sie erst erschafft die Mutterenergie selbst. Wende dich in tiefem Mitgefühl an sie und gehe in Resonanz mit ihr. Dann wird dein Leben eine Kehrtwendung machen, die stabile und erfolgreiche Lebensumstände ermöglicht. Die Mutter ist die schützende Hand.

*Ich hole mir die große Mutter an meine Seite.*

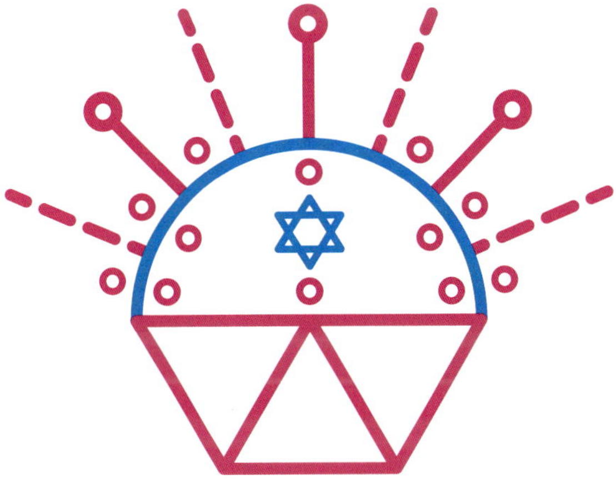

# Abwehrkräfte

## Das Seelenwesen

Gepanzert und gerüstet ziehst du in dein Leben, wie in einen Kampf. Doch das nimmt dir die Sicht auf Akzeptanz und Liebe. Dein Wesen und dein Sein fordern weitaus diplomatischere Kräfte. Diese sind in dir vorhanden und wünschen sich, gewinnbringend genutzt zu werden. Abwehrkräfte sind nicht die Fähigkeit, dich zur Wehr setzen zu können, sondern dein inneres Vermögen zu unterscheiden zwischen Dingen, die dir guttun und solchen, die du meiden solltest. Kein Kampf wird dich je weiter zu dir selbst führen, wenn du ihn gegen jemand anderen führst. Führst du ihn jedoch *für* dich selbst, so zeigst du, wofür du einstehst und dass du von deinen Gaben Gebrauch machst. Dann fließen deine im Inneren geeinten Kräfte erlösend nach außen und bewirken Kraftvolles in der Welt. Du bist dann im Einklang mit dir, deinen eigenen Grenzen und denen der anderen.

Ich lasse meine Waffen fallen und ziehe meine eigenen wirksamen Grenzen.

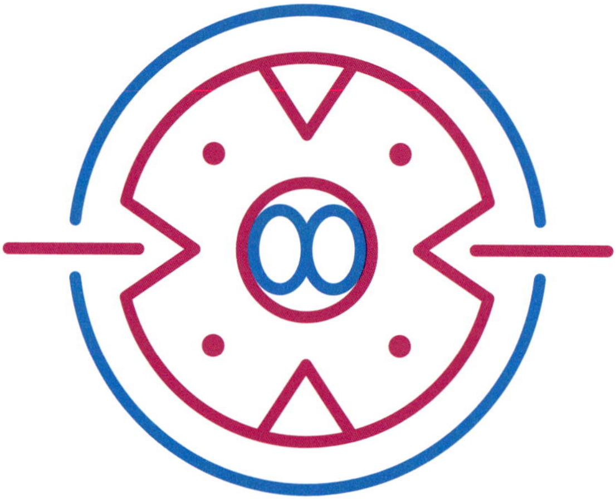

# Archaische Ängste

## Das Seelenwesen

Wie ein Strudel zieht dich das Vergangene immer wieder in seinen Bann. Was dir bereits bekannt ist, hat eine so große Anziehung auf dich, dass es dir kaum gelingt, diesem Sog zu widerstehen und ins Unbekannte loszugehen. Denn dort, so meinst du, warten große Gefahren auf dich, fressen dich Menschen und Tiere und demütigen dein Ich. Ständig bist du auf der Hut vor dem unbekannten Mörder deines Selbst. Wovor du solche Angst hast, ist der Verlust deines Selbst. Wenn du dich wahrlich mit den anderen verbindest, stirbt dein altes Ichgefühl einen kleinen, aber erhebenden Tod. Alles, was du unternimmst, schlägt von da an größere Wellen als zuvor. Es erschafft, verwirklicht und erhört dein Wort mehr denn je. Denn dieser neue Zustand, den du eigentlich hier bist zu erschaffen, wirkt sich nicht nur auf deine Verbundenheit aus, sondern dadurch auch auf deinen Einflussbereich. Er wird größer und größer.

*Ich bin im Einklang mit dem Mysterium der Seele.*

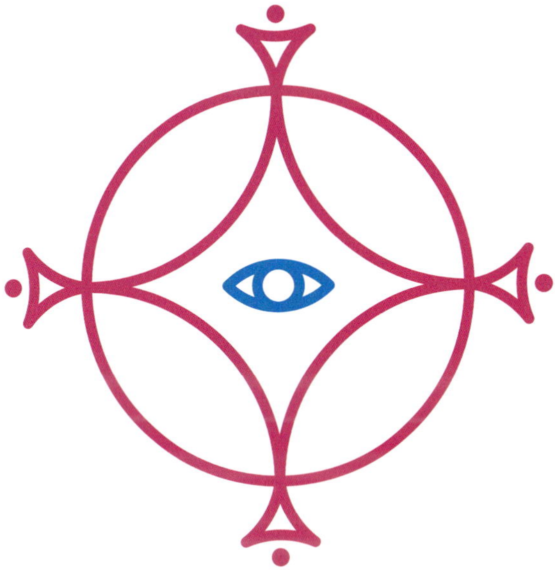

# Kollektive Ängste

## Das Seelenwesen

Im Kollektiv entstandene Ängste können auch nur kollektiv erlöst werden. Versuchst du dich von diesem Kollektiv als Ich zu lösen, wirst du stets einen Aspekt davon mit dir tragen und ihn in unterschiedlichen Lebenslagen erneut zum Leben erwecken. Auch wenn du versuchst, deinen eigenen Anteil daran zu erkennen und zu heilen. Um diese Art der Ängste zu befreien, ist es notwendig, sich innerhalb des Kollektivs zu verbinden und erneut eine Gruppe darzustellen. In welchen Lebenslagen hast du dich als Anteil einer Gruppe herausgezogen, weil du es selbst lösen wolltest? Geh zurück zu ihrem Ursprung und schaffe neue Verbundenheit innerhalb dieses Gefüges. Gib dein eigenes Bewusstsein zurück in dieses Kollektiv und erkenne deinen eigenen Anteil darin an. Sei dankbar, Teil sein zu dürfen, auch wenn dieser manchmal schwer zu tragen ist. Lass niemanden im Stich, dann tut es auch das große Ganze nicht.

*Ich erkenne und nutze die Verbindungen der Menschen.*

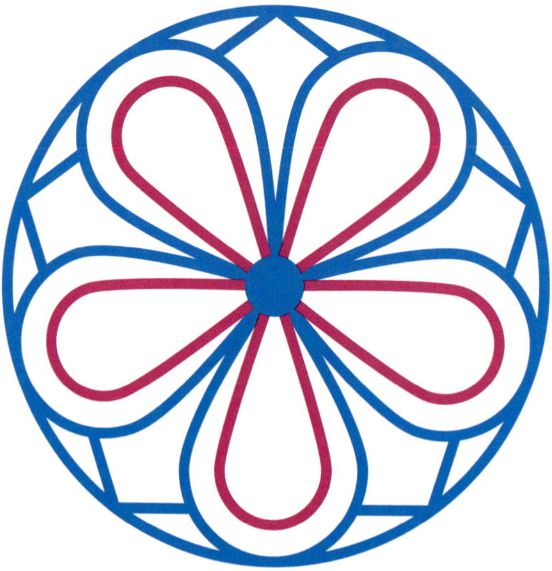

# Familie und Freunde

## Das Seelenwesen

Du bist nicht allein angetreten, du kommst immer als »viele« auf unsere Welt. Im Kollektiv spielt das eine höhere Rolle, als du dir vielleicht zutrauen magst. Du handelst stets in einer Art Gruppenenergie, auch wenn du manchmal das Gefühl hast, allein oder einsam zu sein. Daraus kannst du dich über dein Leben hinweg nicht entlassen. Du kannst dich wehren, dich dem entgegenstellen, doch solange du dagegen ankämpfst, alles allein schaffen und hinbekommen willst, wirst du Schiffbruch erleiden. Denn du selbst bist schon eine Gemeinschaft vieler. Dein Körper, deine Seele, dein Sein sind an und für sich bereits ein Kollektiv. So wehre dich nicht mehr gegen den nächstgrößeren Zusammenschluss an Energien und vereinige dich endlich wieder mit deiner Familienkraft. Und vergiss dabei nicht, auch wenn du sie vielleicht nicht so nennst, deine Freunde und anderweitigen Wegbegleiter.

*Ich genieße mein Eingebundensein in meine Kollektivfamilie.*

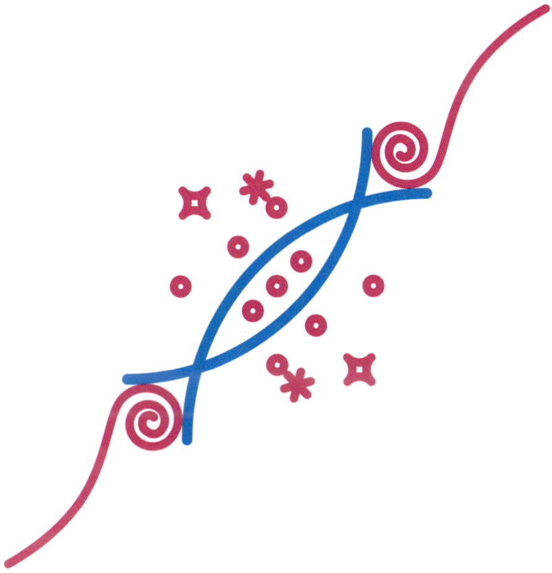

# Glück

## Das Seelenwesen

Du bist ein Teil unserer Gemeinschaft, und wir ermutigen dich, groß zu träumen und deine Spielereien zum Leben zu erwecken. Wer sich klein macht und Trübsal bläst, dem kommen keine guten, wohlwollenden Gedanken. Du bist wichtig. Du bist von Bedeutung. Du kreierst die Welt, wie sie dir gefällt. Wenn du es dir denn zutraust, einen Fuß vor den anderen zu setzen und ein Leben zu erschaffen, das wiederum andere zum Träumen anregt. Spiele nicht klein, spiele groß! Du bist innerlich geladen, und diese Ladung muss nach außen getragen werden. Keine Wehmut, kein Jammern löst irgendwelche Art von Problemen. Also gib sie einfach auf. Schwing dich auf den fliegenden Teppich des Lebens und lass dich von einem Schauspiel zum nächsten tragen. Spiele mit den Spielfiguren in jedem einzelnen Spiel und mache genau den Zug, von dem du glaubst, dass er nun an der Reihe ist.

*Aus jedem Spielzug erfahre ich,
was gut für mich ist.*

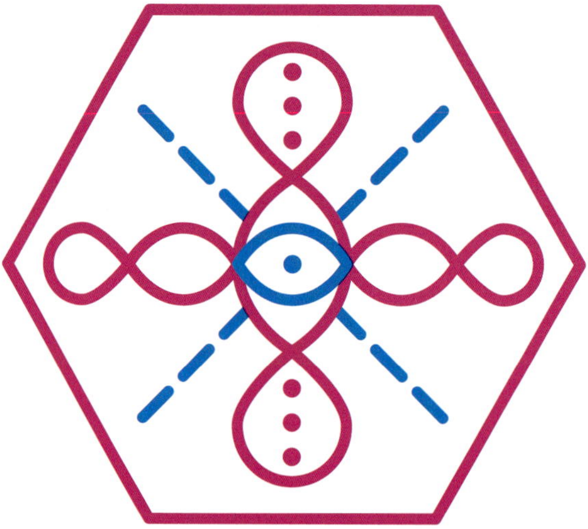

# Kreativität

## Das Seelenwesen

Die Natur der Kreativität ist es, zu kommen und zu gehen. Sie kann weder erzwungen noch gehalten werden. Deswegen lehrt sie dich, sinnvoll mit deiner Zeit umzugehen. Was du in diesem Augenblick empfängst, hat keinen anderen Zeitpunkt, um erfahren zu werden. Wenn du zu lange wartest, bis du deine Eingebungen in die Realität übersetzt, verlierst du womöglich das Wichtigste: den Zauber des Augenblicks. Dieser Zauber erlöst deinen inneren Wunsch nach Abenteuer. Er ist das Abenteuer selbst! Wehrst du dich auch noch so sehr, den Zeitplan kannst du nicht umschreiben, du kannst ihn nur leben. Nimmst du ihn nicht an, so arbeitest du immer wieder gegen ihn, und das führt dazu, dass sich Unzufriedenheit in deinem Leben ausbreitet. Komme wieder ganz zurück in den Augenblick und genieße, was dir hier gegeben wird. Es kommt tief aus dem Herzen des Universums und bezieht sich stets auf dich!

*Ich kommuniziere mit dem universellen Geist.*

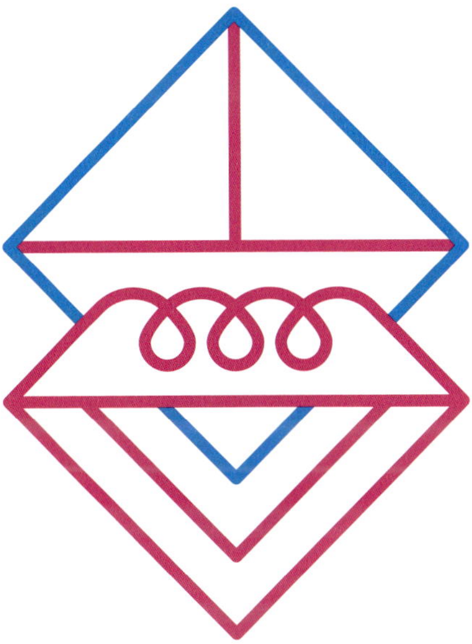

# Lebenswille

## Das Seelenwesen

Dein Lebenswille entsteht aus dem Wunsch heraus, *ganz* zu leben. Lebendig zu sein bedeutet, etwas bewegen und verändern zu wollen. Dir zuzutrauen, dass du Selbstwirksamkeit besitzt, und zu genießen, welche neuen Lebensumstände du daraus erschaffst. Doch jedes Mal, wenn du dich begrenzt und dir einen Teil deiner Wünsche nimmst, schmälerst du dabei auch deinen Wunsch, lebendig zu sein und etwas zu bewirken. Ein Rückschlag mag dir oftmals nicht sagen, du solltest deine Wünsche fallen lassen, sondern er möchte dir bedeuten: Versuche einen anderen Weg, noch einen anderen und noch einen anderen Weg. Du bist nicht hier, um alles beim ersten Mal richtig zu machen und sofort zum Erfolg zu kommen. Denn was ist eigentlich Erfolg? Du bist hier, um neue Wege zu kreieren, doch dafür musst du altbekannte Pfade verlassen. Verlasse dich mehr und mehr wieder auf deine eigene innere Stimme.

*Ich stehe nicht still, sondern wirke.*

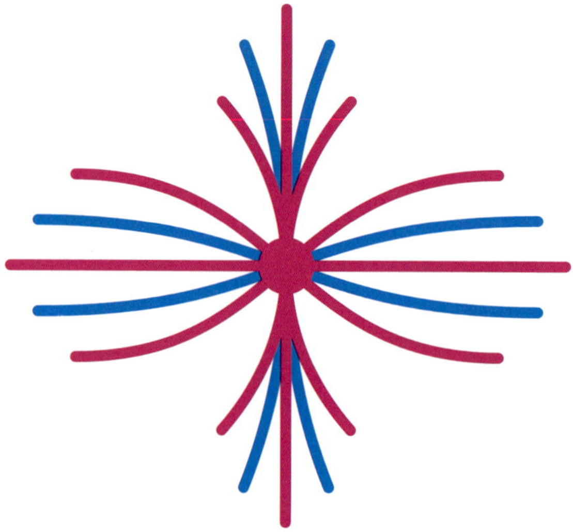

# Leistungsdruck

## Das Seelenwesen

Du gibst und gibst und erwartest viel davon zurück. Dabei verlierst du manchmal den Weitblick, der so wichtig ist, um dein Tun richtig einzuordnen ins größere Gefüge. Je mehr Druck du dir selbst machst, umso weniger kannst du deine Umgebung sehen, kannst du spüren und erfahren, wie es auch anderen Menschen geht. Dabei vergisst du schnell, dass alles, was du tust, hier auf dieser Erde eigentlich für die anderen, für die Gemeinschaft ist. Alles Große, was du erreichen kannst, steht immer mit Menschen, deren Aufmerksamkeit und deren Mitgefühl in Verbindung. Umso mehr du jedoch den Bezug zu deiner Umwelt verlierst, umso weniger ist dir gefühlsmäßig klar, wofür du überhaupt tust, was du tust. Daraus entstehen Stress und Druck. Du irrst dann ziellos umher und spürst nicht mehr den inneren Drang, deine Aufgabe aus einem Gefühl der Verbundenheit heraus zu tun. Ergebe dich wieder dem Ganzen.

*Ich gehe mit offenen Augen für dich in die Welt.*

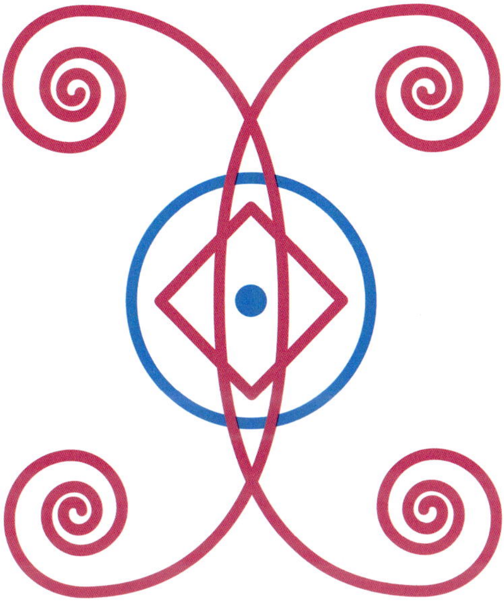

# Lernen

## Das Seelenwesen

Du bist in der Lage, auch außerhalb der Schule und ohne Bücher und Lehrer zu lernen. Nämlich durch dein eigenes Seelenpotenzial, das du schon immer bei dir trägst. Dein Leben ist aufgebaut wie verschiedene Schulklassen. Doch diese Klassen sind meistens nicht das, was du in deinem Verstand im Moment verarbeitest. Jeder von uns durchschreitet Stationen seiner eigenen Evolution, einer stufenweisen Aufrichtung im Inneren, der wir nach und nach folgen können. Hörst du auf die Lehrmeister, die dir im Alltag begegnen? Sei achtsam, denn jeder Mensch, jede Situation, ja jedes Gefühl sind Lehrmeister und in diesem Augenblick ganz speziell für dich auserkoren. Ihren Wert zu erkennen ist jetzt wichtig für dich und für dein Voranschreiten. Lass dich nicht verunsichern durch die Ergebnisse, die du erzielst. Frage dich stets: Was habe ich als Mensch und insgesamt daraus gelernt?

*Ich wachse an jeder Situation meines Lebens.*

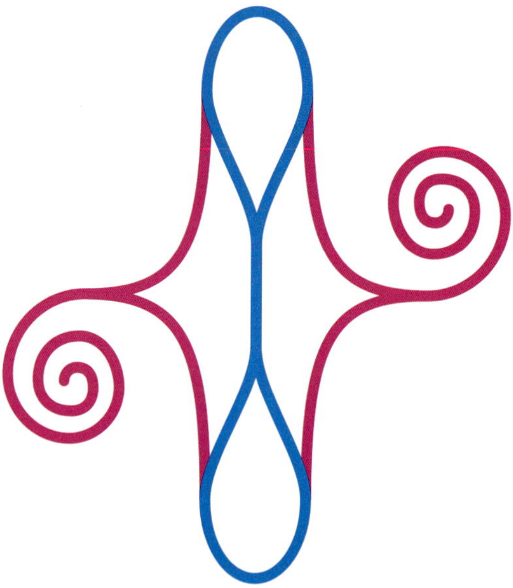

# Mobbing

## Das Seelenwesen

Deine eigene Größe zu sehen, fällt dir manchmal nicht so leicht. Deswegen sind es die anderen, die die Aufgabe übernehmen, dich in deine eigene Macht und dein Wachstum zu führen. Nach außen hin mag das hart aussehen, doch in deinem Inneren wirken Wunderkräfte. Sie stupsen, stoßen und ermutigen dich, endlich für dich einzustehen, den Kopf nicht mehr verwundet sinken zu lassen und stattdessen deine Arme freudig in den Himmel zu heben. Verwundet, das wurdest du in deinem Inneren schon mehrmals. Ob als Kind oder Erwachsener, es liegt dir bisher noch fern oder erscheint dir befremdlich, an deiner Situation auch deinen eigenen Anteil zu sehen. Doch du sollst erinnert sein: Alles, was du erlebst, trägst du als Gegenteil in deinem Inneren. Je schlimmer die äußeren Umstände anmuten mögen, umso näher bist du bereits an deinem wahren Kern und damit auch an deiner Heilung.

*Ich verzeihe mir selbst und beginne, wieder richtig zu leben.*

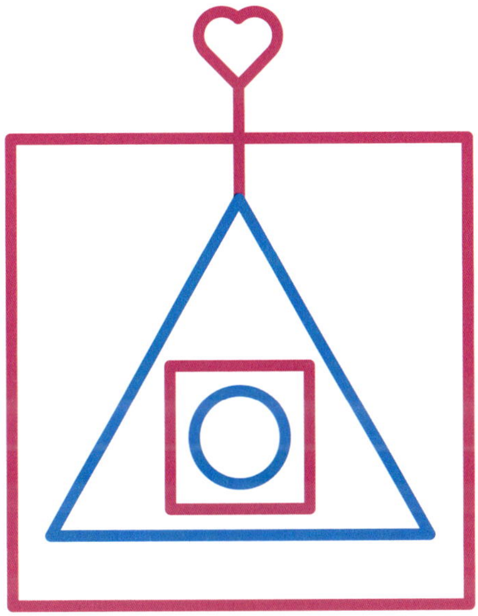

# Mut

## Das Seelenwesen

»Den Mutigen gehört die (eigene) Welt.« Ein bisschen Wahrheit steckt durchaus in diesem Satz. Wenn du nicht losgehst, um dich selbst zu verwirklichen, wirst du stets den anderen hinterhersehen, die vielleicht tun, was du eigentlich selbst so gern tun wolltest. Erinnere dich in diesem Augenblick einmal daran, was dich vielleicht an anderen, die tolle Dinge vollbringen, stören könnte. Worauf bist du neidisch, eifersüchtig und sogar wütend, wenn du es bei anderen Menschen verwirklicht siehst? In dieser Erkenntnis liegt ein Schatz für dich verborgen. Denn Mut hat einen Gegenspieler, und das ist die Wut auf dich selbst, etwas nicht getan zu haben, wofür du dich berufen gefühlt hast. Berufung ist der innere Ruf, etwas ganz Bestimmtes oder etwas auf eine bestimmte Weise zu tun. Deine natürliche Reaktion auf einen solchen Ruf wäre es, in Aktion zu treten und danach zu handeln.

*Ich wage Unmögliches*
*und verwirkliche meine Essenz.*

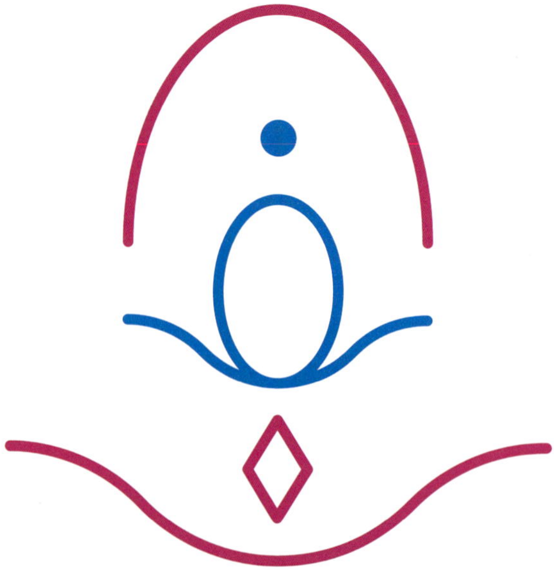

# Natürliches

## Das Seelenwesen

Die Erde schenkt dir das Leben, und was daraus natürlich erwächst, ist dir von Grund auf gegeben. Alles, was du hinzufügst, ohne dich und deine höhere Ebene zu befragen, ob es auch wirklich deines ist, kann schwer auf deiner Seele lasten. Es hindert dich und sie daran, euch gemeinsam zu verwirklichen und ein Leben voller Spaß und Freude zu entwickeln. Was du natürlicherweise bist, drückt sich in bunten, leuchtenden Farben aus und ergibt deinen vollständigen Lebensregenbogen. Ein Gesamtbild, das von Moment zu Moment fließt, das für dich immer wieder passt. Schwere entsteht, wenn du etwas in dein Leben hineinbringst, das nicht von deiner Natur aus dazugehört. Doch egal, was du in der Vergangenheit gewählt hast, du kannst es jederzeit loslassen, um wieder zu deiner Natürlichkeit zurückzufinden. Um ein Leben in Einklang mit dem Natürlichen zu leben.

*Ich erkenne mich als natürliches Ganzes.*

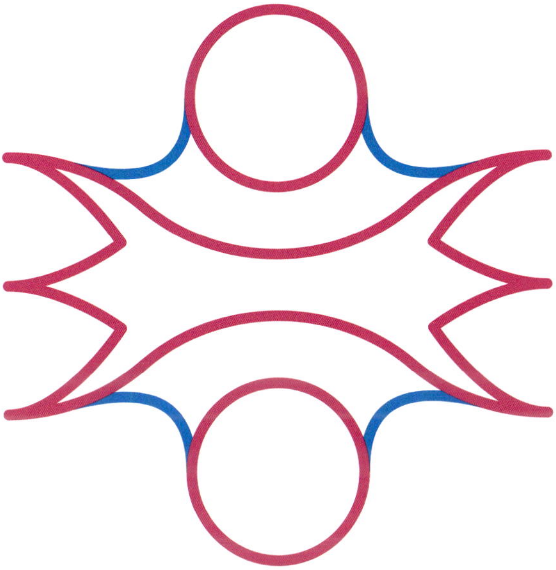

# Selbstreinigung

## Das Seelenwesen

Richte deine Aufmerksamkeit nach innen und erspüre, was hier geheilt werden möchte. Deine Sicht nach außen versperrt dir im Alltag die Einsicht, die es nun in dir braucht. Gib frei, was sich von dir lösen mag, und erlaube gleichzeitig auch deinem schlechten Gewissen, genau das jetzt gehen zu lassen. Reinigung kann nur dann geschehen, wenn du dich auch dazu bereit erklärst. Solange du noch an alten Frequenzen in Form von Menschen und Lebensumständen festhältst, kann nicht das entstehen, was wirklich zu dir passt und womit du dich wohlfühlst. Es vernebelt dir die Sicht ins Innere und macht dich immer dumpfer gegenüber neuen Möglichkeiten. Gehe sicher, dass du auch bereit bist, wenn du den großen Momenten in deinem Leben begegnest. Denn du kannst sie nur erkennen, wenn du dich auch als derjenige zeigst, der du in geheilter Form bist.

*Ich entferne aus meinem Leben,*
*was nicht mehr von Bedeutung ist.*

# Verbindungen

## Das Seelenwesen

Verworren und hinderlich stellen sich deine (Ver-)Bindungen im Augenblick dar. Du hast dich in Abhängigkeiten begeben, wo es gar nicht notwendig war. Um dich zu befreien, genügt jedoch ein einfacher Gedanke, der tief aus deinem Herzen entspringt. »Ich möchte frei sein«, lautet er, »und mein Leben unbedingt und ungezügelt leben. Auf vollkommene, stimmige und ganz eigene Art und Weise. Keine Begrenzungen sollen mich jetzt noch an meiner Ausdehnung hindern.« Es gibt in Wahrheit keinen Menschen, der größer ist als du selbst. Mit deiner inneren Einstellung von Großartigkeit bestimmst du auch die Größe aller anderen Menschen. Erlaubst du es dir, groß und sichtbar zu wirken, so erlaubst du es unterbewusst auch allen anderen und kommst mehr und mehr in erhebenden Austausch mit ihnen. So lass jetzt zu, dass du der Held bist, auf den du schon so lange wartest.

*Ich entfessle die unbändige Kraft meines Herzens.*

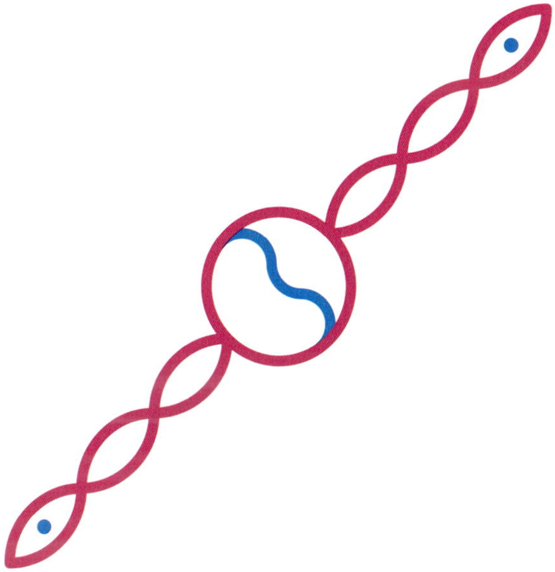

# Verhalten

## Das Seelenwesen

Jegliches Verhalten wird im Herzen geboren und im Herzen deiner Mitmenschen empfangen. Alles, was du gibst, wird auch als Energie von dir ausgesendet und als Gefühl erkannt, aufgenommen und verstanden. Du kannst mit deinem Verhalten Schmerz zufügen oder andere Herzen heilend berühren. Doch immer ist das, was du gibst, ein Angebot. Es gibt für niemanden die Verpflichtung, auf eine bestimmte Art und Weise zu reagieren. Du bist dann frei von dem Gefühl, du müsstest dieses oder jenes sagen, damit du von anderen Menschen das bekommst, was du gerade haben möchtest. Stelle es deinen Mitmenschen frei, von dir begeistert zu sein oder nicht, oder einen ganz anderen Weg zu wählen. Dann wirst du dir immer sicher sein, dass alles und alle, die bei dir sind, auch aus tiefstem Herzen und innerer Wahrheit heraus bei dir sein wollen.

*Ich erkenne die heilende Wirkung freien Handelns.*

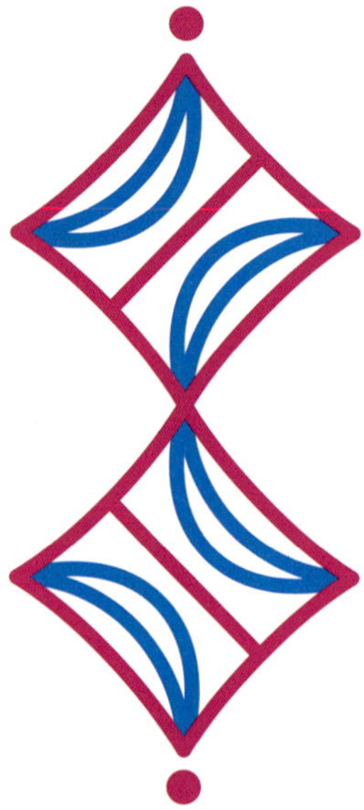

# Wachstum

## Das Seelenwesen

Tauche ein in deine innere Welt. Dies ist der Ort, an dem dein Wachstum beginnt. Es gilt nun zu erforschen, was dich wirklich ausmacht, denn nur auf der Basis deines innersten Kerns kann auch im Außen sichtbares Wachstum entstehen. Du wirst in jedem Schritt auf deinem Weg geleitet. Jeder dieser Schritte ist geführt von unverkennbaren Impulsen aus deinem innersten Selbst. Hier beginnt der Samen zu reifen, um schließlich bei dir den Wunsch zu entwickeln, dich in der Welt zu zeigen. Entfernst du dich jedoch von deinem inneren Selbst, so wird es zunehmend schwer für dich, aus stabiler Basis heraus zu wachsen. Dann werden jegliche Unternehmung und auch dein Selbstwertgefühl darunter leiden. Stabile Sichtbarkeit und volle Ausdehnung sind dann nicht möglich, da die Wurzeln nicht gut in dir verankert sind. Doch genau das braucht dein Wachstum. Besinne dich auf deinen Kern.

*Ich schaffe Platz
für meine wahre Entfaltung.*

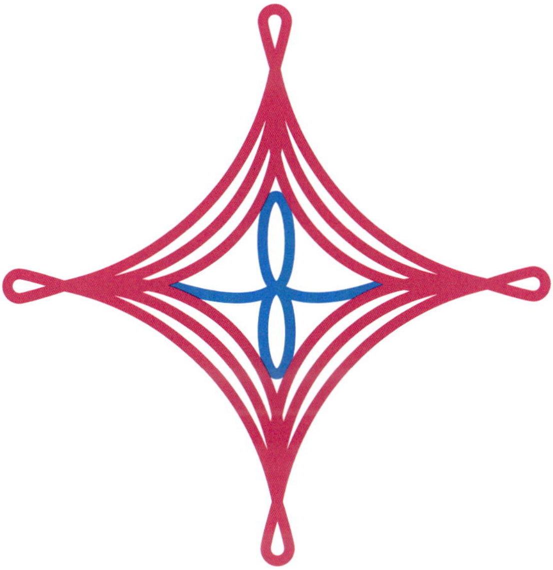

# Engel

## Das Seelenwesen

Rufst du mich in deinem Herzen, so begegne ich dir mit Gnadenströmen. Ich hülle dich in ein Netz von Friedfertigkeit und innerer Stille. Und deine Gedanken verstummen. Ich erhebe dich auf eine neue Ebene wahrer Berührung, sodass du mich ungehindert spüren und wahrnehmen kannst. Mein Wesen ist von unbändiger Schönheit, doch nicht die Art Schönheit, wie du sie sonst kennst. Sie ummantelt dich mit einer Art Liebe, die nicht aus der menschlichen Welt stammt. Sie ist nicht einnehmend, sie ist durchdringend und lebendig. Sie formt ein Gebilde aus Heilströmen und lenkt dich auf neue Bahnen. Mit mir im Rücken vergisst du mit einem Mal deine Ängste. Gehst unbeirrt voran und heiligst dein Tun. Ich spreche zu dir in deinen Träumen, doch ich wage es nie einzugreifen, wenn du es nicht extra autorisiert hast. Ich verbringe meine Zeit damit, dir zu folgen, wenn du meine Anwesenheit wünschst.

*Ich öffne mich für Wunder und die Sprache der Lichtwesen.*

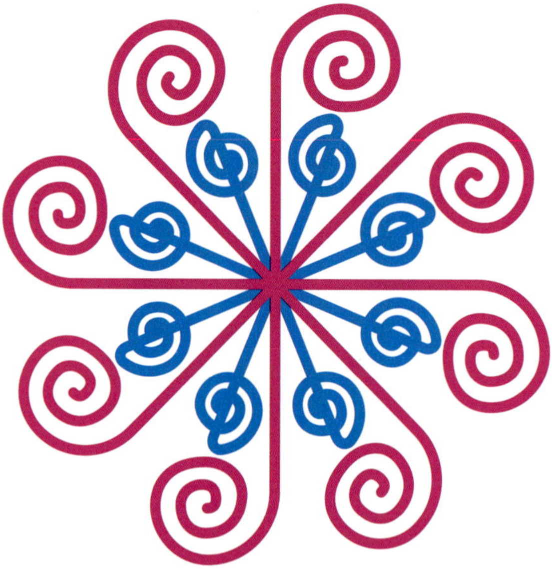

# Feen

## Das Seelenwesen

Wirbelnd empfängst du unsere Energie, wenn du uns entdeckst oder an deine Seite rufst. Wir spielen ein Spiel der Verzauberung und hüllen dich ein in unser magisches Netz. Mit uns an deiner Seite hast du die Macht, an der Zeit zu drehen. Wir sind nicht an sie gebunden, doch du bist es bisweilen schon. Wir entschweben in ferne Welten und hoffen, du wirst es uns gleichtun. Du kannst dann vorausgreifen, was kommen mag, damit es dich nicht mehr überrascht. Denn der, der weiß, was kommt, kann das verändern, was ist, mit scheinbaren Gegebenheiten spielen und neue Wege wählen. Wir sind die Meister dieses Spiels im Lichtkanal. Wir zeigen dir die Regeln, denn es gibt ein paar. Gehe den Weg niemals rückwärts, bewege dich stets vorwärts. Setze Schritt für Schritt deinen Weg fort. Du wirst nicht glauben, was geschieht, wenn du unbeirrt dem Rufen, das zu dir gehört, folgst. Du wirst ankommen!

*Ich wage es, mich zu erheben und die Macht der Feen zu nutzen.*

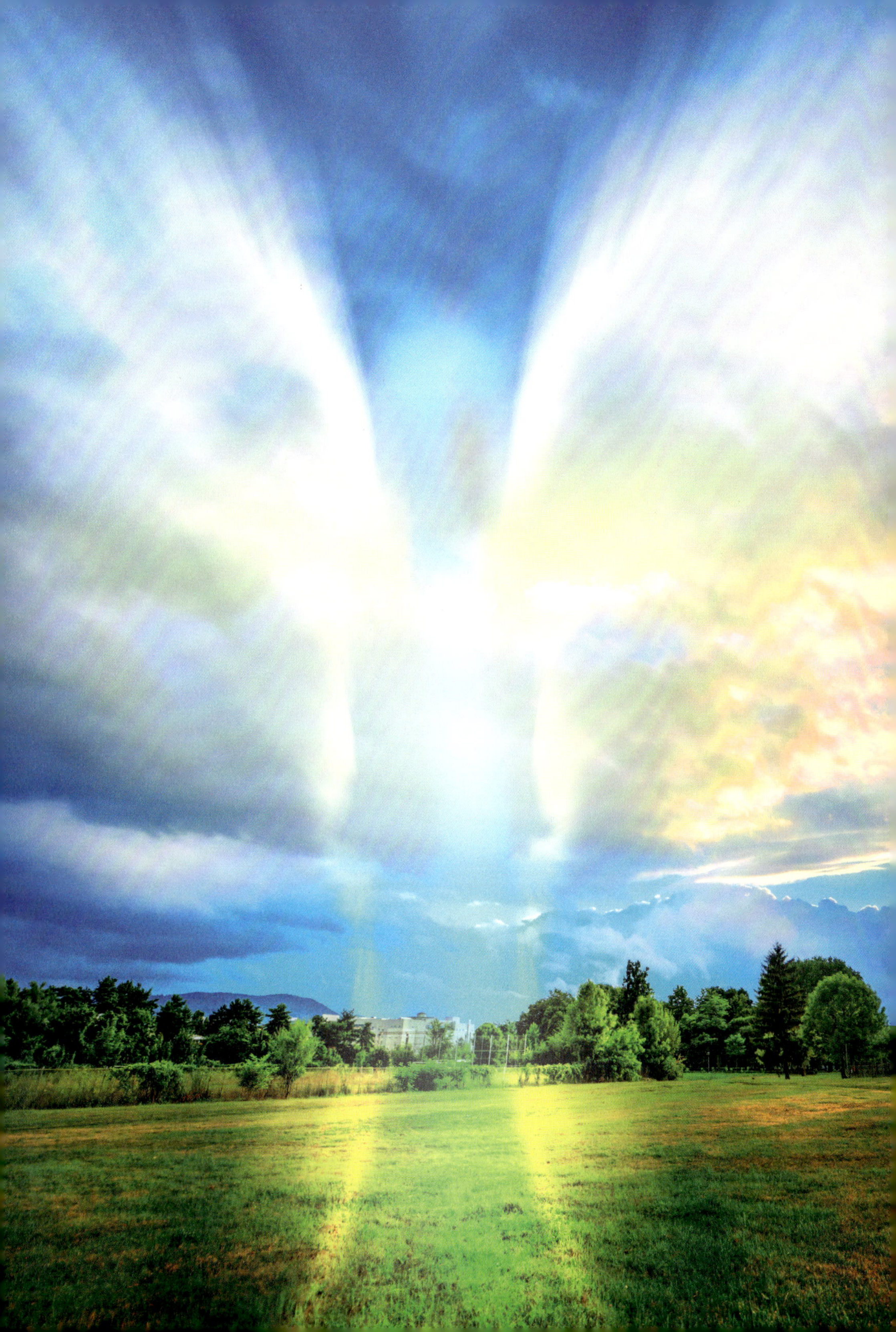

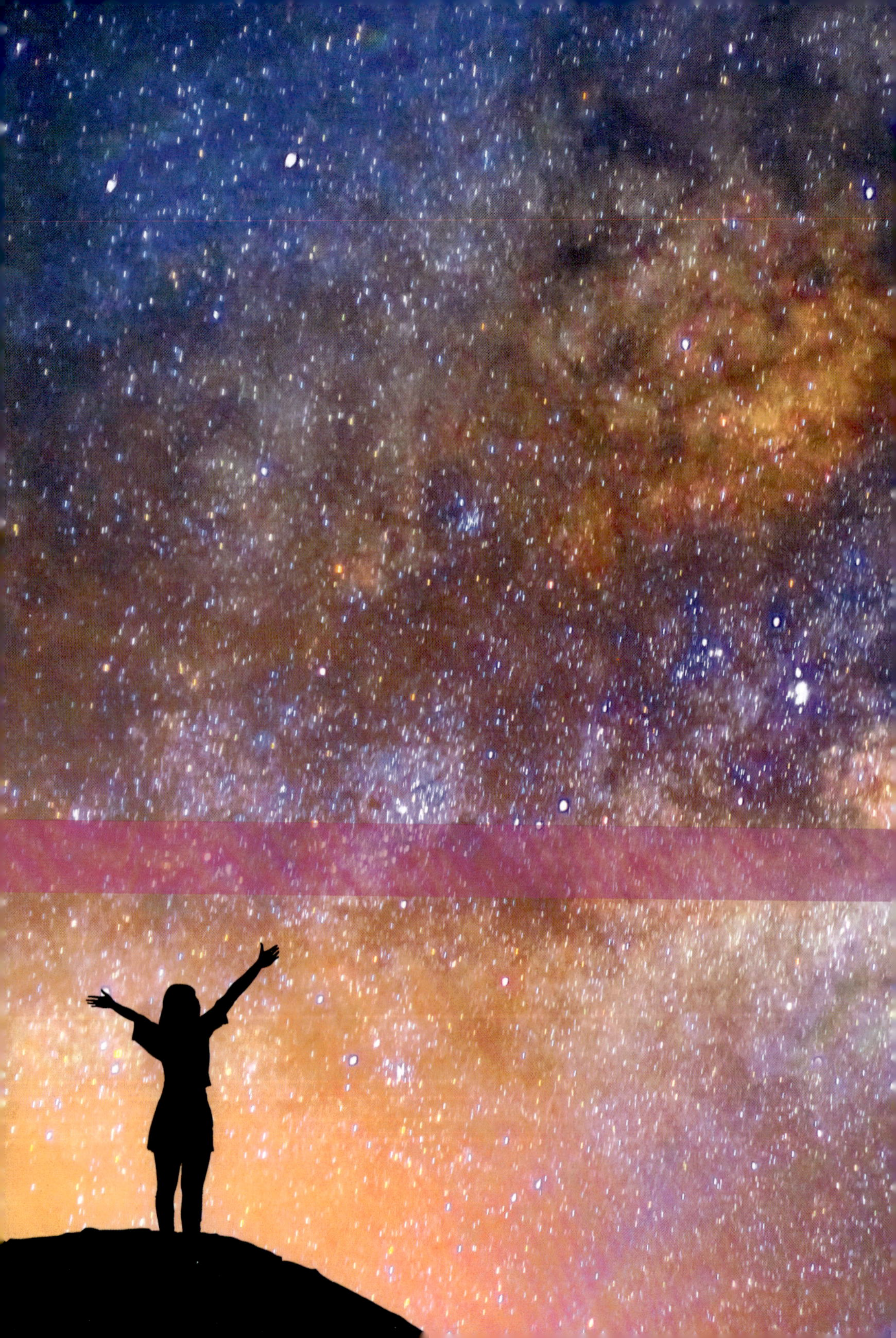

# ANHANG

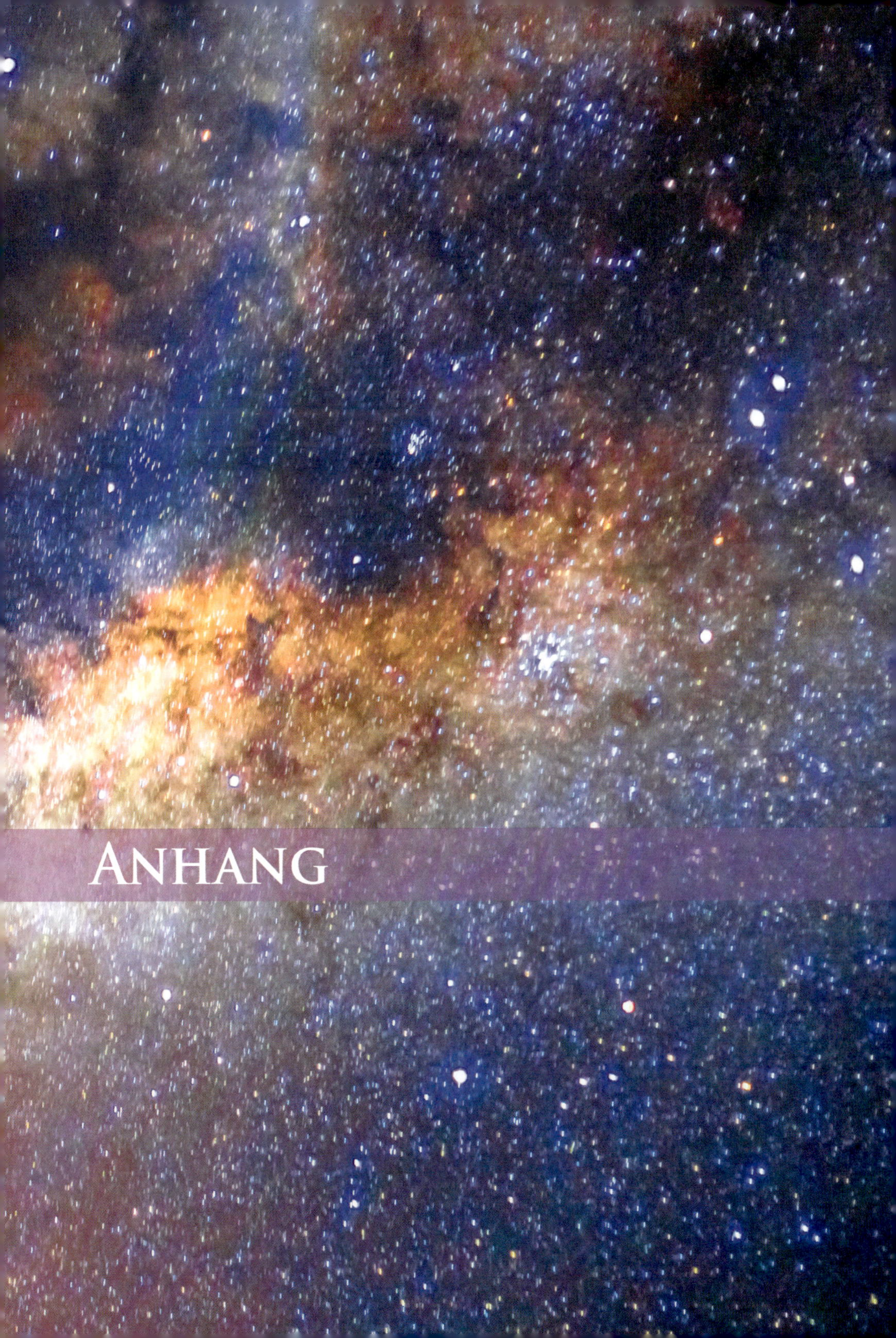

# Danksagung

Wir danken allen Therapeuten, Laien und interessierten Anwendern der klassischen und neuen Homöopathie für ihr Engagement und für ihre Freude, alternative Heilmethoden und auch diese besondere Art von Informationsmedizin voranzutreiben und zu unterstützen. Zu Hunderten habt ihr eure faszinierenden Ergebnisse und Erfahrungen mit uns geteilt, und durch eure Inspiration ist dieses weitere Buch entstanden. Unseren Herzensdank dafür! Danke an alle Eltern für die Bereitschaft, eure Kinder dieser ganz »anderen« Art von Medizin anzuvertrauen. Eure Kinder danken es euch und eure eigenen inneren Kinder auch!

Danke auch an unseren unermüdlichen und engagierten Verleger Raphael Mankau für die stets gute Zusammenarbeit und allen Beteiligten im Verlag für die Umsetzung und Verbreitung dieses Buches.

Und Herzensdank für Anna Maria Stark für das »Mit hinein fühlen« in die Seelenbotschaften.

# Literaturverzeichnis

Antonie Peppler: *Die psychologische Bedeutung homöopathischer Arzneien Band I.* ISBN: 978-3-933219-00-8

Antonie Peppler: *Die psychologische Bedeutung homöopathischer Arzneien Band II.* ISBN: 978-3-933219-01-5

Friedrich P. Graf: *Homöopathie und die Gesunderhaltung von Kindern und Jugendlichen.* ISBN: 978-3-934048-01-0

Jan Scholten: *Homöopathie und die Elemente.* ISBN: 978-90-74817-07-3

Samuel Hahnemann: *Organon der Heilkunst.* Marix Verlag 2008

# Internetadressen

www.facebook.com/groups/618089131865617/
- Geschlossene Facebook-Gruppe (»Symbolapotheke«) der Autorinnen zur Arbeit mit der »Homöopathischen Symbolapotheke«

www.ypsilon-portal.de
- Portal von Christina Baumann zu Themen der Informationsmedizin

www.christina-baumann.net
- Coaching und Seminare

www.roswithastark.de
- Seminare, Praxis und Coaching von Roswitha Stark zu Informationsmedizin, ganzheitlich-systemischer Begleitung und Bewusstsein

www.mankau-verlag.de/forum
- Internetforum mit Roswitha Stark und Christina Baumann

www.heilen-mit-symbolen.info
- Blog rund um die Heilarbeit mit Zeichen und Symbolen

# Weitere Veröffentlichungen der Autorinnen

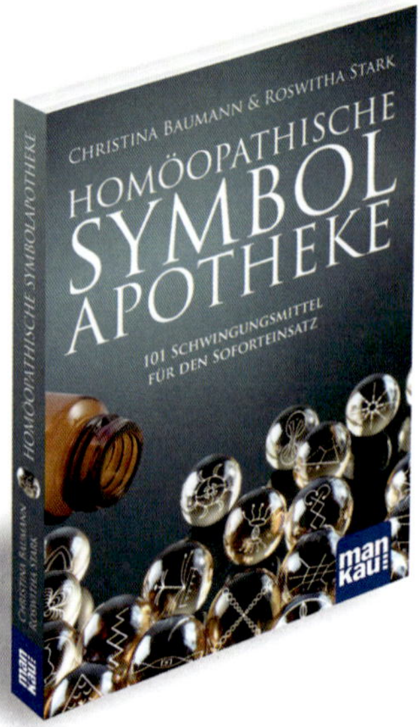


Christina Baumann & Roswitha Stark

## Homöopathische Symbolapotheke

101 Schwingungsmittel für den Soforteinsatz. Mit beiliegendem A2-Plakat

19,90 € (D) / 20,50 € (A)
ISBN 978-3-86374-400-7
Klappenbroschur, durchgehend farbig

Die Klassische Homöopathie beruht auf dem bekannten Prinzip, »Ähnliches durch Ähnliches« zu heilen. Vor allem in den höheren Potenzen ist die Ausgangssubstanz dabei chemisch nicht mehr nachweisbar, die Mittel bestehen praktisch nur noch aus reiner »Schwingungsenergie«. Deren Frequenz kann aber nicht nur durch Globuli, sondern auch durch Farbe, Klang oder – wie in diesem Buch – durch kraftvolle Symbole und Zeichen vermittelt werden.

- Kraftvolle Symbole für 70 bekannte homöopathische Mittel (Arnika, Belladonna, Lachesis etc.) sowie für 31 neue Mittel wie z. B. Algen, Enzyme, Aminosäuren, negative Ionen oder Sonnenlicht
- Mehrere Testlisten für verschiedene Potenzierungsstufen, z.B. D-Reihe, C-Reihe oder LM-Reihe – für die passende Potenzierung beim »Einschwingen«
- Die neue und einzigartige »Kosmische Potenz«, die eine schier unendliche kosmische Schwingungserhöhung ermöglicht

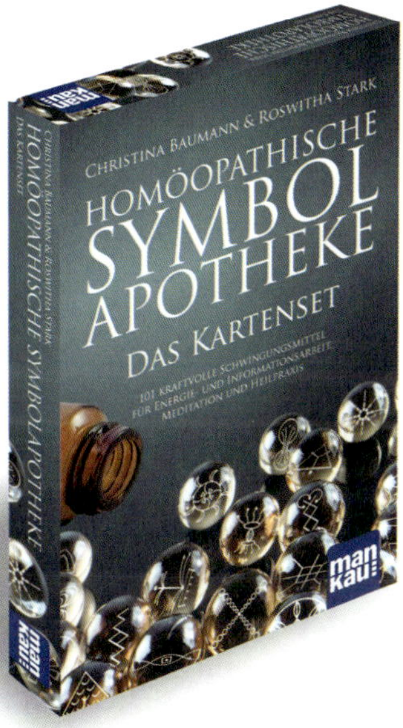


Christina Baumann & Roswitha Stark

## Homöopathische Symbolapotheke. Das Kartenset

101 kraftvolle Schwingungsmittel für Energie- und Informationsarbeit, Meditation und Heilpraxis

24,95 € (D) / 25,80 € (A)
ISBN 978-3-86374-464-9
101 Symbol- und 10 Testkarten, farbig, 8-seitiges Booklet

Die heilsame Schwingungsenergie homöopathischer Mittel kann nicht nur durch Globuli, sondern auch durch kraftvolle Zeichen und Symbole vermittelt werden. Das Kartenset stellt auf einfache und kostengünstige Weise 101 Symbolmittel zur Verfügung und geht damit weit über das klassische Wissen Samuel Hahnemanns hinaus. Dabei bieten Ihnen die Karten praktische Möglichkeiten für die gezielte oder intuitive Mittelauswahl/-testung – zur eigenständigen Verwendung oder auch als nützliche Ergänzung des Buches »Homöopathische Symbolapotheke« (Band 1, → Seite 236).

Das Set enthält folgende Karten:

- 70 klassische homöopathische Mittel, z.B. Belladonna, Lachesis, Aurum, Hypericum
- 20 Aminosäuren, z. B. Arginin, Lysin, Glutamin, Histidin
- 11 Sondermittel, z. B. Algen, Enzyme, Sonnenlicht, negative Ionen, Erde
- 10 Testkarten, u. a. für die Potenzierungsstufen D, C, LM und »Kosmische Potenz«

Die Auswahlmöglichkeiten der Karten sowie verschiedene Anwendungen sind im Booklet erklärt.

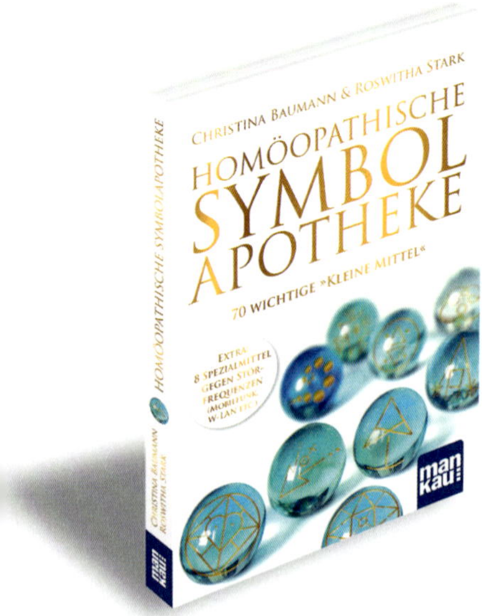


Christina Baumann & Roswitha Stark

## Homöopathische Symbolapotheke. 70 wichtige »Kleine Mittel«

Extra: 8 Spezialmittel gegen Störfrequenzen (W-LAN, Mobilfunk etc.). Mit beiliegendem A2-Plakat

19,90 € (D) / 20,50 € (A)
ISBN 978-3-86374-525-7
Klappenbroschur, durchgehend farbig

Schon mit dem ersten Band der »Homöopathischen Symbolapotheke« führten die Autorinnen die klassische Homöopathie Samuel Hahnemanns in ein neues Zeitalter: Denn die Frequenzen und »Informationen« der homöopathischen Heilmittel lassen sich nicht nur über die bekannten Globuli oder Tropfen, sondern ebenso gut durch deren »Übersetzung« in Symbole und Zeichen übertragen. Die Symbolmittel haben sich dabei im Praxistest als äußerst wirksam erwiesen – sie stehen der Kügelchenform in nichts nach. So haben sie seit dem Erscheinen des ersten Bands Ende 2017 eine große Zahl an begeisterten Anhängern und Anwendern gefunden.

- Kraftvolle Symbole für 70 wertvolle »Kleine Mittel« der Homöopathie von A bis Z: Alumina, Badiaga, Cocculus, Ipecacuanha, Rosa damascena etc.
- 8 neu entwickelte Spezialmittel für die Bedürfnisse des digitalen Zeitalters: Harmonisierung von Störfrequenzen wie W-LAN, 5G, Mikrowellenstrahlung oder Radioaktivität
- Testlisten für verschiedene Potenzierungsstufen: D-, C- und LM-Potenzreihe sowie die einzigartige »Kosmische Potenz«

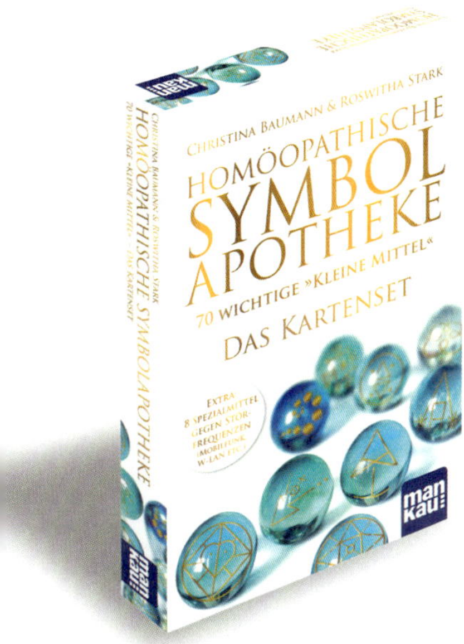


Christina Baumann & Roswitha Stark

## Homöopathische Symbolapotheke: 70 wichtige »Kleine Mittel«. Das Kartenset

EXTRA: 8 Spezialmittel gegen Störfrequenzen (W-LAN, Mobilfunk etc.)

24,95 € (D) / 25,80 € (A)
ISBN 978-3-86374-540-0
78 Symbol- und 12 Testkarten, 12-seitiges Booklet

Dieses zweite Kartenset der Homöopathischen Symbolapotheke stellt 78 weitere Symbolmittel zur Verfügung: 70 wertvolle »Kleine Mittel« sowie 8 Spezialmittel zur Harmonisierung problematischer Störfrequenzen der digitalen Zeit. Dabei bieten Ihnen die Symbol- und Testkarten praktische Möglichkeiten für die gezielte oder intuitive Mittelwahl.

Das Set enthält folgende Karten:

- 70 »Kleine« eher unbekannte, aber wertvolle Mittel der Homöopathie von A bis Z: Alumina, Badiaga, Cocculus, Ipecacuanha, Rosa damascena etc.
- 8 neu entwickelte Spezialmittel für die Bedürfnisse des digitalen Zeitalters, z.B. Harmonisierung von Störfrequenzen wie W-LAN, 5G, Mikrowellenstrahlung, Radioaktivität oder Erdmagnetfeldeinflüsse
- 12 Testkarten, u. a. für die Potenzierungsstufen D, C, LM und »Kosmische Potenz«

Auswahl- und Anwendungsmöglichkeiten der Karten werden im beiliegenden Booklet erklärt.

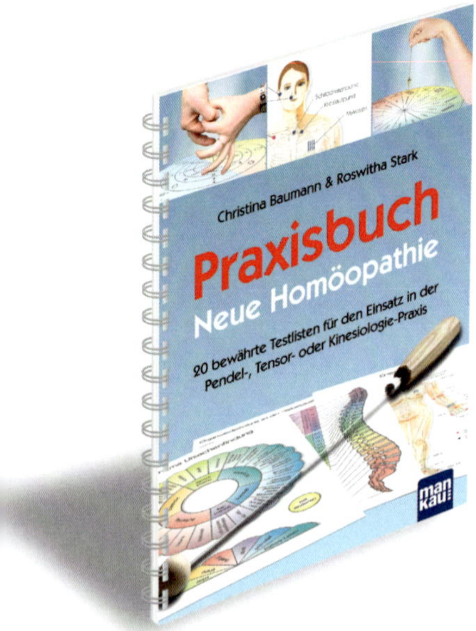


Christina Baumann & Roswitha Stark

## Praxisbuch Neue Homöopathie

20 bewährte Testlisten für den Einsatz in der Pendel-, Tensor- oder Kinesiologie-Praxis

34,95 € (D) / 35,80 € (A)
ISBN 978-3-86374-106-8
Spiralbindung, farbige Schautafeln/Testlisten, stabil und abwaschbar

Die vom Wiener Elektrotechniker Erich Körbler (1936–1994) begründete »Neue Homöopathie« – das ganzheitliche Heilen mittels Informationsübertragung – erlebt einen grandiosen Aufschwung.

Mit dem Praxisbuch erhalten alle Anwender der Neuen Homöopathie ein wertvolles und nützliches »Werkzeug« für die Selbstbehandlung, für die therapeutische Praxis sowie für die Arbeit mit Pendel oder kinesiologischen Testsystemen. Sie verfügen in kompakter, übersichtlicher Form über die 20 wichtigsten Testlisten und Schautafeln, mit prägnanten und verständlichen Anleitungen, in langjähriger Praxis von Therapeuten und Beratern der Neuen Homöopathie entwickelt und erprobt. Die großformatigen Seiten sind farbig gestaltet, spiralgebunden, stabil, schmutzunempfindlich und abwaschbar – somit ideal für die tägliche Anwendung.

Von Allergiebehandlung über Meridian- oder Stressausgleich bis hin zur Ausleitung von Giftstoffen – das »Praxisbuch Neue Homöopathie« bietet vielfältige Anwendungsmöglichkeiten und bildet so eine hochwertige Basis für die Heilarbeit mit Zeichen und Symbolen.

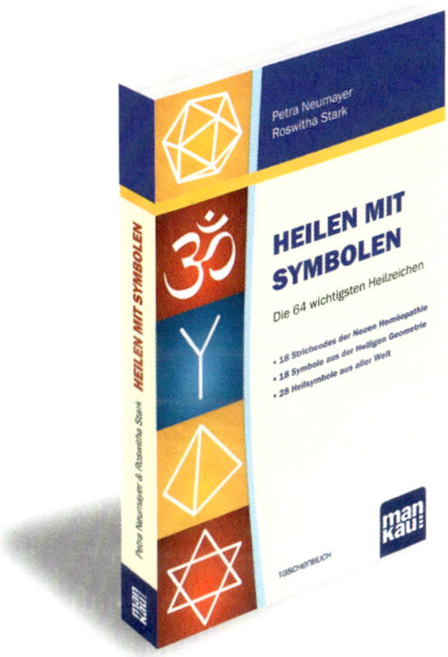


Petra Neumayer & Roswitha Stark

## Heilen mit Symbolen

Die 64 wichtigsten Heilzeichen

9,95 € (D) / 10,30 € (A)
ISBN 978-3-86374-336-9
Taschenbuch

Symbole sind die Sprache unseres Unterbewusstseins und unserer Seele. Sie zeigen Wirkung – gerade auch im spirituellen und heilerischen Bereich. Auch wenn der Verstand alleine sie manchmal nicht deuten kann, so vermitteln sie doch eine Botschaft an unser höheres Bewusstsein und leiten unseren Weg zu Gesundheit und Harmonie.

Petra Neumayer und Roswitha Stark beschreiben 64 zentrale Heilsymbole (auch erhältlich im Kartenset »Medizin zum Aufmalen«, → Seite 242): das Strichcode-System Erich Körblers, wichtige Symbole der Heiligen Geometrie sowie bewährte Heilsymbole aus aller Welt. Sie erläutern die Botschaft und tiefere Bedeutung der kraftvollen Zeichen auf einfühlsame Weise, inspirierende Texte fördern das intuitive Verstehen. Dieses Wissen ermöglicht und verbessert den Einsatz der Heilsymbole für Gesundheit und Wohlbefinden.

Die folgenden 64 Heilsymbole werden im Buch beschrieben:

- 18 Strichcodes der Neuen Homöopathie
- 18 Symbole aus der Heiligen Geometrie
- 28 Heilsymbole aus aller Welt

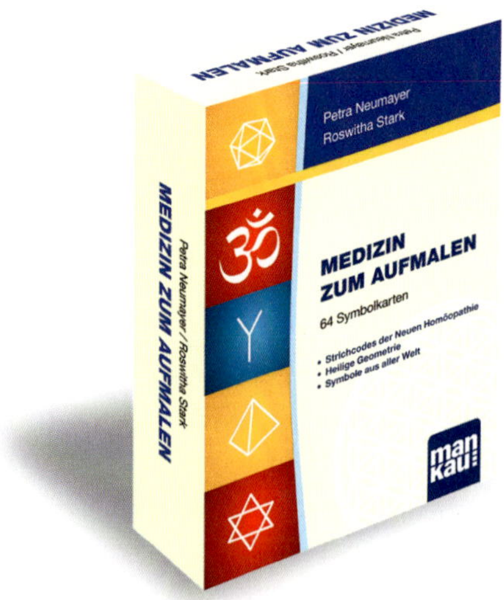


Petra Neumayer & Roswitha Stark

## Medizin zum Aufmalen (Kartenset)

64 Symbolkarten: Strichcodes der Neuen Homöopathie, Heilige Geometrie, Symbole aus aller Welt

14,95 € (D) / 15,40 € (A)
ISBN 978-3-938396-59-9
64 Karten, 8-seitiges Booklet

Symbole sind die Sprache unseres Unterbewusstseins. Seit Jahrtausenden werden ihnen Schutz- und Heilkräfte zugeschrieben. Geometrische Formen bieten dem feinstofflichen Feld bildhaft codierte Informationen und liefern heilende Impulse auf körperlicher und emotionaler Ebene.

Mit diesem Kartenset nutzen Sie die Kraft der Symbole auf einfache Art und Weise. Die Karten zeigen 64 wesentliche Heilsymbole aus drei Symbolwelten:

- Strichcodes der Neuen Homöopathie
- Heilige Geometrie
- Symbole aus aller Welt

Die Wahl der passenden Karten erfolgt durch intuitives Ziehen oder Austesten mit Einhandrute, Pendel oder kinesiologischem Test. So ist das Set, das die erfolgreiche Buch-Reihe »Medizin zum Aufmalen« ergänzt, sowohl für Laien als auch für Therapeuten der Informationsmedizin leicht und effektiv zu verwenden.

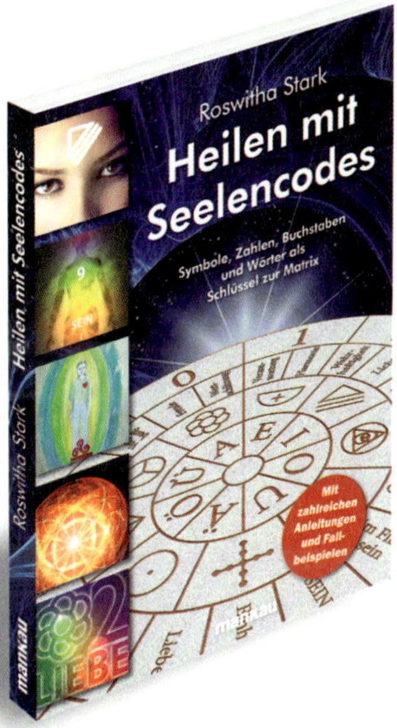


Roswitha Stark

## Heilen mit Seelencodes

Symbole, Zahlen, Buchstaben und Wörter als Schlüssel zur Matrix. Mit zahlreichen Anleitungen und Fallbeispielen

15,95 € (D) / 16,40 € (A)
ISBN 978-3-86374-044-3
Broschur, durchgehend farbig

Schon seit Langem weiß man um die therapeutische Wirkung von Formen, »Schlüsselwörtern« und Zahlen. Roswitha Stark kombiniert diese Welten und führt uns in die Sphäre der Seelencodes: Bildkombinationen aus einfachen Formen, Symbolen, Buchstaben, Zahlen und Farben wirken wie codierte Botschaften und ermöglichen uns einen direkten Kontakt zur Seele. So können wir uns mit unserer »Ur-Matrix« – dem Bauplan unseres Lebens in seiner reinsten und heilen Form – verbinden und Beschwerden, Blockaden und Traumata einfach auflösen.

Roswitha Stark erklärt uns, wie wir aus der unermesslichen Zahl an möglichen Kombinationen aus Formen, Zahlen, Buchstaben und Farben unsere persönlichen Heilcodes herausfiltern und diese gezielt für körperliche, seelische und geistige Anliegen einsetzen können. Mit vielen Anregungen für spannende Experimente und eigene Erfahrungen.

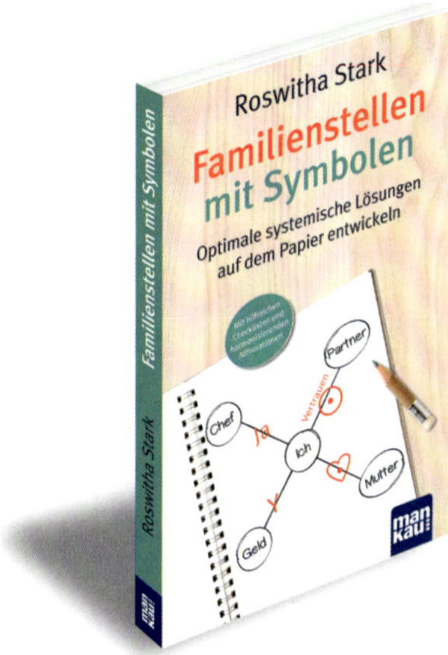


Roswitha Stark

## Familienstellen mit Symbolen

Optimale systemische Lösungen auf dem Papier entwickeln. Mit hilfreichen Checklisten und harmonisierenden Affirmationen

16,95 € (D) / 17,50 € (A)
ISBN 978-3-86374-471-7
**Klappenbroschur**

Für Familiensysteme wie auch für geschäftliche oder private Projekte gilt: Nur wenn alle Teile eines Ganzen harmonisch zueinander stehen, dann kann es auch das Ganze selbst sein – also brauchen wir für Glück und Erfolg ein funktionierendes Miteinander.

Die bewusste oder unbewusste Abspaltung eines oder mehrerer Teile führt zu Dissonanz, Unterdrückung und emotionalen Reaktionen, die den Erfolg verhindern. Ist das ganze Feld bereinigt und sind alle Beteiligten in ihre Kraft gebracht, können wundervolle Dinge geschehen. Probleme und Blockaden lösen sich auf; was gut, sinnvoll und gesund ist, geschieht einfach und mühelos. Der Weg ist frei für Glück, Erfolg, Wohlbefinden und Liebe.

Dieses Buch zeigt ganz praktisch, wie Sie Familienaufstellungen und systemische Arbeit auf einfache Weise selbst auf dem Papier entwickeln können. Mithilfe eines Testsystems überprüfen Sie, welche »Mitglieder« für Ihr Anliegen oder Projekt wichtig sind und welche Beziehungen untereinander nicht in Harmonie stehen.

Erleben Sie, wie sich dabei die Energie im System zum Positiven verändert und Sie selbst systemische Wunder geschehen lassen können!

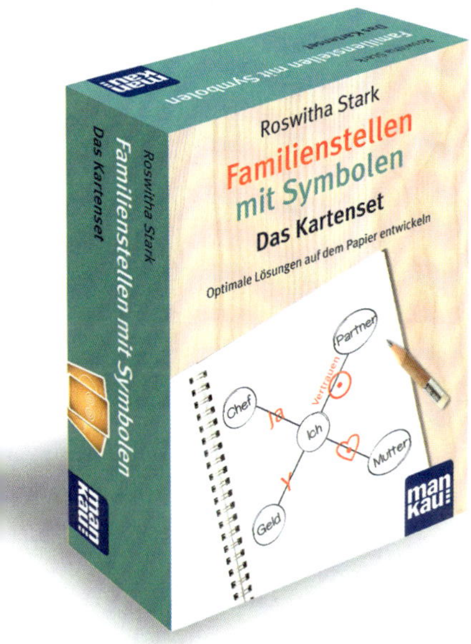


Roswitha Stark

## Familienstellen mit Symbolen. Das Kartenset

Optimale Lösungen auf dem Papier entwickeln

29,95 € (D) / 30,80 € (A)
ISBN 978-3-86374-528-8
220 Impuls-Karten, 9 große Testlisten-Karten, 24-seitiges Booklet

Ein harmonisches und optimales Miteinander schenkt Glück, Erfolg und Wohlbefinden, sowohl in Familiensystemen als auch bei geschäftlichen oder privaten Projekten. Bewusste oder unbewusste Abspaltungen dagegen führen oft zu Dissonanz, Unterdrückung und emotionalen Reaktionen, die den Erfolg verhindern. Wird das Feld bereinigt und werden alle Beteiligten in ihre Kraft gebracht, können wundervolle Dinge geschehen: Probleme und Blockaden lösen sich auf; was gut, sinnvoll und gesund ist, geschieht einfach und mühelos.

Dieses Kartenset unterstützt Sie ganz praktisch, wenn Sie Familienstellen und systemische Arbeit ohne Stellvertreter ganz einfach auf dem Papier entwickeln wollen. Mithilfe der vorgestellten Testsysteme überprüfen Sie, welche Faktoren für Ihr Anliegen oder Projekt wichtig sind, welche Beziehungen nicht in Harmonie stehen und welche Blockaden aufgelöst werden müssen. Anschließend bereinigen Sie das Feld durch die passenden Symbole, Farben und Worte, die aus dem Kartenset intuitiv gezogen oder ausgetestet werden können. Erleben Sie, wie sich dabei die Energie im System spürbar zum Positiven verändert und Sie selbst systemische Wunder geschehen lassen können!

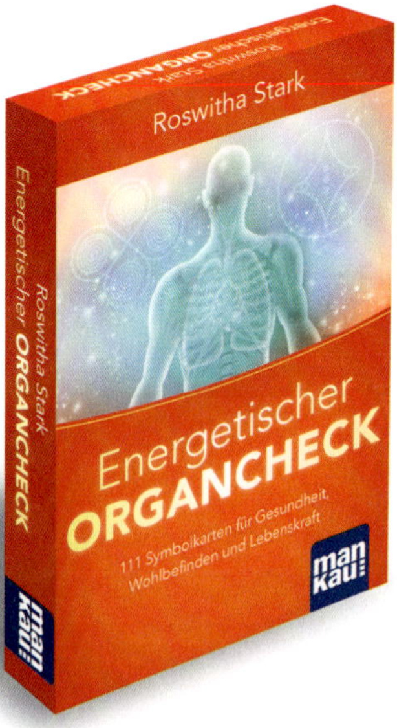


Roswitha Stark

## Energetischer Organcheck. Kartenset

111 Symbolkarten für Gesundheit, Wohlbefinden und Lebenskraft

27,95 € (D) / 28,80 € (A)
ISBN 978-3-86374-559-2
96 Organsymbol-, 11 Ursachen- und 4 Testkarten, 64-seitiges Booklet

Die Symbole-Expertin und Heilpraktikerin Roswitha Stark stellt mit diesem Kartenset 111 Symbolkarten für alle wichtigen Organsysteme und Körperfunktionen zur Verfügung. Durch die Arbeit mit den Karten bekommen Sie einerseits einen Hinweis darauf, welche Organe ein Defizit auf der energetischen Ebene haben könnten. Andererseits nehmen Sie zugleich wertvolle Heilimpulse auf und können gezielt Ihre Selbstheilungskräfte aktivieren, etwa durch das Speichern der Symbolinformationen auf Wasser oder neutrale Globuli.

- 96 Heilsymbolkarten: Kraftvolle Symbole für unsere Organe, Organsysteme und Körperfunktionen
- 11 Ursachenkarten: Automatische Balancierung und Bereinigung der tieferen Ursachenebenen von Erkrankungen oder Unwohlsein
- 4 Testkarten zum gezielten »Organcheck« und zur Auswahl des passenden Heilsymbols
- Ausführliches Booklet mit eingehender Beschreibung der Symbole sowie der verschiedenen Auswahl- und Testmöglichkeiten

# Impressum

Bibliografische Information der Deutschen Nationalbibliothek
Die Deutsche Nationalbibliothek verzeichnet diese Publikation in der Deutschen Nationalbibliografie; detaillierte bibliografische Daten sind im Internet über http://dnb.d-nb.de abrufbar.

Christina Baumann / Roswitha Stark
**Homöopathische Symbolapotheke für Kinder**

1. Auflage Mai 2021
ISBN 978-3-86374-584-4

Mankau Verlag GmbH
D – 82418 Murnau a. Staffelsee
Im Netz: www.mankau-verlag.de
Internetforum: www.mankau-verlag.de/forum

Lektorat: Redaktionsbüro Julia Feldbaum, Augsburg
Endkorrektorat: Susanne Langer -Joffroy M. A., Germering
Layout und Satz: Mankau Verlag GmbH

Illustrationen: JPC-PROD - stock.adobe.com (7); Roswitha Stark (9li); Christina Baumann (9re); Alliance - stock.adobe.com (11, 45); ulkas - stock.adobe.com (14/15); thingamajiggs - stock.adobe.com (17); Gerhard Seybert - stock.adobe.com (21); Alena Ozerova - stock.adobe.com (25); Microgen - stock.adobe.com (31); Mankau Verlag (35, 36, 41); curlymary - stock.adobe.com (48/49); Stuart Innes - stock.adobe.com (51); aneriksson - stock.adobe.com (53); Colourbox.de (55, 63, 101); ExQuisine - stock.adobe.com (57); lcrms - Fotolia.com (59, 85); Can Stock Photo / Tsekhmister (61); Can Stock Photo / scis65 (65); Can Stock Photo / ajafoto (67, 73); Xavier - stock.adobe.com (69); unpict - Fotolia.com (75); Studio 400 – stock.adobe.com (77); Can Stock Photo / IvonneWierink (79); by-studio - stock.adobe.com (81); roman_pelesh - Fotolia.com (83); pit24 – stock.adobe.com (87); Can Stock Photo / Jezper (89); emuck - Fotolia.com (91); H. Zell / Wikimedia Commons / CC-BY-SA-3.0 / GFDL (97, 117, 151); msk.nina – stock.adobe.com (99); Can Stock Photo / dekay (103); Henrik Larsson – stock.adobe.com (105); Can Stock Photo / voltan (107); EugeneZelenko / Wikimedia Commons / CC-BY-SA-3.0 / GFDL (111); Tyler Boyes – stock.adobe.com (113); spline_x - stock.adobe.com (115, 179); Heike Rau – stock.adobe.com (119); etfoto - stock.adobe.com (123); jagodka - stock.adobe.com (125); fotomaster - stock.adobe.com (127); Djomas - stock.adobe.com (129); Can Stock Photo / popovaphoto (133); Luidmila Spot - stock.adobe.com (135); Can Stock Photo / spline (137); monamakela.com - Fotolia.com (141); Can Stock Photo / alexeysmirnov (145); guy - stock.adobe.com (147); Can Stock Photo / marilyna (149); Diana Taliun - stock.adobe.com (155); bluedesign - Fotolia.com (157); womue - stock.adobe.com (159); Can Stock Photo / sinnawin (163); Muhammad - stock.adobe.com (165); pdm - Fotolia.com (167); Can Stock Photo / nito (168/169); millaf - stock.adobe.com (171); Can Stock Photo / _Vilor (173); vvoe - Fotolia.com (175); Danny - stock.adobe.com (177); Can Stock Photo / Kaspri (181); alona_s - stock.adobe.com (189); kvector - stock.adobe.com (191); lovelyday12 - stock.adobe.com (193); elen31 - stock.adobe.com (195); photodeedooo - stock.adobe.com (197); mumemories - stock.adobe.com (199); NeoLeo - stock.adobe.com (201); fablok - stock.adobe.com (203); Björn Wylezich - stock.adobe.com (205, 207); cristianbalate - stock.adobe.com (231

Druck: Westermann Druck Zwickau GmbH, Zwickau/Sachsen

MIX
Papier aus verantwortungsvollen Quellen
FSC® C110508
FSC www.fsc.org

Wichtiger Hinweis des Verlags:
Die Informationen und Ratschläge in diesem Buch sind sorgfältig recherchiert und geprüft worden. Dennoch erfolgen alle Angaben ohne Gewähr. Weder Autorinnen noch Verlag können für eventuelle Nachteile oder Schäden, die aus den hier erteilten praktischen Hinweisen resultieren, eine Haftung übernehmen. Die vorgestellten Hilfestellungen und Therapievorschläge sollen den Besuch beim entsprechenden Facharzt, Psychologen oder Heilpraktiker nicht ersetzen, sondern ergänzen.

# Stichwortregister

## A



## B

Bücher, die den Horizont erweitern

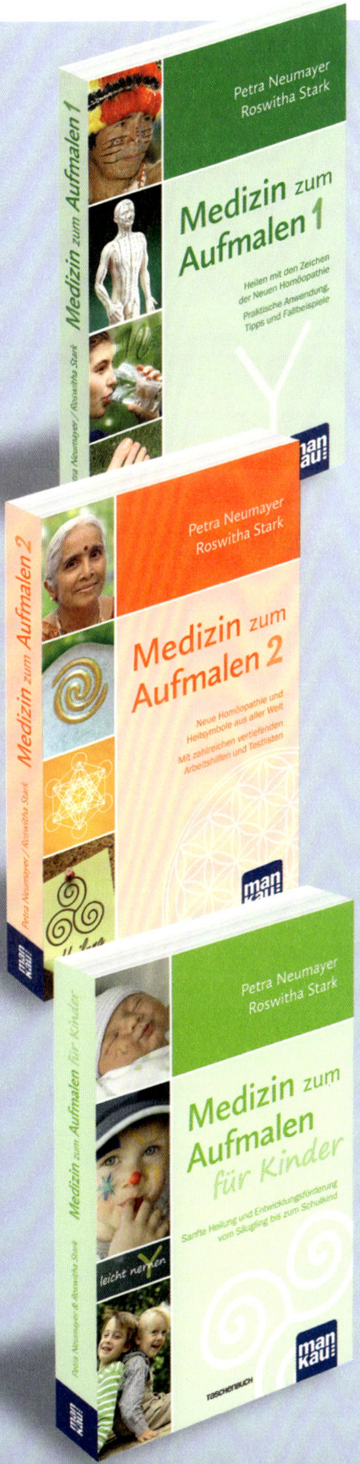


Petra Neumayer / Roswitha Stark

## MEDIZIN ZUM AUFMALEN 1

Heilen mit den Zeichen der Neuen Homöopathie.
Praktische Anwendung, Tipps und Fallbeispiele

10,90 € (D) / 11,30 € (A), ISBN 978-3-86374-355-0
Taschenbuch, 158 Seiten

*»Dieser Ratgeber für Alltag und Therapie kann eine interessante Ergänzung zur Schulmedizin sein ... und ist ohne Nebenwirkungen.«* Schrot & Korn

*»Was hat der Eismensch ›Ötzi‹ mit dem neuen Verständnis der Heilung zu tun? Ötzi hat sich, im Gegensatz zur heutigen Apparatemedizin, der Prinzipien der energetischen Medizin bedient. (...) Das vorliegende Buch greift die Botschaft von Zeichen zur Informationsübertragung von heilenden Schwingungen erneut auf. Wiederentdeckt wurde das alte Wissen in den 80er Jahren vom Wiener Elektrotechniker Erich Körbler. (...) Gerade für Homöopathen, die sich der Schwingungsmedizin bedienen, ist dieses Buch eine immense Bereicherung.«* Prisma

Petra Neumayer / Roswitha Stark

## MEDIZIN ZUM AUFMALEN 2

Neue Homöopathie und Heilsymbole aus aller Welt.
Mit zahlreichen vertiefenden Arbeitshilfen und Testlisten

10,90 € (D) / 11,30 € (A), ISBN 978-3-86374-358-1
Taschenbuch, 238 Seiten

*»Das durch zahlreiche Laien und Therapeuten erprobte Heilsystem wird bemerkenswert übersichtlich und klar, effizient und eingängig in den beiden Büchern (Teil I und II) von den beiden Autorinnen vorgestellt und verdient weitergehende Beachtung.«* heilen heute (Schweiz)

*»Mit praktischen Anwendungsbeispielen lädt der neue Ratgeber dazu ein, selbst mit den vorgestellten Methoden zu experimentieren und neue Wege der Therapie zu gehen. (...) Pate für dieses durchaus innovative Heilungsmodell ist die Entienlehre des Paracelsus (...).«* HP Naturheilkunde

Petra Neumayer / Roswitha Stark

## MEDIZIN ZUM AUFMALEN FÜR KINDER

Sanfte Heilung und Entwicklungsförderung vom Säugling bis zum Schulkind

10,90 € (D) / 11,30 € (A), ISBN 978-3-86374-412-0
Taschenbuch, 222 Seiten

*»(...) das Buch bietet praktische und leicht umsetzbare Ratschläge für den Einsatz von Körbler´schen Strichcodes und Symbolen. Zahlreiche Übungen und Behandlungswege machen jedes Kind glücklich. Als Extra gibt es viele Checklisten für sensitive Testverfahren sowie Fallbeispiele, welche die jeweilige Anwendung verdeutlichen.«* Paracelsus

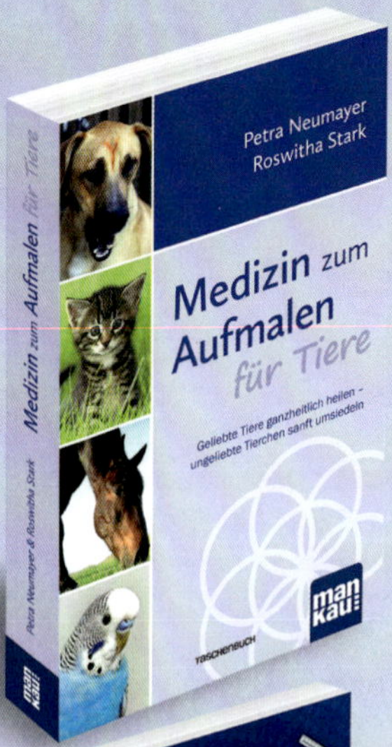


Petra Neumayer / Roswitha Stark

## MEDIZIN ZUM AUFMALEN FÜR TIERE

Geliebte Tiere ganzheitlich heilen –
ungeliebte Tierchen sanft umsiedeln

10,90 € (D) / 11,30 € (A), ISBN 978-3-86374-409-0
Taschenbuch, 207 Seiten

*»(...) Das Buch gibt Ihnen einen umfassenden Einblick in das Feld der energetischen Heilung von Tieren und erklärt, wie Sie kleinere und größere Beschwerden Ihres Tieres mit Körbler'schen Strichcodes und Symbolen erfolgreich behandeln können. Außerdem erfahren Sie, wie Sie unerwünschte tierische Gäste – Mücken im Haus, Schnecken im Garten oder Schädlinge auf Pflanzen – sanft umsiedeln. Zahlreiche Praxisbeispiele und Testlisten machen das Werk zu einem wertvollen Ratgeber für Tierbesitzer und Tiertherapeuten.«*

Paracelsus Magazin

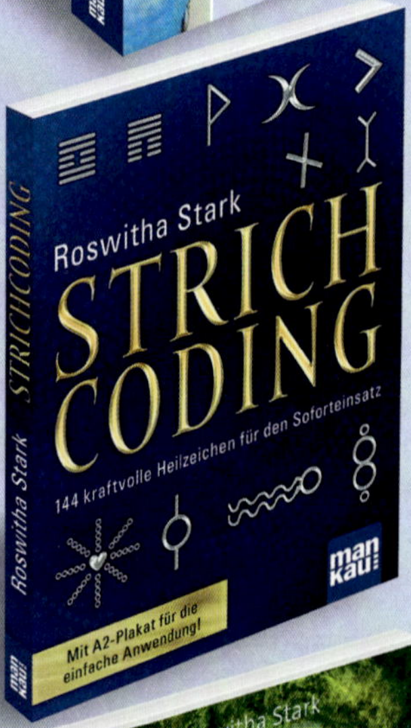


Roswitha Stark

## STRICHCODING

144 kraftvolle Heilzeichen für den Soforteinsatz.
Mit A2-Plakat für die einfache Anwendung!

17,95 € (D) / 18,50 € (A), ISBN 978-3-86374-284-3
Hardcover, durchgehend farbig, 223 Seiten

Obwohl seit Jahrtausenden und in allen Kulturen bekannt, waren viele Kraft- und Heilzeichen lange Zeit in Vergessenheit oder gar in Verruf geraten. »Strichcoding« nimmt diese bewährte Heilarbeit auf und schneidet sie auf die Bedürfnisse unserer heutigen, lichtvollen Zeit zu, indem die traditionellen Zeichen energetisch gereinigt und reaktiviert werden. Zudem hat die Autorin 44 neue Heilsymbole – die sogenannten »Gaia-Codes« – entwickelt, welche mit den alten Zeichen wundervoll interagieren und sich effizient in der praktischen Arbeit einsetzen lassen.

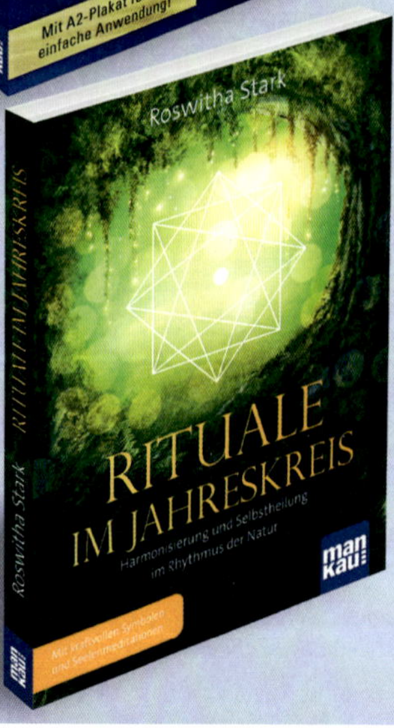


Roswitha Stark

## RITUALE IM JAHRESKREIS

Heilung für Körper, Seele und Erde im Rhythmus der Natur
Mit kraftvollen Symbolen und Seelenmeditationen

15,95 € (D) / 16,50 € (A), ISBN 978-3-86374-573-8
2. kompl. überarb. Auflage 2020
Klappenbroschur durchgehend farbig, 207 Seiten

Roswitha Stark vereint in diesem Buch die traditionellen Rituale der keltischen und germanischen Tradition mit modernen Methoden der Informationsmedizin und des Quantenbewusstseins. Zu den acht wesentlichen Stationen im Jahreskreis – wie etwa Winter- und Sommersonnenwende, Frühlings- und Herbstfeste, Tag- und Nachtgleiche – finden Sie besinnliche und wirkungsvolle Ritualvorschläge für sich oder in der Gruppe.

*»Nichts weniger als eine Heilung für Seele, Körper und Erde ist deshalb das Ziel der ›Rituale im Jahreskreis‹ von Roswitha Stark. Auf jeden Fall ein sehr interessantes, lesenswertes Buch, das neue Welten öffnet – im wahrsten Sinn des Wortes!«*

Susanne Strobach, Coaching, Mediation, Training für Unternehmen und Einzelpersonen

Unsere Bücher erhalten Sie bei Ihrem Buchhändler! Besuchen Sie auch unsere Internetseite mit Bestellmöglichkeit, Internetforum, Leseproben und Newsletter: **www.mankau-verlag.de**

mankau